Sirocko · Neumann

Fußreflexzonenmassage

Das große Praxisbuch für Frauen

Sigrid Sirocko · Sabine Neumann

Fußreflexzonenmassage Das große Praxisbuch für Frauen

Von Blasenentzündung bis Zyklusstörungen: Selbstheilungskräfte aktivieren und Beschwerden lindern. Nach der Methode Hanne-Marquardt-Fussreflex®

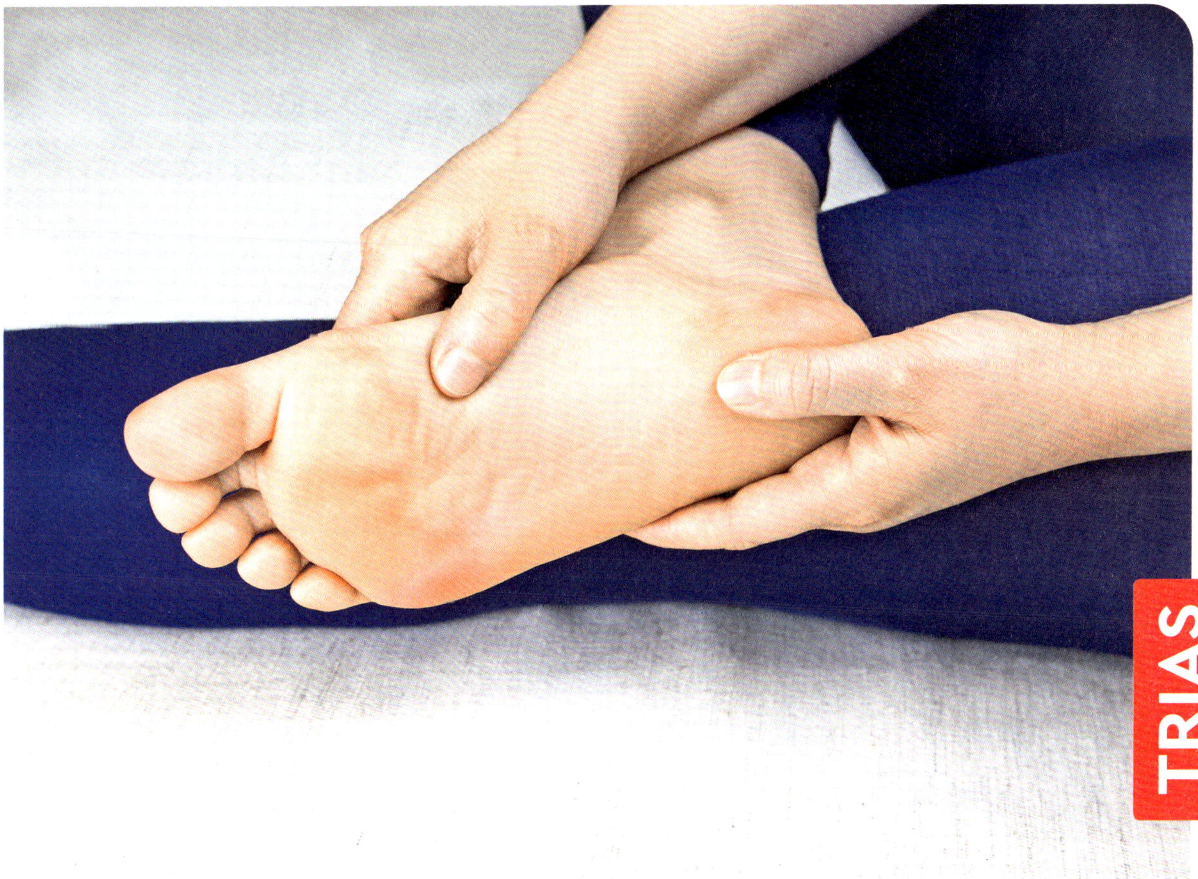

TRIAS

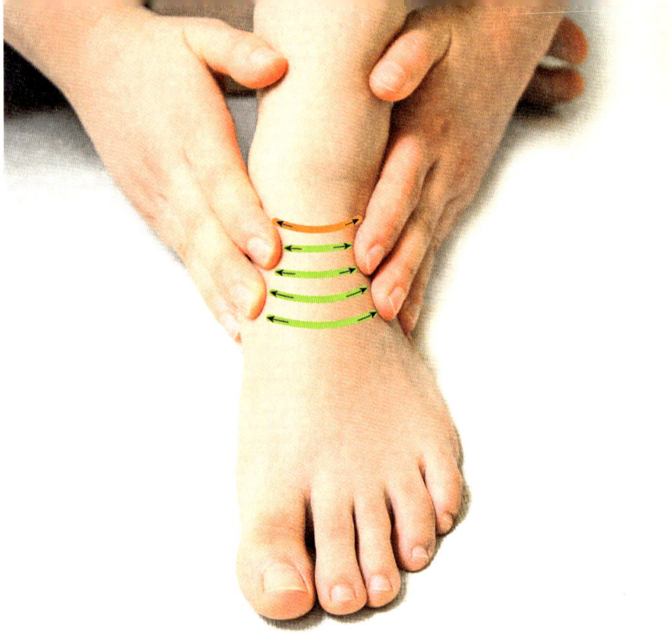

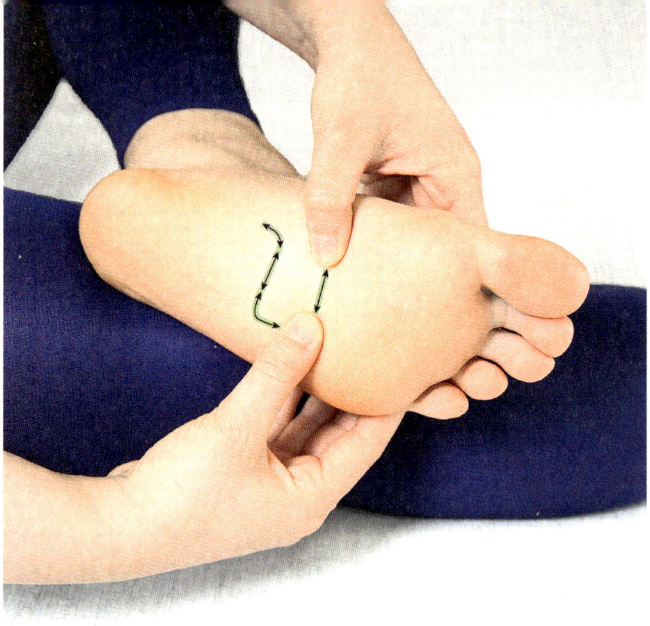

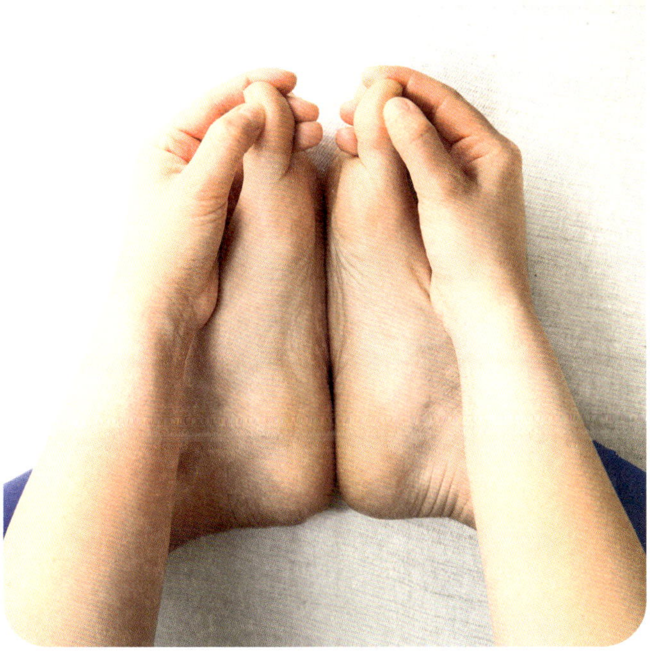

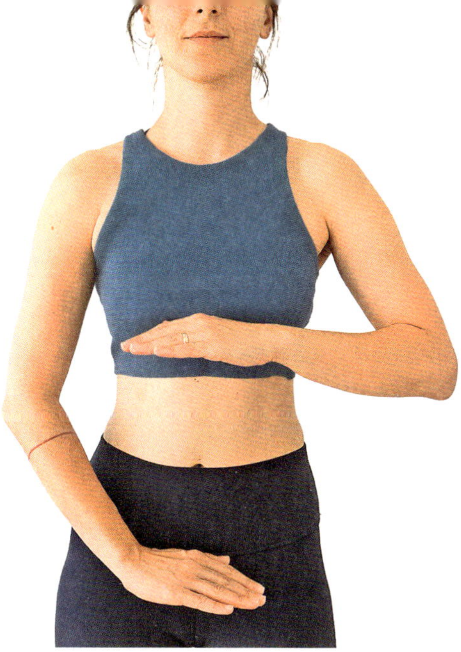

Interviews

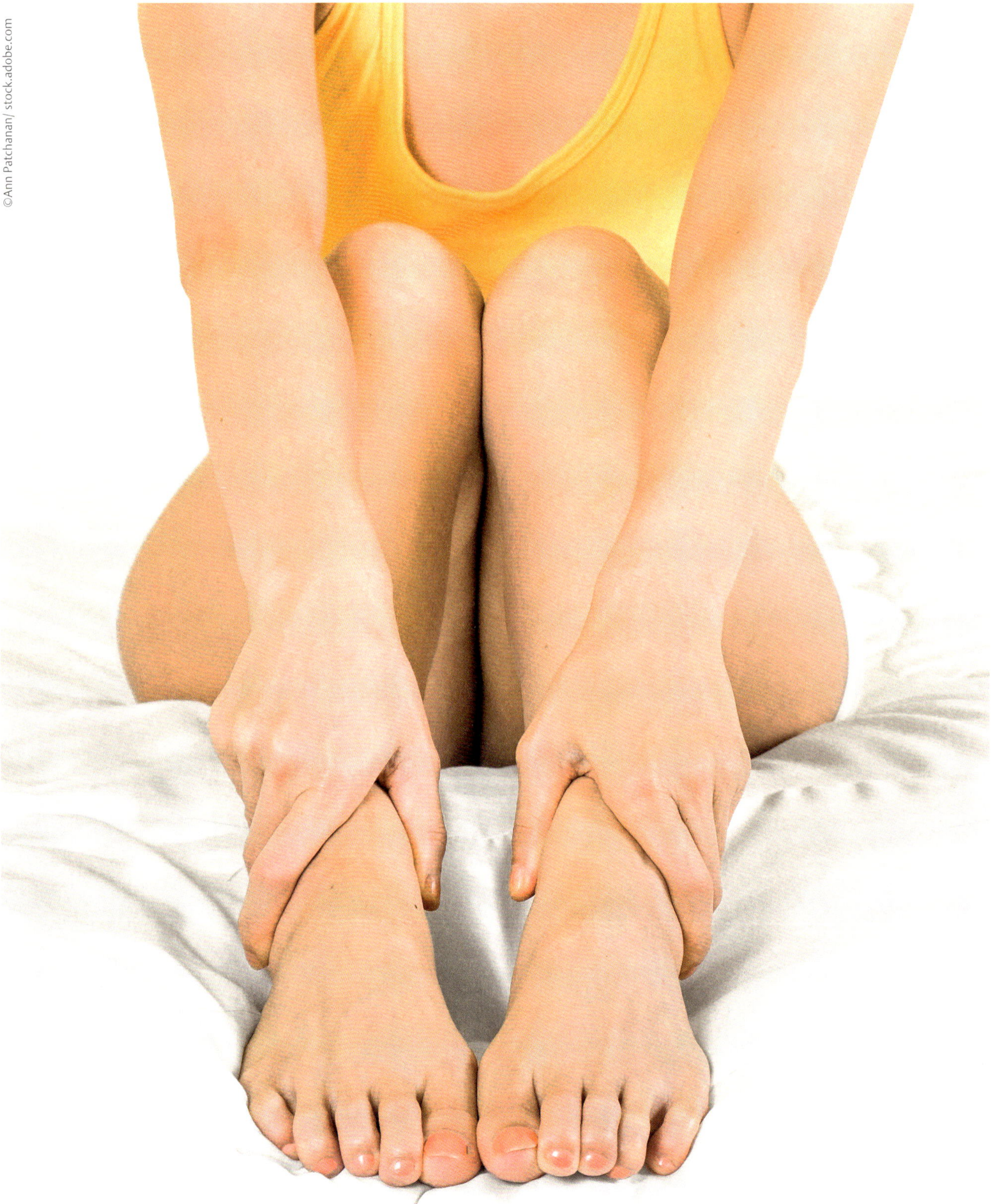

Liebe Leserin,

wie schön, dass du dieses Buch gefunden hast oder aber dieses Buch dich gefunden hat. Fasziniert von der Gewissheit, wie viel Gesundheitspotenzial wir in uns haben, ist es unser Herzenswunsch, dass Frauen wie du über die Fußreflexzonen-Behandlung wieder Zugang dazu bekommen.

Aufgrund der jahrzehntelangen Praxiserfahrungen in der Begleitung von Frauen mit Beschwerden rund um die weibliche Gesundheit ist uns bewusst geworden, dass das ganze Frauenleben sich wie ein großer Zyklus darstellt. Ein Zyklus, bei dem die Hormone maßgeblich den Takt angeben. So faszinierend deren Zusammenspiel sich im Körper auswirkt, so sensibel und störanfällig kann das System reagieren. So verliert das Frausein von Zeit zu Zeit an Glanz und fordert uns stattdessen ganz schön heraus.

Momente, in denen wir in die Selbstfürsorge gehen dürfen. Der Weg über Fußreflexzonen bringt dich auf besondere Weise in Verbindung mit den dir innewohnenden Heilkräften. Vollkommen unabhängig vom Alter, also von der jungen Frau bis zur Phase jenseits der Menopause, weckst du deine Fähigkeiten zur Regeneration. Du stärkst die Wahrnehmung für dich und deine Bedürfnisse, zollst dir Respekt, Liebe und Aufmerksamkeit. Das trägt zum Wohlbefinden und zur Gesundung bei.

Du findest in diesem Buch einige Grundregulationen sowie zahlreiche Beschwerdebilder und Behandlungsvorschläge dafür. Sie sind nicht nur für die eine Phase des Frauseins interessant, in der sie beschrieben sind. Blasenentzündungen oder Kopfschmerzen können dich ja beispielsweise über viele Jahre hinweg begleiten. Stöbern im Buch lohnt sich also.

Wir kennen dich nicht persönlich, haben uns aber bewusst in der Ansprache für das »Du« entschieden. Es geht um dich, du bist gemeint und wir alle sind verbunden in unserem Frausein.

Wir wünschen dir viel Freude und gute Erfahrungen,

Sabine und Sigrid

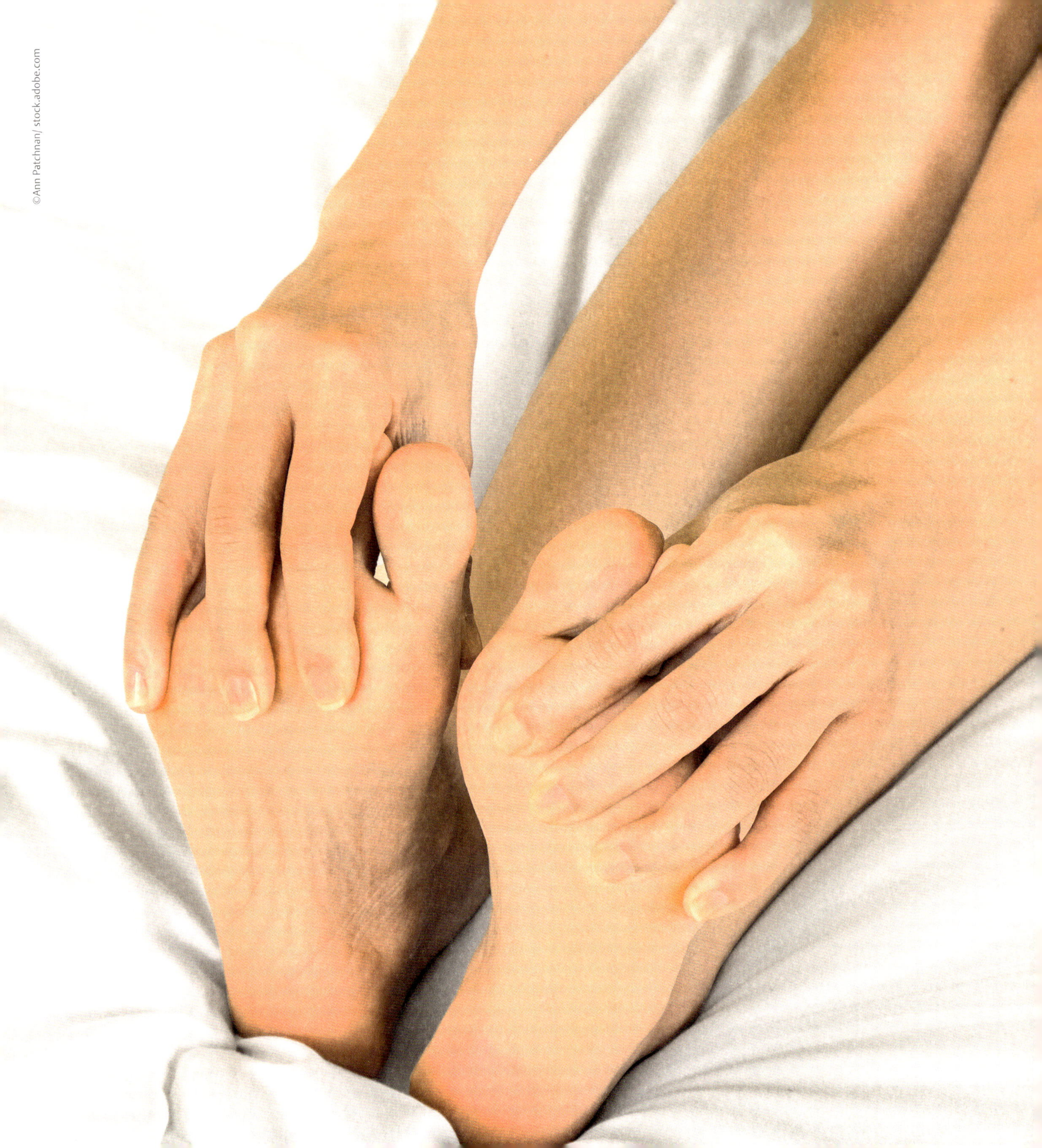

Fußreflexzonen-massage für Frauen

Mit Fußreflexzonenmassagen kann man körperliche und seelische Belastungen wohltuend behandeln. Sie sind einfach anzuwenden und lassen sich gezielt einsetzen.

Die weibliche Gesundheit

Angesichts von Regelschmerzen, Geburtswehen und Hitzewallungen finden viele das Frausein beileibe nicht immer wunderbar. Doch ist es nicht ein Mysterium, dass sich in unserer Gebärmutter neues Leben entwickeln kann?

Das allein verbindet uns auf besondere Weise mit den Grundzügen von Leben und Sein. Machen wir uns bewusst, wie sehr sich unser monatlicher Zyklus an den Gesetzmäßigkeiten der Natur orientiert, dann bekommen wir eine Ahnung von der in uns wohnenden Kraft und dem darin verborgenen Heilpotenzial.

Altes vergeht, Neues entsteht

Zyklus – das heißt, etwas Neues entsteht, etwas Altes vergeht. In der Natur erleben wir diesen fließenden Prozess an den Jahreszeiten. Durch Frühling, Sommer, Herbst und Winter ist ein Jahr geprägt von Aufblühen, Reife, Ernte und Rückzug. Gleichermaßen natürlich lässt sich dieses Wechselspiel im weiblichen Lebenszyklus entdecken. Bereits ein einziger Monat ist von vier Phasen geprägt: Follikelphase, Eisprung Gelbkörperaufbau und – kam es zu keiner Befruchtung der Eizelle – Menstruation. Die Entwicklung vom Mädchen zur reifen Frau über das Klimakterium bis ins hohe Alter geht einher mit ungezählten Reifephasen von Veränderungen und Neuanfängen.

Wir haben die Fähigkeit, Leben in uns wachsen zu lassen und es auf die Welt zu bringen. Das gilt für leibhaftige Kinder ebenso wie für Projekte und Ideen, die durch uns entstehen. Als Frauen sind wir prädestiniert, soziale Gemeinschaft zu gestalten und sie zu leben. Das Rollenverständnis in Familien hat sich zwar inzwischen vielfach verändert. Als Mutter, im Job, im Haushalt und in der Partnerschaft sind wir als Frau immer wieder gefordert. Am Ende schaffen wir es meistens doch, nicht wahr? Das Geheimnis dahinter ist Kreativität. Eine Eigenschaft, die dank unserer hormonellen Steuerung ebenso zu unserem Geburtsrecht gehört wie eine gehörige Portion Flexibilität. Wir können, dürfen und sollen uns vielleicht sogar immer wieder neu erfinden.

Dieses Zusammenspiel aus Kreativität und Flexibilität gibt uns die notwendige Stärke, um mit der

Störanfälligkeit der zyklischen Hormonsteuerung umgehen zu können. Wechselphasen gehen meist mit Instabilität einher. Je nachdem, wie viel Ressourcen wir haben, werden uns im Laufe unseres Lebens immer wieder Grenzen aufgezeigt. Vertrauen wir jedoch darauf, dass die Natur alles so sinnvoll wie möglich anlegt, lassen sich schwierige Phasen leichter ertragen. Aus dieser Haltung heraus werden sie zu Lernphasen, die uns zu einem neuen Gleichgewicht führen. Wie gut das gelingt, hängt davon ab, ob wir bereit sind, in die Selbstfürsorge zu gehen und so unsere Kräfte bewusst zu nähren. Die Grundlage dafür ist ein achtsamer Umgang mit sich selbst. Je mehr du über deinen Zyklus und dessen Veränderungen weißt, desto besser kannst du dich darauf einstellen. Dafür ist es allerdings notwendig zu akzeptieren, dir mal Zeiten für Rückzug, Stille und Entspannung zu gönnen, mal deinen Stoffwechsel mit mehr Aktivität anzukurbeln. So wie Tag und Nacht zusammengehören, führen beide Aspekte dazu, wieder Strahlkraft nach außen entwickeln zu können.

Wenn wir uns darauf einlassen, können wir Expertinnen für die eigenen Heilkräfte werden. Wir können herausfinden, wie wir unser Wesen aus Körper, Seele und Geist – unsere »Frauenkraft« – bestmöglich stärken.

Womit wir wieder beim eigentlichen Thema dieses Buches wären, dem Einfluss der Reflexzonen an den Füßen auf die weibliche Gesundheit. Sie sind in jeder Lebensphase ein idealer Vermittler. Die Beschäftigung mit ihnen ermächtigt uns, in Situationen, in denen wir uns durcheinander oder unwohl fühlen, wieder festen Boden unter die Sohlen zu bekommen. So können wir uns stabilisieren, statt verzweifelt und hilflos zu sein. So können wir herausfinden, was dazu beiträgt, die Balance wiederzufinden.

Jede Lebensphase hat ihre eigenen Gesetzmäßigkeiten, ihre eigene Fülle an Optionen. Lass sie uns einmal genauer ansehen. Unterstützung geben uns dabei die von der Künstlerin Gerlinde Hofmann erarbeiteten Symbole, die den weiblichen Zyklus wunderbar darstellen.

Vom Teenager zur jungen Frau (1)

Wenn sich in dem unschuldigen weißen Wesen das Rot immer mehr ausbreitet, dann machen sich Pubertierende auf den Weg vom Teenager zur jungen Frau. Diese Lebensphase ist eigentlich geprägt von der Fülle an Möglichkeiten, den eigenen Lebensplan zu entwerfen. »Eigentlich«, weil in unserer Gesellschaft viele junge Frauen ihr Frausein an dem orientieren, was ihnen Zeitschriften oder Social Media vermitteln. Manche lehnen ihren Körper ab oder fühlen sich permanent schlechter als ihre Altersgenossinnen. Wie sich das verändern lässt, ist hier nicht das Thema. Dem Dilemma, dazu gehören zu wollen und sich den Regeln unterzuordnen, dem können wir jedoch etwas entgegensetzen: Wir können uns früh an das Lebensbejahende und Bestärkende einer gelebten Weiblichkeit erinnern. Schließlich ist diese Phase des Übergangs ins Frausein vergleichbar mit einer prall gefüllten Energiekugel. Das noch neue Erwachsensein bietet alle Optionen der Gestaltung und Entfaltung. Es ist eine Zeit, in der es natürlich ist, noch nicht so viel über Konsequenzen nachzudenken. Gleichzeitig tasten wir uns an das Erwachsensein heran. Wie wirke ich nach außen? Verunsichert mich meine sich entwickelnde Weiblichkeit oder löst sie Freude in mir aus? Wie habe ich als Kind die Zeit der Regelblutung meiner Mutter erlebt und welche Schlüsse ziehe ich daraus für meinen eigenen Umgang damit? Wie erlebe ich dieses noch unbekannte monatliche Geschehen? Als eine quälende und am besten wegzudrängende

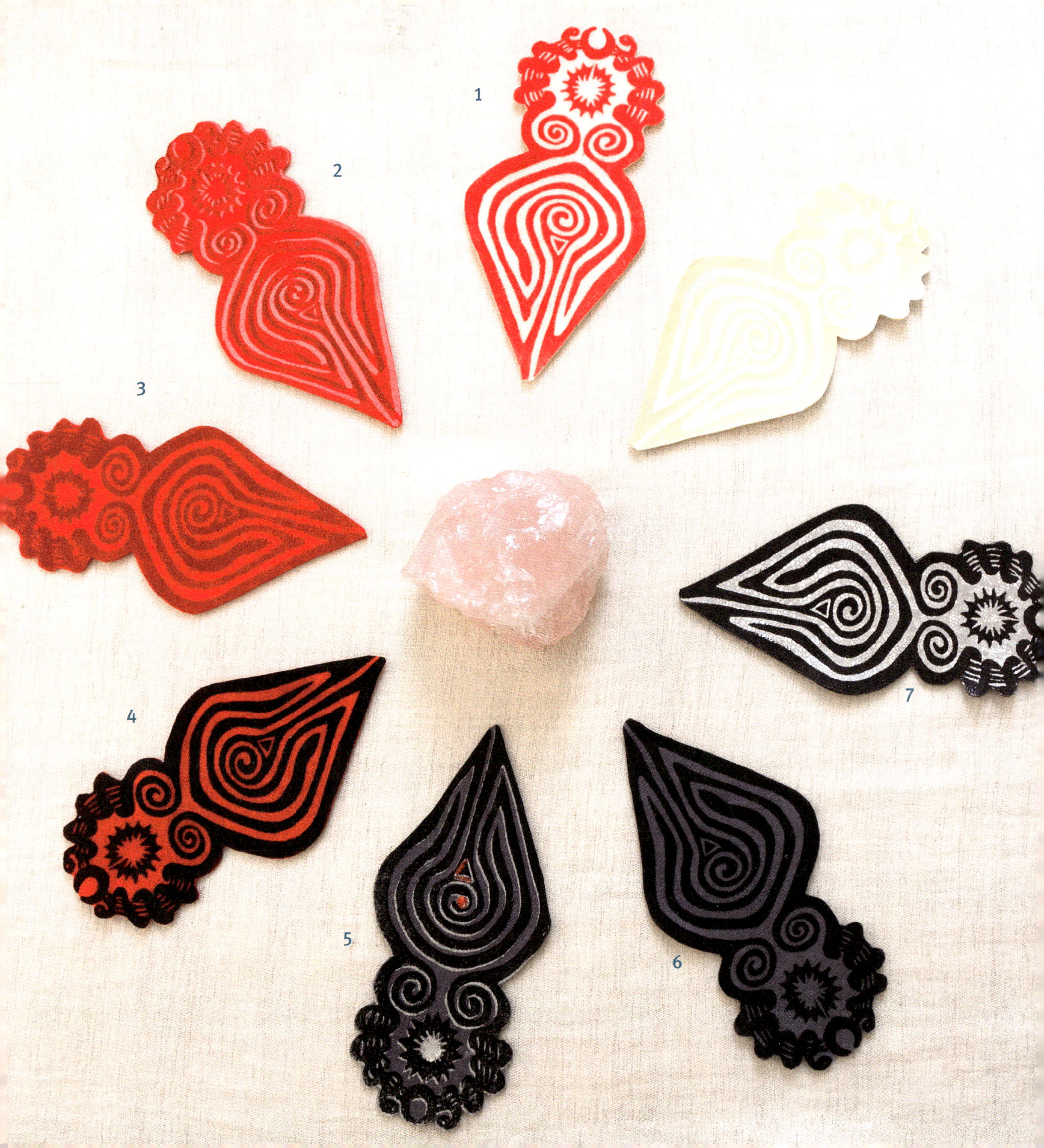
1
2
3
4
5
6
7

Zeit? Oder als eine reinigende und wertvolle Phase, die daran erinnert, dass sich etwas Neues entwickelt? Aber die Hormone bescheren uns auf dem Weg zum Eisprung auch die Erfahrung, wie sehr sich in uns ein positives Lebensgefühl ausbreiten kann. Die Augen leuchten. Wir fühlen uns im Flow.

Zeit des Erwachsenwerdens und Erblühens (2)

Im Alter zwischen 20 und 30, symbolisiert durch den roten Untergrund, ist das Leben weitestgehend davon geprägt, ungebunden zu sein. Es macht Spaß auszugehen, zu flirten und sich auszuprobieren. Es ist auch eine Zeit, in der sich die Kräfte bündeln und eine Richtung bekommen. Das Leben wird konkreter. Wie will ich mein Leben gestalten? Was sind meine Vorstellungen? Wahrscheinlich ist die Ausbildung oder das Studium abgeschlossen. Die eigene Wohnung möglicherweise schon bezogen. Die ersten Erfahrungen mit Partnerschaft sind gemacht. Es gibt bereits Ideen, manchmal sogar Pläne für die Zukunft in Richtung Beruf und Familie.

Während sich auf der physischen Ebene der Menstruationszyklus und der Umgang damit jetzt eingeschwungen haben, beginnt auf der mentalen Ebene ein Umdenkprozess. Wir lösen uns von den bisherigen Idealen und Orientierungen und trauen uns zu, unsere Individualität zu entfalten. Ein stärkender Gedanke lautet an dieser Stelle, sich an die Einzigartigkeit der eigenen Person zu erinnern. Betrachten wir das Leben und die Welt wie ein großes Mosaikbild, dann trägt jede und jeder mit seinen Eigenschaften eine wertvolle Facette zum Gesamtbild bei. Dieses Bewusstsein gilt es zu stärken, indem sich in dieser Lebensphase das Gespür für das eigene Wohlgefühl mehr und mehr ausprägt. Es ist, als würde sich eine Tür dazu öffnen.

Fruchtbare Zeit – Blüte und Fülle des Lebens (3)

In der Symbolik ist die Farbe Rot in Fülle vorhanden. Das Leben hat sich entwickelt, der eigene Platz darin ist gefunden. Die berufliche Ausrichtung ist erfolgt. Möglicherweise bestimmen schon tatsächlich Kinder im eigentlichen Sinne oder »Kinder« in Form von Aufgaben und Projekten den Alltag. So oder so, das körpereigene Programm in Richtung Mutterschaft ist am Start.

Verantwortlich ist dafür unsere hormonelle Steuerung, die alles auf die Erhaltung der Art durch Fortpflanzung ausrichtet. Der Hormonspiegel weckt in uns das Bedürfnis, ein eigenes Zuhause zu schaffen, andere zu umsorgen, sich zu kümmern und sich verantwortlich zu fühlen. Die Gebärmutter ist im Idealfall bestens durchblutet und bereit für den Nestbau. Wenn dies nicht benötigt wird, es nicht zur Einnistung einer befruchteten Eizelle kommt, startet der Körper sein ressourcenorientiertes Programm einfach wieder von vorne und räumt auf. So schmerzhaft und kräftezehrend die Mensis bei vielen Frauen ist, damit einher geht der tröstliche Gedanke, dass dieser Prozess eine neue Chance bietet, schwanger zu werden.

Nicht immer erfüllt sich der Wunsch nach einem eigenen Kind. Wie richte ich mich als Frau dann aus? Was mache ich mit meinem Potenzial an weiblicher Schaffenskraft? Wie finde ich Befriedigung in der Vielzahl der Möglichkeiten? Fragen dieser Art lassen sich nicht einfach beantworten. Eines ist jedoch sicher: Eine gute Erdung über die Füße, die Kraft der Fußreflexzonenarbeit und ein hohes Maß an Selbstfürsorge hilft dabei, Wege für einen erfüllenden Alltag zu finden.

Erntezeit (4, 5)

Die zunehmende Farbe Schwarz symbolisiert die sich anbahnende Zeit des Wechsels. Die Eisprünge werden weniger, bis diese ganz ausbleiben. Der hormonelle Zyklus verliert seine Regelmäßigkeit an eine zunehmende Unregelmäßigkeit. Damit einher geht erneut ein sich veränderndes Lebensgefühl. Tatsächlich lassen sich chemische Veränderungen im Gehirn feststellen, die die Art und Weise, wie wir denken und Informationen verarbeiten, beeinflussen.[1] Begleitet wird dieser Prozess von einer zunehmend stärker werdenden Intuition sowie dem Bedürfnis, der eigenen Persönlichkeit mehr Ausdruck zu geben.

Bei näherer Betrachtung dieses Reifeprozesses verwundert es nicht, dass er häufig mit viel Verunsicherung, körperlichen Störungen und Belastungen verbunden ist. Ähnlich wie in der Pubertät geht es einmal mehr um Wandlung. Das eigene Wohlbefinden bekommt einen anderen Stellenwert. Das ist kein Egoismus, sondern eine Anerkennung des eigenen Selbst. Es entwickelt sich eine Kraft, die wertvoll und kostbar ist. Sie mündet in dem Bewusstsein, in sich verwurzelt zu sein – und diese Verwurzelung und innere Ruhe im Laufe der Zeit mehr und mehr der Gemeinschaft wieder zur Verfügung stellen zu können.

Reife, weise Zeit (6)

Das Leben ist nun fortgeschritten. Die grauen Linien auf dem schwarzen Grund in diesem Symbol stehen für die Verbindung mit der Kraft, die schon mit der Geburt in uns angelegt wurde. Eine Kraft, die es ermöglicht hat, sich selbst treu zu bleiben. Sie erlaubt es uns jetzt, das Leben deutlich gelassener zu sehen. Es ist nicht mehr nötig, alles so ernst zu nehmen. Schließlich kann die Fülle der gesammelten Erfahrungen nun mit etwas Abstand ganz anders eingeordnet werden. Damit einher geht die Chance, Erlebnisse und Schicksalswendungen neu zu bewerten und uns damit auszusöhnen. Im Nachhinein gibt es doch kaum eine noch so schmerzhafte Herausforderung im Leben, die nicht irgendwie ihren Sinn hat. Die Bewältigung holpriger Strecken auf dem Lebensweg führt oft zu neuen Erkenntnissen oder stärken Fähigkeiten. Beides trägt dazu bei, das zu leben, was wir wirklich wollen und unserer Persönlichkeit entspricht.

Wer schon die wohltuende Wirkung der Fußreflexmassage erlebt hat und nun vielleicht nicht mehr selbst an seine Füße kommt, der mag sich spätestens jetzt den Luxus gönnen, sich behandeln zu lassen.

Hohes Alter (7)

Der Alltag wird mühsamer, der Körper beansprucht mehr Zeit und gute Zuwendung ist wohltuend. Wir lösen uns von äußeren Zwängen, tragen eher die bequemen Schuhe als schicke Pumps. Neben der Familie oder dem selbst geschaffenen sozialen Umfeld zählt besonders, ganz bei sich und in Frieden zu sein. Berührung ist wie immer das Tor zur Verbundenheit mit sich selbst und zu anderen Menschen. Daher ist eine Massage der Füße von der eigenen Tochter oder einer anderen Vertrauten in diesen Momenten ein großes Geschenk. Das ist es, was wir als Töchter oder Enkelinnen unseren Müttern oder Großmüttern schenken können – bis zum Ende, gerade auch in dem Sterbeprozess, dem Übergang in eine wie auch immer genannte Welt.

Wie funktioniert der weibliche Zyklus?

Um die Vorteile einer Fußreflexzonenmassage bestmöglich für uns zu nutzen, sollten wir uns zunächst die weibliche Anatomie und die Zusammenhänge beim monatlichen Zyklus sowie die einzelnen Phasen in einem Frauenleben vor Augen führen.

Wie glücklich können wir uns schätzen, in dieser Zeit zu leben, in der es mehr und mehr normal ist, über die Probleme weiblicher Lebenszyklen zu sprechen. In der die Wissenschaften mehr und mehr Erkenntnisse zutage fördern und uns dadurch so manches klarer wird. Wir wissen heute, dass all unsere Körpersysteme miteinander verwoben sind, wie eines auf das andere wirkt. Je mehr wir die Zusammenhänge verstehen, umso besser können wir uns als Frauen darauf einstellen, dass unser Leben von eben diesen Zyklen und Rhythmen bestimmt wird. Daher wollen wir uns zunächst noch einmal die wichtigsten Fakten zur weiblichen Anatomie und zum weiblichen Zyklus vor Augen führen.

Die weibliche Anatomie

Beginnen wir zunächst beim Becken. Tasten wir das Schambein, dann befindet sich direkt dahinter die Blase mit der Harnröhre. Nahe von deren Ausgang liegt die Klitoris. Die äußeren und inneren Schamlippen bilden mit der Scheide (Vagina) den Zugang zu den weiblichen Beckenorganen. Der After liegt wiederum hinter der Vagina.

Über den Kanal der Vagina geht es zunächst zum Gebärmutterhals (Cervix uteri) mit seiner Öffnung, dem Muttermund. Ein Schleimpfropfen schützt diesen Teil der Gebärmutter vor Keimen, Bakterien, Pilzen und anderen Eindringlingen. Zusätzlich bedarf es einer gesunden Scheidenflora, wofür zum größten Teil Milchsäurebakterien sorgen. Der pH-Wert in der Scheide sollte im leicht sauren Bereich von etwa 4,5 liegen. Stress, Antibiotika oder eine übertriebene Intimhygiene gelten außer zahlreichen anderen Gründen als Ursache für eine Störung des Milieus. Brennen, jucken oder ein fischartiger Geruch des Ausflusses können Anzeichen für eine Störung sein – und sollten medizinisch abgeklärt werden.

Im Laufe der durchschnittlich 28 Tage des Zyklus verändert sich die Beschaffenheit des sogenannten Zervixschleims. Während rund um die Menstruation nahezu kein Schleim ausgeschieden wird, ist er einige Tage um den Eisprung herum klarer und flüssiger. Er wird für die Spermien durchlässig. In der fruchtbaren Zeit können wir das als leicht klaren, fadenziehenden Schleim wahrnehmen.

Heilige Frauenkraft

Der Muttermund ist der Weg in unser zentrales Organ, den Gebärmutterkörper (Corpus uteri). In vielen Kulturen wird die Gebärmutter (Uterus) als Sitz der heiligen Frauenkraft betrachtet, in dem sich neues Leben entwickelt. Rein physisch ist es ein leicht birnenförmiges Hohlorgan mit einer starken Schicht von glatter Muskulatur (Myometrium), im Inneren ausgekleidet mit einer Schleimhaut (Endometrium) und von außen vom Bauchfell (Perimetrium) umhüllt. Im Normalzustand etwa so groß wie eine Faust (7–10 cm lang) und 50–60 g schwer, dehnt es sich im Laufe einer Schwangerschaft auf ein Vielfaches seiner Größe aus und wird bis zu 1 kg schwer. Dann bietet die nährende Höhle nicht nur dem heranwachsenden Kind, sondern auch dem Fruchtwasser und der Plazenta Platz. Trotz der enormen Überdehnung kann die Muskulatur während des Geburtsvorgangs stärkste Kontraktionsarbeit leisten, um das Kind über den Geburtskanal ins Leben zu bringen. Mithilfe von Nachkontraktionen (verstärkt durch das Stillen) entwickelt sich die Gebärmutter anschließend auf ihre normale Größe zurück.

Vom oberen Teil des Uterus, der Gebärmutterkuppel (Fundus uteri) gehen rechts und links die Eileiter (Tubae uterinae) ab. Sie verbinden den Uterus mit den Ovarien, den Eierstöcken. An den Enden der Tuben befinden sich feine Fransen, die sogenannten Fimbrien. Die Beweglichkeit der Eileiter macht es ihnen möglich, die Fimbrien so in der Nähe der Eierstöcke (Ovarien) zu platzieren, dass sie diese zur Eisprungzeit (Ovulation) abtasten können. Gesprungene Eizellen fangen sie auf und transportieren sie zum Uterus.

Sinnbild der Fruchtbarkeit

Die Ovarien sind vom Uterus unabhängige Hormondrüsen, in denen Östrogen, Progesteron und in geringer Menge Testosteron gebildet wird. Gleichwohl gelten sie aus gutem Grund als Sinnbild der Fruchtbarkeit.

Taktgeber für die weiblichen Beckenorgane ist unsere Hormonsteuerung. Dazu gehören zunächst die Hormondrüsen des Gehirns. Oberste Kontrollinstanz ist der Hypothalamus, der sogenannte Releasing- und Inhibiting-Hormone an die Hypophyse freisetzt. Die Hypophyse wiederum produziert sowohl das follikelstimulierende Hormon FSH sowie das luteinisierende Hormon LH als auch unter anderem Oxytocin, das Bindungshormon (gerne auch Kuschelhormon genannt) und Prolaktin, verantwortlich für die Milchbildung. Östrogen kann nicht nur in den Ovarien, sondern auch in anderen Körpergeweben gebildet werden, wie zum Beispiel im Fettgewebe oder als Vorstufen in den Nebennieren, und ist während beider Zyklushälften vorhanden. Progesteron, auch Gelbkörperhormon genannt, wird in der fruchtbaren Zeit nach dem Eisprung vornehmlich in den Ovarien gebildet.

Die Zyklusphase

Der erste Tag der Menstruationsblutung wird auch als der erste Zyklustag gerechnet. Während der Mensis löst sich die oberste Schleimhautschicht und wird ausgestoßen. Danach beginnt die sogenannte Sekretionsphase. Zu diesem Zeitpunkt ist das Östrogen dominant. Weiterhin wird aus der Hypophyse das bereits erwähnte FSH ausgeschüttet. Einige der in uns angelegten Eizellen werden so zum Reifen gebracht (Follikelreifung). Etwa vom 14. Lebensjahr an wird monatlich eine befruchtungsfähige Eizelle produziert.

Der Eisprung findet ungefähr um den 13./14. Tag des Zyklus unter dem Einfluss von LH statt. Dabei platzt die Eihülle, das Ei springt und wird in den Eileiter von den Fimbrien wie in einen Trichter aufgesogen. Die amerikanische Frauenärztin Christiane Northrup bezeichnet diese Phase als Höhepunkt der Kreativität und Möglichkeiten.[2] Viele Frauen sind deutlich aktiver, das Lebensgefühl oft deutlich positiver. Unter dem Einfluss von Testosteron empfinden wir spürbar mehr sexuelle Lust.

Die Zeit zwischen Ovulation und Menstruation nennt man die Gelbkörperphase. Aus der Hypophyse wird weiterhin LH ausgeschüttet. Unter diesem Einfluss baut sich die Eihülle in den sogenannten Gelbkörper um und produziert Progesteron. Dieses Hormon brauchen wir, um die Einnistung der befruchteten Eizelle vorzubereiten. In dieser Nestbauzeit ziehen wir uns gerne zurück. Wir nehmen Belastungen deutlicher wahr und das Energielevel ist etwas niedriger als sonst. Die Lutealphase wird deshalb auch als starke Orientierungszeit nach innen benannt.[3]

Stimmungsschwankungen

Wer bisher dachte, die Stimmungsschwankungen in dieser Phase seien

Der Uterus

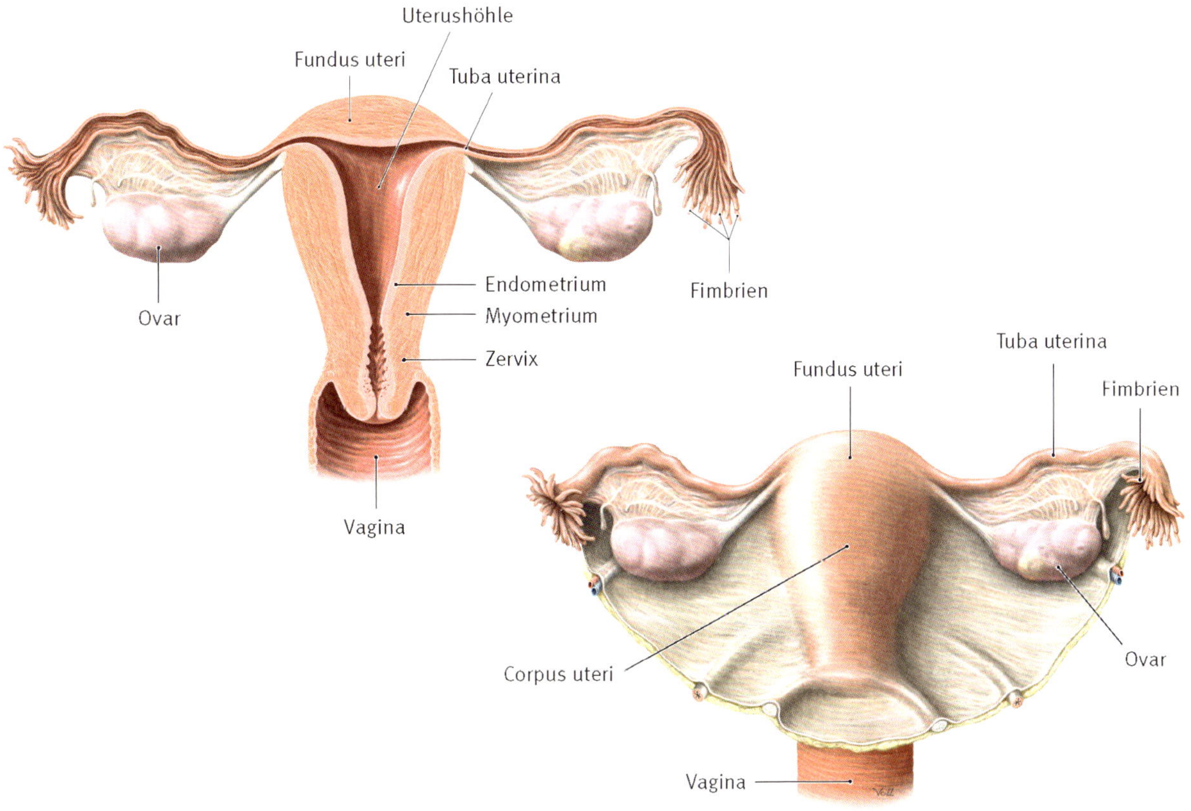

Schünke M, Schulte E, Schumacher U. Prometheus. LernAtlas der Anatomie. Innere Organe. Illustrationen von K. Wesker und M. Voll. 6. Aufl. Stuttgart: Thieme; 2022.

Einbildung, der sei getröstet. Dahinter steckt die Aktivierung der sogenannten GABA-Rezeptoren im Gehirn durch das Progesteron-Stoffwechselprodukt Allopregnanolon (ALLO). Die Gamma-Aminobuttersäure GABA gilt als das natürliche Valium und das zentrale Beruhigungssystem des Körpers.[4] Ist die Progesteronphase instabil und ALLO in geringerem Umfang vorhanden, werden wir zunehmend reizbarer und sensibler.

Kommt es zu keiner Befruchtung der Eizelle, schrumpft der Gelbkörper wieder. Da es jetzt keines weiteren Erhalts der Uterusschleimhaut mehr bedarf, wird diese mit der Menstruationsblutung abgestoßen.

Wesentlich ist es, die hormonelle Steuerung als ein ausgeglichenes Zusammenspiel zu betrachten. Diagnosen wie Östrogenmangel oder Hormonstörung sind aufgrund von Bluttests oft schnell gestellt. Sie bieten allerdings nur eine Momentaufnahme. Glücklicherweise legt die Forschung ihren Fokus zunehmend auf die Wechselwirkungen der weiblichen Steuerung mit dem gesamten Hormonsystem.

Dies ist ein System aus Zellen und Drüsen, das über komplexe Regelkreise Botenstoffe – die Hormone – ausschüttet. Sie regulieren unter anderem unsere Stoffwechselvorgänge und Organfunktionen, haben aber auch einen wesentlichen Einfluss auf unser Verhalten oder unsere Gefühle. Oberster Taktgeber ist der Hypothalamus, der ebenso wie die untrennbar mit ihm verbundene Hypophyse ein Teil des Gehirns ist. Weitere Teile sind unter anderem:

- Zirbeldrüse
- Schilddrüse
- Nebenniere
- Bauchspeicheldrüse
- Eierstöcke

Kommt es zu einer Störung in einem der Organe, dann hat das nicht nur in einem einzigen Regelkreis Folgen auf unser Wohlbefinden und unsere Gesundheit. Auch alle anderen Systeme geraten in ein Ungleichgewicht. So kann beispielsweise chronischer Stress dazu führen, dass sich der Zyklus deutlich verkürzt oder verzögert und sich die Periode verschiebt (mehr dazu im Kapitel »Unregelmäßiger Zyklus«, Seite 46).

Eine hormonelle Dysbalance kann sich durch eine Reihe weiterer Beschwerden bemerkbar machen. Ein zunehmendes Stauungsgefühl in den Beinen, den Brüsten oder dem Bauch gehört ebenso dazu wie ein als weniger erholsam empfundener Schlaf, Konzentrationsmangel, Stimmungs- und Gewichtsschwankungen oder Schilddrüsenstörungen.

Zweiter Frühling

Eine hormonelle Veränderung der ganz natürlichen Art ist das Älterwerden. Bereits im Alter von etwa 30 Jahren geht die Anzahl der reifungsfähigen Eizellen zurück.[5] Die Menge an Sexualhormonen im Körper verringert sich. Die Periode beginnt eine andere Qualität zu bekommen.

Eine Entwicklung, die sich in mehreren Phasen fortsetzt, bis dann mit der klassischerweise als Perimenopause bezeichneten Zeit die Wechseljahre beginnen.[6] Näher werden wir darauf noch einmal im Kapitel »Wechseljahre« (Seite 91) eingehen. Übrigens eine Phase, die in der Traditionellen Chinesischen Medizin als »Zweiter Frühling« bezeichnet wird. Gemeint ist immer der Lebensabschnitt, der zwölf Monate nach der letzten Periode beginnt. Ein Abschnitt, den viele Frauen beschwerdefrei durchlaufen, der für so manche aber auch mit mehr oder weniger großen Beeinträchtigungen verbunden ist. Aber wir sind dem nicht hilflos ausgeliefert. Mit deiner Bereitschaft, sich dem Heilpotenzial der Fußreflexzonen deiner Füße zuzuwenden, hast du schon einen entscheidenden Schritt getan.

Was ist Fußreflexzonen-massage?

Bei einer Fußreflexzonenmassage werden einzelne Zonen am Fuß massiert, um bestimmte, damit korrespondierende Bereiche und Organe unseres Körpers zu stimulieren und das körperliche oder seelische Wohlbefinden zu verbessern oder Beschwerden zu lindern.

Nur die Füße massieren, und das hilft, um im ganzen Körper gesund zu werden und zu bleiben? Fußreflex? Welche Art von Reflexen wird da ausgelöst? Fragen dieser Art sind verständlich. Schließlich erscheint es auf den ersten Blick erstaunlich, wie über eine vermeintlich einfache Technik am Fuß derart wirkungsvoll das Wohlbefinden beeinflusst werden kann. Was steckt also tatsächlich dahinter?

Auf die Idee, über die Füße Einfluss auf die Gesundheit zu nehmen, scheinen Menschen schon sehr früh gekommen zu sein. So geben Piktogramme aus dem Alten Ägypten erste Hinweise auf Therapien über die Füße.[7]

Neben dem Fußwissen hatten unsere Ahnen vermutlich ein Gespür dafür, dass der Körper in der Lage ist, sich selbst zu heilen. Dieser »innere Arzt« (benannt nach Paracelsus, einem der wichtigsten Begründer der Naturheilkunde im 16. Jahrhundert) ist mittlerweile anerkannter Teil der Forschung. So beschäftigt sich die Psychoneuroimmunologie mit den Wechselwirkungen von Psyche, Gehirn und Immunsystem, während die Psychoneuroendokrinologie zusätzlich das Hormonsystem mit einbezieht. Man hat erkannt, dass in Ruhe- und Schlafphasen unser körpereigenes Regulationssystem aktiv ist. So werden unter anderem durch die physiologische Zellregeneration abgestorbene biologische Zellen ständig durch neue ersetzt. Studien zeigen auch, dass ungünstige Faktoren wie zu wenig Bewegung, mangelhafte Ernährung oder negativ empfundener Stress die körpereigenen Regenerationsfähigkeiten herabsetzen können.

Die Ursache für Beschwerden liegt oft aber im Verborgenen. So können verspannte Nackenmuskeln, Blockaden in der Halswirbelsäule, eine ungenügende Nierenfunktion die Ursache für Kopfschmerzen sein, ebenso wie Verdauungsprobleme oder eine Störung des Hormonsystems. Nichts davon muss wirklich erkrankt sein. Aber es können Fehlfunktionen in diesen Bereichen bestehen. Diese gilt es zu ergründen.

Selbstheilungskräfte aktivieren

An dieser Stelle setzen sogenannte Regulationstherapien an, zu denen die Reflexzonentherapie am Fuß zählt. Sie richtet den Fokus darauf, den Menschen in allen Ebenen zu erfassen und den Körper dabei zu unterstützen, seine Selbstheilungskräfte zu aktivieren. Die Grundlage hat der amerikanische Hals-Nasen-Ohren-Arzt William Fitzgerald (1872–1942) gelegt. Seine »zone therapy« beruht auf der Erkenntnis, dass sich der Mensch in zehn Längszonen einteilen lässt. Alle Belastungen und Erkrankungen, die sich in einem der Streifen befinden, können demnach innerhalb dieser Längszonen von Kopf bis in die Füße und Hände beeinflusst werden.

Grenzen der Methode

Die vorgestellten Maßnahmen und Techniken ersetzen keine Diagnostik oder Therapie durch medizinische Fachkräfte. Wir übernehmen keinerlei Haftung oder Garantie. Der Inhalt dieses Buches gibt unsere auf langjähriger Erfahrung beruhenden Empfehlungen weiter. Es ist kein Heilversprechen damit verbunden. Menschen mit ernsthaften Erkrankungen müssen in ärztliche Behandlung.
Wichtig: Therapieren dürfen nur Ärzte, Heilpraktiker oder Therapeuten der Heil-Hilfsberufe auf Verordnung.

Eunice Ingham (1888–1974) entwickelte diesen Ansatz weiter und übertrug die Einteilung der Längszonen konsequent auf die Füße. So konnten alle Organe und Gelenke entsprechend dem Körperschema zugeordnet werden und die Methode mit einer kräftigen Grifftechnik als »Reflexology« Anwendung finden.

Mit dem Begriff Reflexzone ist das Widerspiegeln (reflektieren) des gesamten Körpers (Makrosystem) auf das System Fuß (Mikrosystem) gemeint. Alles, was unseren Körper und Organismus ausmacht, wird als sogenannte Reflexzonen in beiden Füßen abgebildet. Gibt es im Organismus Fehlfunktionen, so zeigt sich dies in einer Veränderung der zugeordneten Zonen durch ein verstärktes Schmerzempfinden oder Auffälligkeiten im Gewebe.

Mit der Arbeit von Eunice Ingham kam 1958 die Heilpraktikerin Hanne Marquardt in Kontakt. Sie hat früh das therapeutische Potenzial der Reflexzonenarbeit erkannt und genutzt. So steht am Anfang der Behandlung immer eine eingehende Anamnese und eine Überprüfung der Reflexzonen auf Auffälligkeiten oder Schmerz. Dieser Befund bildet die Grundlage für die anschließende Behandlungsserie. Zudem präzisierte die Fuß-Pionierin das Prinzip der sogenannten Formenanalogie weiter. Gemeint ist damit, dass zwei ähnliche Formen eine ähnliche Information (Beziehung) zueinander haben. So sehen zwei aufgerichtete Füße einem sitzenden Menschen ähnlich: Wo sich beim Menschen der Kopf befindet, also oben, sind es beim Fuß die Zehen.

Aufgrund ihrer Behandlungserfolge begann Marquardt Ende der 1960er-Jahre damit, ihre Erfahrungen in Ausbildungskursen für medizinisch-therapeutische Berufe (wie Heilpraktiker, Physiotherapeuten, Pflegepersonal, Hebammen) weiterzugeben. Einige Studien,[8] aber vor allem die Rückmeldungen der Patientinnen und Patienten belegen, wie regulierend und wohltuend die Techniken auf den Organismus wirken. Seit Langem gehört die von Hanne Marquardt entwickelte Lympharbeit in den Reflexzonen zum Behandlungsstandard. Damit gelingt es, die Lymphe in Abflussrichtung zu mobilisieren. Auch die übrigen Zonen werden laufend präzisiert, die Behandlungsformen verfeinert.

Das heute Hanne-Marquardt-Fussreflex® genannte Behandlungsverfahren passt sich kontinuierlich an die komplexer werdenden Krankheitsbilder an. Menschen jeglichen Alters können von der Therapie profitieren. Die individuell dosierte Behandlung (6–10 Therapieeinheiten) berücksichtigt sämtliche Aspekte, durch die der »innere Arzt« irritiert sein könnte. Dazu zählen mentale und emotionale Belastungen ebenso wie energetisch störende Narben. Auch das Zahn-Kiefer-Gebiet hat einen Einfluss auf bestimmte Gelenke, Muskeln und Organe über die Meridiane. Auch hierfür hat Hanne Marquardt Behandlungstechniken kreiert.

Das Spektrum von Krankheiten und Beschwerden, bei denen die Methode zum Einsatz kommt und positive Effekte zeigt, ist weit. Kennzeichnend für die Reflexzonentherapie ist, dass wir nicht nur auf die Symptome eingehen, sondern insbesondere mögliche funktionelle Störungen im Hintergrund erfassen wollen. Diese können sich in Fehlfunktionen im Hormonsystem, Magen-Darm-Problemen oder Stoffwechsel gleichermaßen äußern wie in Gelenk-Erkrankungen oder Schmerzzuständen.

Während die Reize in den belasteten Zonen sehr präzise, an der Anatomie orientiert und in der optimalen Dosierung gesetzt werden, agierst du bei der Selbstbehandlung zwar viel flächiger, aber nicht weniger einflussreich. Jedes Maß an aufmerksamer Berührung an deinen Füßen ist wertvoll. Du kannst durch die bewusst gesetzten Massage- und Dehngriffe sowie Streichungen in sämtlichen Zonen, die das Frausein ausmachen, einen Beitrag zu deiner Gesunderhaltung leisten: Hormonsystem, Immunsystem und Lymphsystem bilden einen kraftvollen Dreiklang. Das eine System unterstützt und hat Einfluss auf die anderen. Mit dem Wissen um die Zuordnungen in den Reflexgebieten schickst du diese Information, verknüpft mit deiner Intention über die Griffe, auf den Weg in dein Regulationssystem. Damit wird das natürliche Gleichgewicht des Organismus wieder hergestellt – präventiv und zur Unterstützung oder dem Anschieben von Heilprozessen.

Kontraindikationen

Bitte berücksichtige folgende Kontraindikationen und verzichte auf eine Behandlung

- bei akuten Entzündungen im Venen- und Lymphsystem
- wenn du Spenderorgane hast
- bei starken psychischen Belastungen
- bei stark erniedrigter Leukozytenzahl z. B. nach einer Chemotherapie
- bei hochakuten Infekten mit Fieber
- bei Infektionskrankheiten – Meldepflicht!
- in den ersten 3 Schwangerschaftsmonaten, für die folgenden Monate beachte unsere Hinweise in den einzelnen Kapiteln

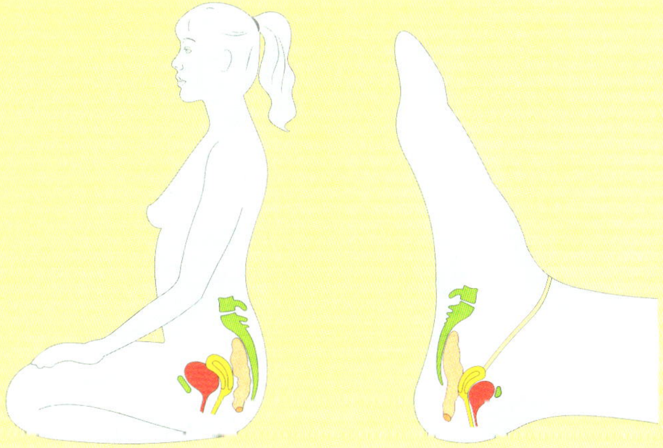

Berührung tut gut – Interview mit Hanne Marquardt

Neugierde, Wissensdurst, Beharrlichkeit – dank dieser Eigenschaften hat Hanne Marquardt über Jahrzehnte die Laienarbeit an den Füßen, als Fußreflexzonenmassage bezeichnet, zu einer umfassenden Therapieform, der Hanne-Marquardt-Fussreflex® weiterentwickelt.

Die im Schwarzwald ansässige Pionierin dieser Methode hat nicht nur unzählige Patienten und Patientinnen im Laufe ihrer eigenen Praxistätigkeit als Masseurin und Heilpraktikerin auf dem Weg der Gesundung begleitet. Zudem wurden Tausende mit medizinischem Hintergrund in Kursen in Fußreflexzonentherapie von ihr unterrichtet. Die Gründung von Lehrzentren in Deutschland und Europa waren die folgerichtige Konsequenz. Inzwischen sorgt der internationale Lehrerverband für Reflexzonentherapie am Fuß für eine fundierte Weitergabe und Weiterentwicklung der Methode. Allerdings mittlerweile ohne die Unterstützung der jetzt 92-Jährigen: Sie genießt seit Jahren ihren Ruhestand.

Frau Marquardt, was bedeutet für Sie Weiblichkeit? Eine Frage, die ich mir als Frau meiner Generation noch nie gestellt habe. Es ist für mich von jeher selbstverständlich, dass es unterschiedliche Geschlechter gibt. Meine Patientinnen und Patienten betrachte ich immer als hilfesuchende Menschen, die, ihren Beschwerden entsprechend, individuelle Behandlungen brauchen.

Frau und Mutter sein, Unternehmerin, eine weltweit bereits bekannte Laienbehandlung auf therapeutisches Niveau bringen – wie haben Sie das geschafft? Auch diese Frage kam mir nicht in den Sinn. Als »Unternehmerin« habe ich mich allerdings in meiner Heilpraxis nie gefühlt. Und ja, die alte, aus Amerika und dem fernen Osten kommende schlichte Fußbehandlung hat sich erst in meiner Praxis zur heutigen, umfassenden Therapie weiterentwickelt. Dank der vielen unterschiedlichen Patientinnen und Patienten konnte ich schon in den 1970er-Jahren eine wichtige Beobachtung machen: Es hat sich mir allmählich gezeigt, dass ein sitzender Mensch große Ähnlichkeit mit einem aufrecht stehenden Fuß aufweist. Diese Regel der Formenähnlichkeit war wegweisend für das Präzisieren der Lage der einzelnen Zonen.

Inwiefern können Frauen besonders von der Fußreflex profitieren? Berührung tut einfach allen Menschen gut, nicht nur den Frauen. Die meisten von ihnen lassen sich, so scheint es zumindest, auch unbefangener und selbstverständlicher behandeln als Männer. Oft haben sie auch wirklich mehr belastete Zonen, von deren Behandlung sie profitieren können. Welche das dann im Einzelnen sind, lässt sich durch einen sachlichen Erstbefund (das konsequente Überprüfen aller Zonen) feststellen, der jedoch nicht als »Diagnose« verstanden werden darf.

Das Hormonsystem stellt sich sehr gut innerhalb der Reflexzonen dar. Welche weiteren Körpersysteme korrespondieren besonders gut damit? Erfahrungsgemäß sind es meist die des knöchernen Beckens, vor allem der Schambeinfuge, die sich behandlungsbedürftig zeigen, auch die der Bauchdecke. Es mag erstaunen, dass auch die der Halswirbelsäule und der Schädelbasis oft schmerzhaft sind. Das lässt sich erklären durch das alte Wissen, dass oben und unten, sowie vorn und hinten, in ihren Funktionen zusammenwirken.

Sehr früh schon gehörten Ausgleichsgriffe zu Ihrem Behandlungssystem. Was hat Sie dazu bewogen und inwiefern sind diese heute aktueller denn je? Alle Ausgleichsgriffe hängen mit dem vegetativen Nervensystem zusammen. Dass es heutzutage fast immer strapaziert wird, wissen wir zur Genüge. Da bei Fußreflex immer der Mensch als ein Ganzes in seinem »Kleinformat« behandelt wird, ist es beinahe selbstverständlich, die Ausgleichsgriffe vor, während und am Ende der Behandlung einzubeziehen.

Schon vor vielen Jahren haben Sie das ganze Lymphsystem in seiner bekannten Fließ- und Drainagerichtung in die Fußreflexzonen übertragen. Was war Ihr Beweggrund? Da mich die Entdeckung des Lymphsystems durch den Dänen Dr. Vodder in der Mitte des vorigen Jahrhunderts sehr interessiert hat, war es naheliegend, es allmählich auch in meine Fuß-Arbeit zu integrieren. Es hat sich schnell als besonders wirksam bei Frauen erwiesen, vor allem bei denen mit Stauungen in der Brust, im Becken und in den Beinen, und bei Allergien.

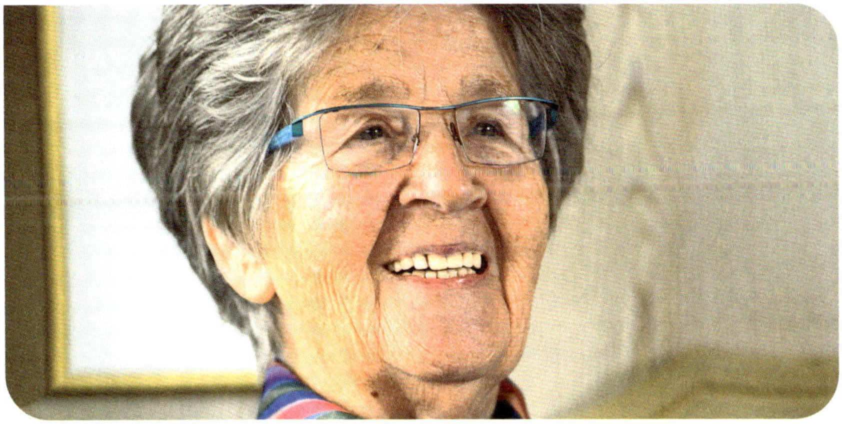

Sie haben auch therapiebegleitende Maßnahmen empfohlen. Welches sind die häufigsten? Drei Hinweise haben sich besonders bewährt – wenn sie auch wirklich umgesetzt wurden.

1. Veränderung und Verbesserung der Ernährung
2. häufigere Bewegung, möglichst in freier Natur
3. Naturheilmittel und Homöopathie

Zunächst genügt ein Hinweis, denn wenn alle drei auf einmal angeboten werden, fangen die meisten erst gar nicht an.

Welche Lebenserfahrung möchten Sie Frauen heute mit auf den Weg geben? Generell bin ich zurückhaltend mit Weitergeben von Erfahrungen, denn sie sind immer unterschiedlich und persönlicher Art. Dass eine mental gute Einstellung zum Leben, zu sich selbst und zur Umwelt bedeutsam ist, sollte klar sein. Ich freue mich jedes Mal, wenn eine Frau bereits nach ein paar Behandlungen berichtet, dass sie sich schon besser fühlt und wieder »Boden unter ihren Füßen« spürt. Das sagt mir zugleich, wie wichtig es ist, gut abzuwägen zwischen kräftigem und sanftem Behandeln, zwischen Tun und Lassen – nicht immer so einfach, wie es sich sagen lässt!

Wir danken für das Gespräch.

Ausgangspositionen

Im Grunde genommen kannst du für deine Behandlung jede Ausgangsposition wählen, die dir angenehm ist. Das kann auf dem Sofa, einer Matte auf dem Boden oder dem Teppich ebenso sein wie – wenn es deine Beweglichkeit zulässt – auf einem Stuhl. Wichtig ist eigentlich nur, dass du gut an deine Füße kommst, ohne dich dabei zu verspannen. Denn – und das ist das Entscheidende – es geht um dich, um dein Wohlfühlen und Zeit mit dir.

Wir laden dich deswegen dazu ein, dir bewusst einen Platz zu wählen, an dem du dich besonders wohlfühlst. Kreiere dir nach Möglichkeit ein Umfeld, das dir Freude macht. Vielleicht gehört für dich eine Lieblingsdecke dazu oder eine angenehme Beleuchtung. Es kann lohnend sein, eine Kerze, Blumen oder eventuell einen Duft in dein Umfeld zu bringen – ganz ohne Aufwand. Lass dich einfach inspirieren, was gerade zu deiner Situation passt.

Das Schöne an dieser Art der Selbstfürsorge ist ja, dass du, ganz egal wo du bist, immer alles dabeihast: deine Hände, deine Füße, deinen Verstand und dein Herz. Warum die Techniken also nicht auch einmal im Park, am Strand oder in der Sauna nutzen?

Diese Ausgangspositionen haben sich in unserer Praxis bewährt:

Ausgangspositionen	
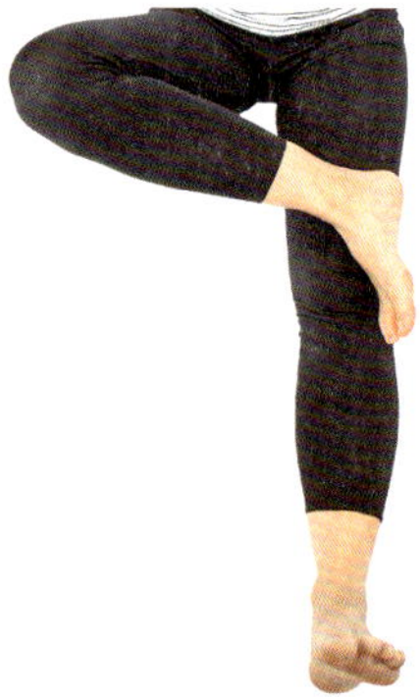	Du sitzt auf dem Sofa oder Boden – gerne mit einem Kissen im Rücken. Das eine Bein ist ausgestreckt. Das andere Bein ist gebeugt und du legst wahlweise deinen Fuß neben oder auf den Oberschenkel. Alternativ kannst du dich mit angewinkeltem Bein auch auf einen Stuhl setzen.
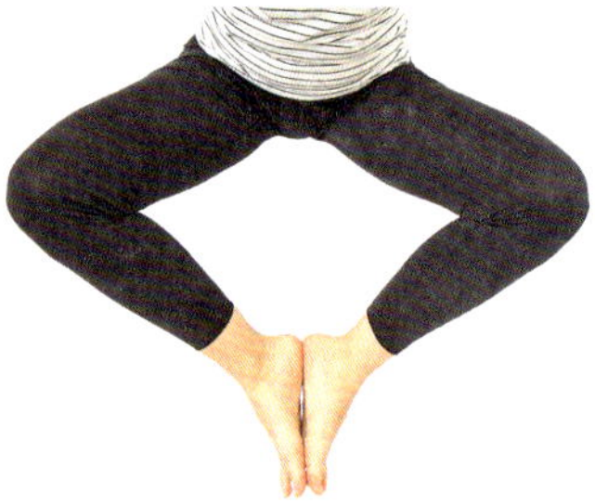	Du sitzt auf dem Sofa oder Boden. Einige Griffe kannst du gleichzeitig an beiden Füßen durchführen. Dann bietet es sich an, die Füße auf die gezeigte Art und Weise aneinanderzulegen.
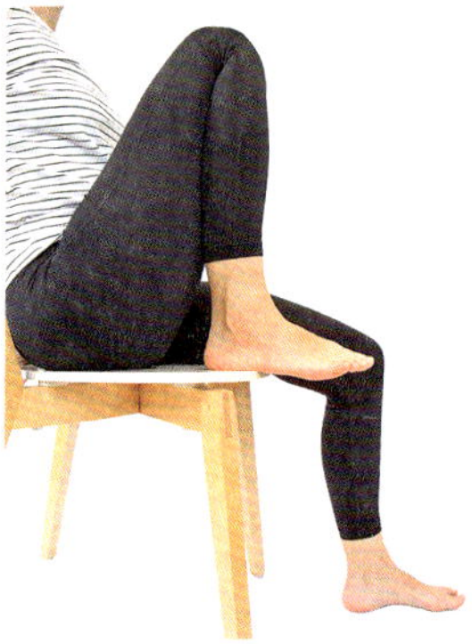	Du kannst wahlweise auf dem Boden oder einem Stuhl auch dein Knie zum Bauch heranziehen und entweder ganz oder nur auf der Ferse aufstellen.

Good to know – unsere Empfehlungen zur Vorgehensweise

Bevor du mit den praktischen Übungen beginnst, möchten wir dich an dieser Stelle noch mit der Struktur einer Selbstbehandlungseinheit vertraut machen:

- Anfangs bewährt es sich, das Kapitel auszuwählen, das deinem aktuellen Bedürfnis entspricht, oder die Grundregulationen auszuprobieren. Folge dem darin empfohlenen Behandlungsweg. Die von uns gemachten Vorschläge navigieren dich sicher durch ein Themenfeld. Sie sind aber nicht der einzige Weg zum Ziel. Mit etwas Erfahrung wirst du feststellen, was dir persönlich guttut. Die Reflexzonen, die deine Aufmerksamkeit brauchen, fühlen sich empfindlich, gestaut, oder bedürftig an.
- Nach und nach kannst du damit beginnen, Techniken, Griffe und Abläufe selbst zusammenzustellen. Achte allerdings bitte darauf, ob wir dir besondere Hinweise, wie zum Beispiel für eine Schwangerschaft, geben.
- Gestalte dir wie beschrieben eine gute Ausgangsposition.
- Indem du bewusst Kontakt mit den Füßen aufnimmst und mit einem der Wohlfühlgriffe in deine Behandlung einsteigst und sie damit auch wieder beendest, erhält deine Selbstfürsorge einen Rahmen.
- Meist haben wir Empfehlungen angegeben, wie lange oder wie häufig du in einer Zone bleiben sollst. Ganz grundsätzlich arbeiten wir nie länger als 20–30 Sekunden an einer Stelle.
- Gehe achtsam mit dir um. So sollte der Schmerz immer im Wohlfühlbereich (deutlich spürbar, aber nicht quälend) bleiben. Viel hilft bei der Fußreflexzonenbehandlung nicht viel. Im Gegenteil: Ein zu großer Schmerzreiz blockiert die Regulation, die du eigentlich in Gang bringen möchtest.
- Lenke deine Aufmerksamkeit auch immer mal wieder hin zu möglichen Reaktionen wie feuchten Händen, trockenem Mund, Kälte- oder Hitzewellen. Sie geben dir Hinweise, wann ein Wohlfühlgriff zum Ausgleich des vegetativen Nervensystems sinnvoll sein könnte.
- Je langsamer du arbeitest, desto beruhigender wirken die Griffe, je schneller, desto anregender.
- Gönne dir im Anschluss an deine Behandlung etwas Zeit, die gesetzten Impulse ankommen zu lassen. Vertraue dabei deinem Bauchgefühl, ob du eher etwas Entspannendes, wie ein paar Minuten Nachruhe, brauchst oder einen Spaziergang, um die Füße mit einer anderen Vitalität zu erleben.
- Wirklich wichtig ist es, an den Behandlungstagen deutlich mehr als sonst zu trinken, um alles Gelöste auch gut aus dem Körper zu bringen. Stilles Wasser – gerne mit etwas Zitrone oder (hochwertigem) Lemonöl – eignen sich dazu besonders. In den jeweiligen Kapiteln findest du zusätzlich stärkende Frauenteemischungen.

Tipps zur Technik

- Achte auf kurze Fingernägel. Wenn du deine Hände von der Handinnenfläche her betrachtest, sollten die Nägel nicht zu sehen sein.
- Jeder Griff kann auch mit beiden Händen, also bimanuell ausgeführt werden. Wann das empfehlenswert ist, wird an der jeweiligen Stelle erwähnt.
- Es ist weder notwendig noch empfehlenswert, Massageöl zu verwenden. Der Kontakt mit den Reflexzonen wird dadurch weniger eindeutig – und damit weniger wirkungsvoll.

Massagegriffe

Mit den im Folgenden beschriebenen Massagegriffen werden die Reflexzonen gezielt behandelt. Sie finden diese auch in der vorderen Buchklappe.

Raupengriff

Setze die Finger- oder Daumenbeere flach in der beschriebenen Zone auf. Beuge schwingend das Endgelenk maximal senkrecht und übe so einen Impuls in die Tiefe des Gewebes aus. Löse diesen Impuls dann und bewege den Finger bzw. Daumen wieder zurück in die Streckung. Mit dem nächsten Schwung wandere mit dem Finger oder Daumen nun ein kleines Stück vor die eben bearbeitete Stelle und setze wie oben beschrieben den nächsten Impuls in die Tiefe. Bearbeite auf diese Weise in einer raupenartigen Bewegung das gesamte Zonengebiet. ❶

Kreisen

Setze die Daumenbeere oder Fingerbeere des Zeigefingers in der beschriebenen Zone auf. Führe dort mit sanftem Impuls kleine Kreise durch. Je nach Zonenlokalisation kann es eine Empfehlung für die Richtung geben. ❷

Ruhegriff

Suche dir mit der Daumen- oder Zeigefingerbeere in der beschriebenen Zone den Punkt im Gewebe mit der meisten Spannung bzw. der größten Empfindlichkeit. Halte die Stelle für 10–20 Sekunden. Atme ruhig und bewusst. Bleib so lange dort, bis die Empfindlichkeit sich verändert (sie muss nicht verschwinden) oder die Spannung im Gewebe nachlässt. ❸

Dehngriff

Setze beide Daumenbeeren nah aneinander in der beschriebenen Zone auf. Ziehe die Daumen mit sanftem Impuls ein Stück auseinander, sodass das Gewebe dazwischen etwas gedehnt wird. Löse die Spannung wieder und setze den nächsten Impuls direkt neben der vorherigen Dehnung. Arbeite so die gesamte Zone durch. ❹

Wechselstreichung

Die Wechselstreichung wird im sogenannten Handwechsel ausgeführt. Das heißt, dass ein Daumen/Finger einer Hand eine Streichung bis zum Ende der Zone vollzieht, dort liegen bleibt, bis mit der 2. Hand dieselbe Streichung durchgeführt wird. Erst dann löst man die 1. Hand und beginnt mit dieser Abfolge in fließendem Rhythmus von Neuem. ❺

Beckenboden-Power

Lege einen Fuß auf dem anderen Oberschenkel ab. Umfasse mit der gegenüberliegenden Hand dein Fersenbein (Daumen an der Außenseite). Bewege das Endgelenk des gebeugten Zeigefingers kraftvoll an der hinteren Fersenbeinkante auf und ab. Arbeite auf diese Weise den Hinterrand der inneren Ferse durch. ❻

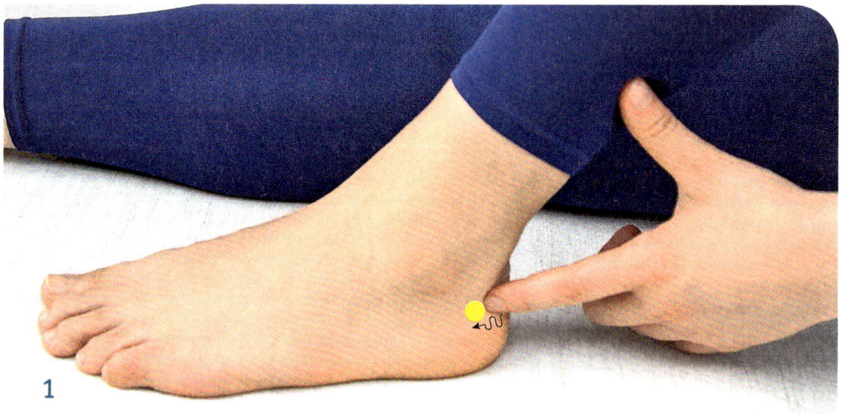

1

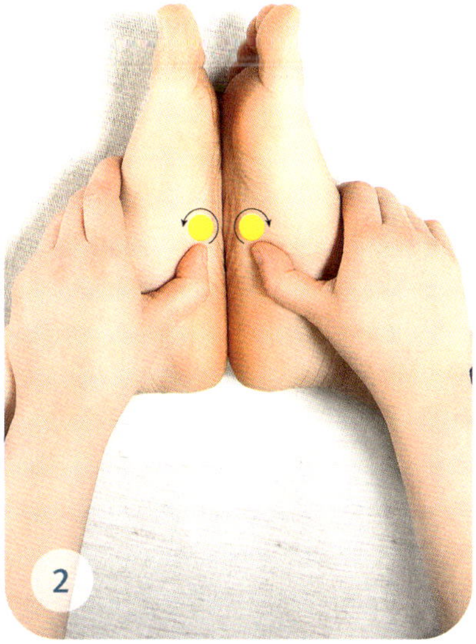

2

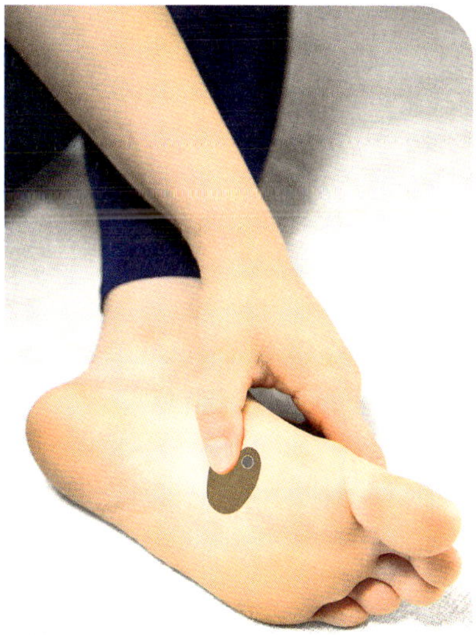

3

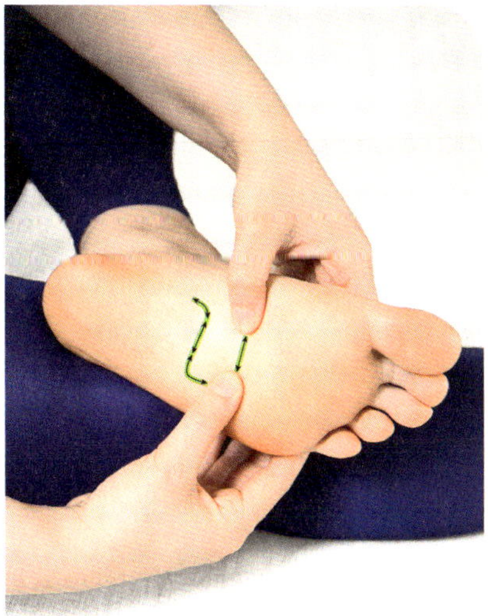

4

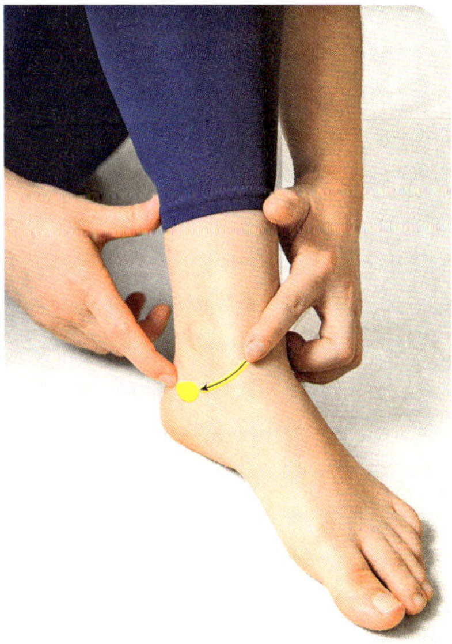

5

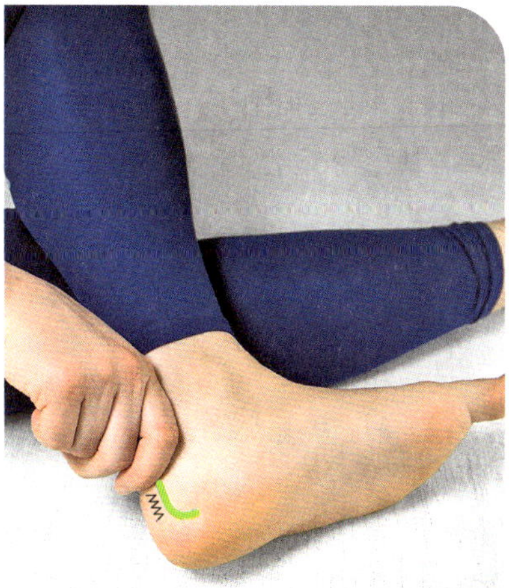

6

Wohlfühlgriffe

Die Wohlfühlgriffe (in den Zonenblättern in **Blau** eingezeichnet) wirken wie eine Umarmung von Herzen oder ein Spaziergang an der frischen Luft – wohltuend. Diese Entspannungsgriffe fürs Nervensystem sorgen in unserem lebhaften Alltag für Ausgleich. Sie finden diese auch in der hinteren Buchklappe.

Die sanften und gezielten Streichungen lassen dein Nervensystem aus dem stresstypischen Angriffs-und-Flucht-Modus aussteigen. Das Erregungsniveau der Zellen sinkt. Anstelle von Stresshormonen werden beruhigende und vitalisierende Botenstoffe ausgeschüttet. Damit bringen dich die Griffe in einen Zustand, in dem du dich ordnen und regenerieren kannst.

Setze sie an beiden Füßen wahlweise zu Beginn, während oder am Ende einer Eigenbehandlung ein.

Beckenwohl

Setze dich auf den Boden oder auf das Sofa und bringe die Fußsohlen aneinander. Reibe deine Hände kurz, um sie aufzuwärmen, und umschließe dann damit schützend und wohlig den gesamten Ferseninnenbereich. Die Finger sind dabei entspannt. Du brauchst nichts zu tun, als einfach anzukommen und hinzuspüren. Bleibe, solange es dir guttut.

Netter Nebeneffekt: Du stärkst mit diesem Griff die an der Innenseite des Fersengebiets liegenden Zonen deiner Beckenorgane. ❶

Wirbelsäulenfluss

Hier arbeitest du mit der Technik der Wechselstreichung. Das geht so:

Suche dir den Gelenkspalt des Großzehenendgelenks. Lege dort an der Innenseite 2–3 Finger auf und streiche im Übergang von Fußinnenseite zur Fußsohle nach unten bis zur Ferse. Die Finger bleiben dort liegen, während die andere Hand auf dieselbe Weise von oben nach unten über diese Zone streicht. Löse die 1. Hand, bevor die 2. den Endpunkt an der Ferse erreicht, und beginne damit erneut von oben.

Wiederhole die fließende Abfolge 10–15 ×. ❷

Beckenschwung

Lege die Fußsohlen aneinander oder lege einen Fuß auf den Oberschenkel des anderen Beins. Suche dir eine Position, in der du gut an den inneren Fersenbereich kommst.

Streiche mit Zeige- oder Mittelfinger einer Hand sanft und flächig die Form einer liegenden Acht in das gesamte Gebiet der inneren Ferse. Der Kreuzungspunkt der Acht liegt in etwa der Mitte der Zone der Kleinbeckenorgane. Alternativ kannst du die Streichung über beide Fersen durchführen. 8–10 ×. ❸

Lebensquell

Lege die Fersen aneinander und beginne an beiden Füßen gleichzeitig mit den Daumen oder den Fingerbeeren im Bereich der Beckenboden-Zone: Ziehe von hier eine Bahn unterhalb des Innenknöchels in Richtung Fußrücken. Streiche dann im Übergang der Fußinnenseite zum Fußrücken über den Nagelrand zur Großzehenspitze und dann in einer sanften Linie am Übergang von der Fußinnenseite zur Fußsohle wieder zur Beckenboden-Zone. Beginne dann wieder mit dem Weg um die Ferse herum.

Führe diese Streichung 10–15 × aus. ❹

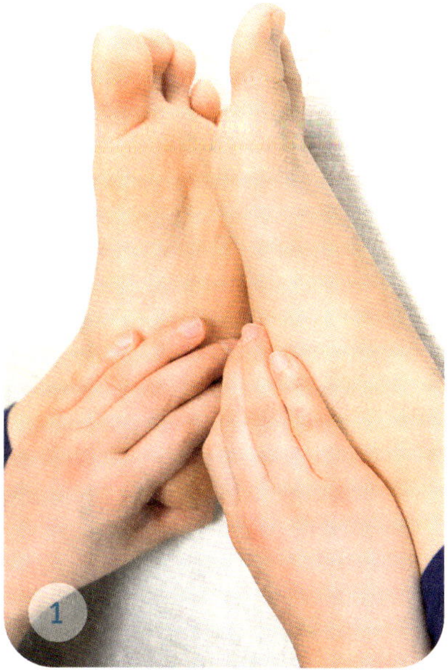
1

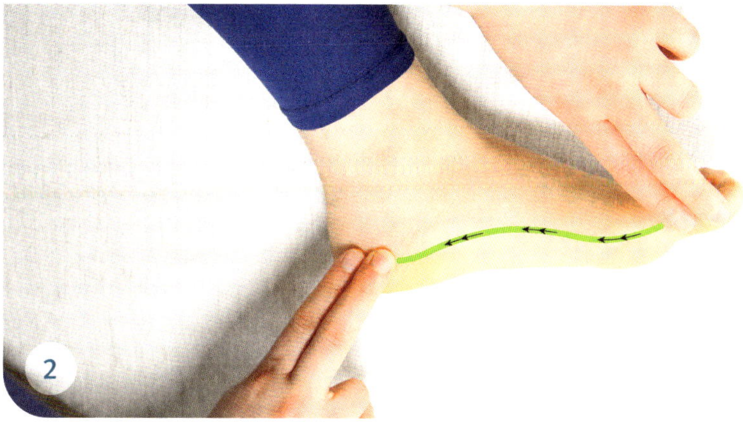
2

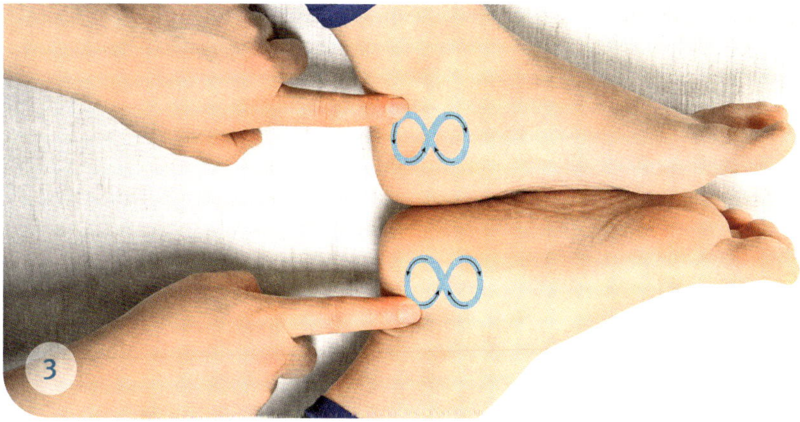
3

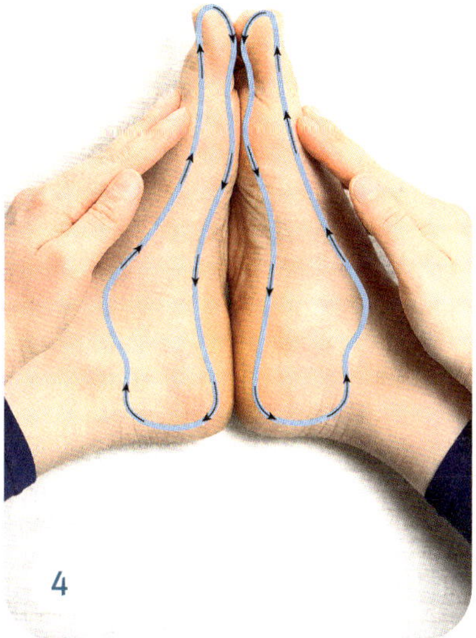
4

Entdeckungsreise Fuß

Erkunde mit deinen Fingern markante Punkte am Fuß, die dir bei deiner Eigenbehandlung Orientierung bieten. Lege dazu einen Fuß auf den Oberschenkel des anderen Beins und betrachte die Innenseite des Fußes.

Fußsohle und Fußinnenseite

Die Zehen repräsentieren den Kopfbereich. Tastest du an der Nagelseite über das Endglied der Großzehe, streichst du dir quasi übers Gesicht. Die Rückseite, die sogenannte Großzehenbeere, spiegelt deinen Hinterkopf wider.

Direkt unterhalb der Beere spürst du in der Tiefe ein Gelenk (1). Beugst und streckst du die Großzehenendglieder, spürst du hier eine Bewegung. Jetzt bist du in der Zone deiner Schädelbasis, dem Startpunkt für die Wirbelsäulen- beziehungsweise die Nacken-Zone.

Von dort in Richtung Ferse wandernd, kommst du an ein etwas mächtigeres Gelenk (Großzehengrundgelenk/2). Es steht für den Übergang der Zonen von Hals und Nacken zur Brustwirbelsäule.

Beugst und streckst du alle Zehen, kannst du in Richtung der Fußaußenkante die Grundgelenkslinie tasten. Sie verläuft bogenförmig, da das Grundgelenk der kleinen Zehe deutlich tiefer steht. Dies ist die sogenannte 1. Querlinie.

Streiche weiter entlang an der Mittellinie und suche den höchsten Punkt des Längsgewölbes. Gehe von dort wieder 1–2 Fingerbreit nach oben Richtung Zehen zurück. Du kannst hier den Gelenkspalt zwischen Mittelfuß und Fußwurzelknochen spüren (3). Von dort spannt sich zur Außenseite hin die 2. Querlinie. Sie endet in der verlängerten Linie des kleinen Zehs an einer deutlich zu spürenden Kante.

Um die dreieckige Zone des Kreuzbeins (4) zu finden, ziehst du dir von der Vorderseite des Innenknöchels gedanklich eine Hilfslinie (5) zur Fußinnenkante. Dieser Bereich ist für die energetische und nervale Versorgung des Beckens wichtig. Von hier aus verlängere diese Linie etwa 2 Fingerbreit in Richtung Mitte der Fußsohle.

Eine weitere Hilfslinie (5) – mit dem Daumen vom Hinterrand des Knöchels in Richtung Fußinnenkante gezogen – markiert das Ende des Dreiecks der Kreuzbein-Zone in Richtung Ferse. Gleichzeitig befindet sich im Übergang zwischen Innenrand und Sohle auch die Zone des Steißbeins, also das Ende der Wirbelsäule.

Inneres Fersengebiet

Im kräftigeren Gewebe der Ferse gehst du bis zum hinteren Fußende, verfolgst die Ferse um die Kurve herum in Richtung Achillessehnenansatz. Dabei bewegst du dich im Bereich der Beckenboden-Zone (6).

Du tastest innen, 1 Fingerbreit unter dem Hinterrand des Knöchels, die Oberkante des Fersenbeins (7). Im Fersengebiet liegen die Kleinbeckenorgane. Das Bild einer Dreiteilung gibt dir eine Orientierung: Zunächst schmiegt sich die Blasen-Zone mit der Harnröhre an, darunter die Zone der Gebärmutter mit dem sich öffnenden Ausgang der Scheide zum Beckenboden hin und im unteren Drittel der Ferse die Zonen von Enddarm und After (Abb. Seite 21).

Fußrücken

Stelle den Fuß vor dir auf. Streiche am Fußrücken noch einmal zu dem Bereich Großzehe und ertaste das Endgelenk der Zehe (oft eine Falte/8). Beugst du alle Zehen, tastest du die Grundgelenkslinie (9/1. Querlinie).

Streiche über den 1. Mittelfußknochen in Richtung Sprunggelenk, bis du zum Übergang zu den Fußwurzeln kommst (10). Eine bogenförmige Gelenklinie bis zum äußeren Mittelfußknochen bildet die bereits von

» Orientierung am Fuß

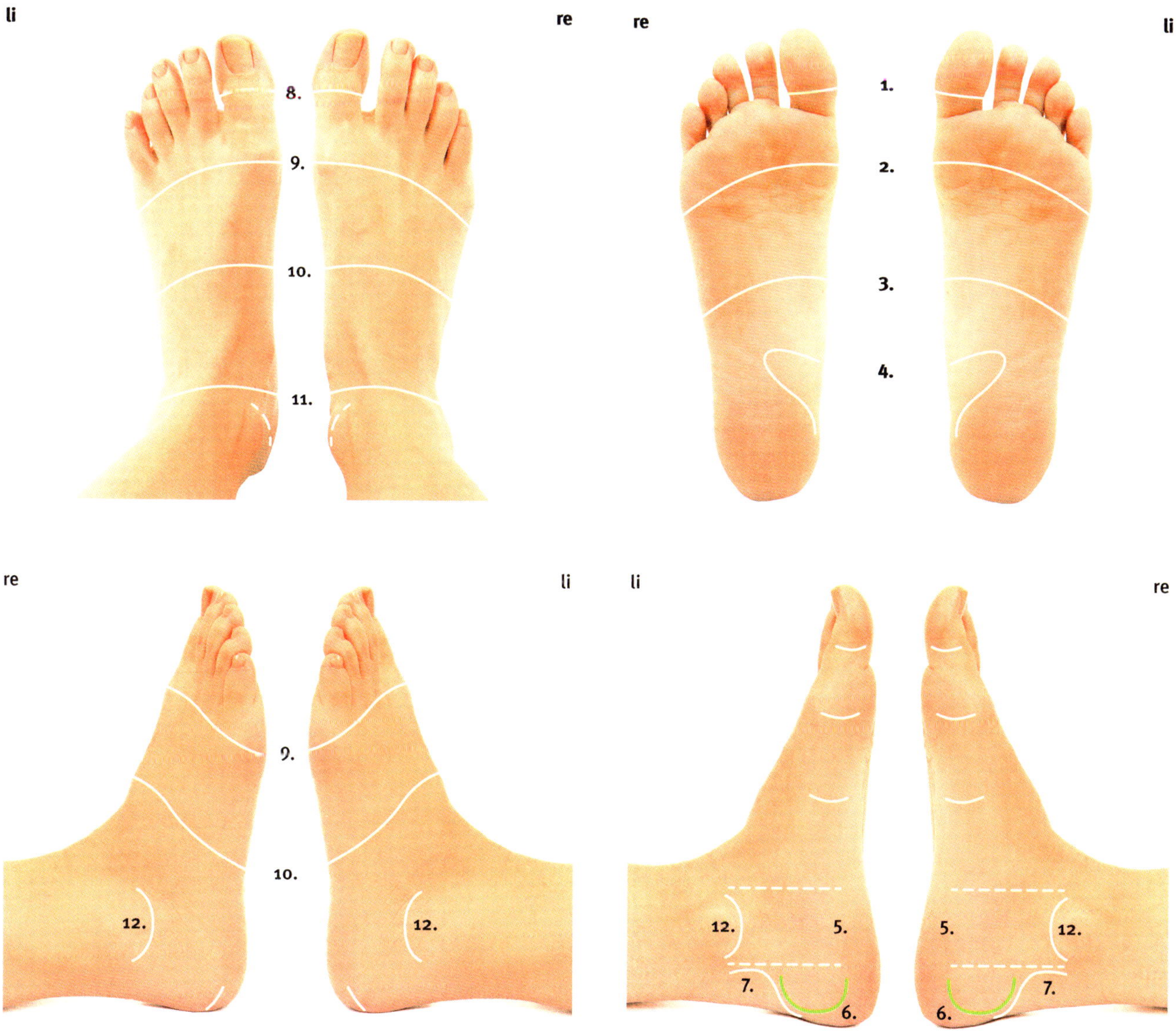
li
re
8.
9.
10.
11.
re
li
1.
2.
3.
4.
re
li
9.
10.
12.
12.
li
re
12.
5.
7.
6.
5.
12.
7.
6.

der Fußsohle bekannte 2. Querlinie. Du spürst außen eine deutliche Knochenkante. Dort ist der Übergang der Zonen von Brust- und Bauchraum.

Dann orientiere dich am Vorderrand des Innen- und Außenknöchels. Dazwischen liegt die 3. Querlinie (11) mit den Zonen der Leiste und des Eileiters.

Umrandest du die gesamte Bahn um den unteren Knöchelrand, findest du außen den Hüftbereich und innen die Zone des Schambeins (12).

Jetzt kennst du die wichtigsten Punkte an deinen Füßen und es kann losgehen.

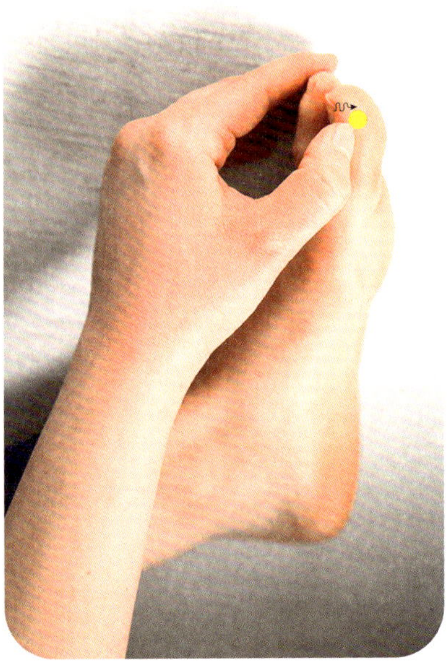

Das kleine 1 × 1 der Regulation

Du findest hier zu den wichtigsten Themen der weiblichen Gesundheit definierte Behandlungsabläufe, sogenannte Regulationen. Du kannst sie jederzeit unabhängig von Beschwerden zur Unterstützung deines Wohlbefindens nutzen.

Den Anfang macht die Regulation für das Hormonsystem. Damit hast du ein wirkungsvolles Instrument in der Hand, um dich auf der hormonellen Ebene zu stärken oder bei Bedarf für Ausgleich zu sorgen. Der Ablauf passt zu jeder Zyklusphase.

Hinweis: Bei Schwangerschaft oder großen Myomen beachte bitte besondere Hinweise im Kapitel »Probleme in der Schwangerschaft« (Seite 74).

Alle Zonen, die das Hormonsystem betreffen, sind in den Zonenblättern immer in Gelb gezeichnet.

Zonenblatt: Hormonregulation

1. Hormonzentrum Gehirn: Raupengriff Setze den Daumen, vom Unterrand des Großzehennagels kommend, an der äußeren Zehenkante an und rolle in Richtung Fußsohle.

◀ Hormonzentrum Gehirn: Raupengriff

Arbeite dort in der kleinen Zone mit dem Raupengriff. Alternative: Kreisen. 10–20 Impulse.

2. Schilddrüse: Raupengriff, Kreisen
Taste mit dem Daumen das Grundgelenk der Großzehe an der Fußsohle. Gehe dort mit dem Raupengriff maximal bis ans Ende der Verlängerung des 1. Zehs (2–3 Bahnen).

Wandere anschließend mit deinem Zeigefinger entlang des Grundgelenkes bis auf den Fußrücken. Kreise hier in der erbsengroßen Zone oberhalb des Gelenkspaltes in Richtung Großzehe – alternativ bimanuelles Kreisen. 8–10 ×.

3. Lebensfroh – Nebennieren & Nieren: Kreisen bimanuell Setze die Daumen jeweils an der Fußsohle auf die Zehengrundgelenklinie zwischen den Zehen 2 und 3 an. Streiche von dort mit den Daumen bis leicht oberhalb der 2. Querlinie des Fußes. Führe in diesem Gebiet kleine Kreise mit sanfter Betonung nach innen aus. 8–10 ×.

4. Hormonkick/Hormonbalance Eierstöcke & Gebärmutter: Kreisen, Raupengriff Ertaste den Hinterrand deines Außenknöchels und gehe bis zur Mitte der äußeren Ferse zur Eierstock-Zone. Den Bereich der Gebärmutter findest du mittig auf

▶ Zonenblatt: Hormonregulation

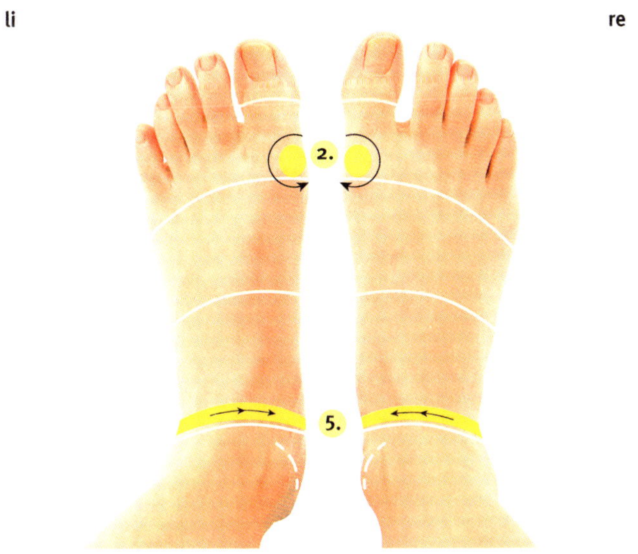
li
re
2.
5.

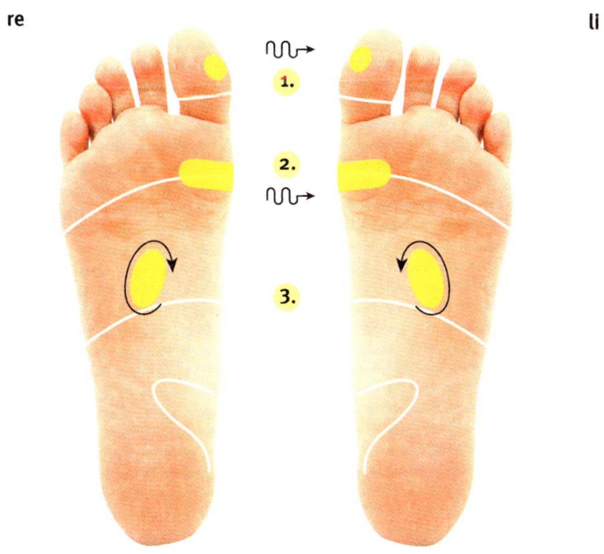
re
li
1.
2.
3.

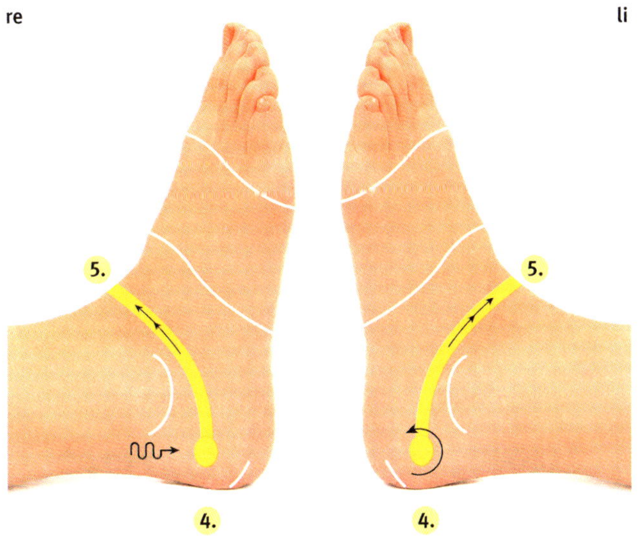
re
li
5.
5.
4.
4.

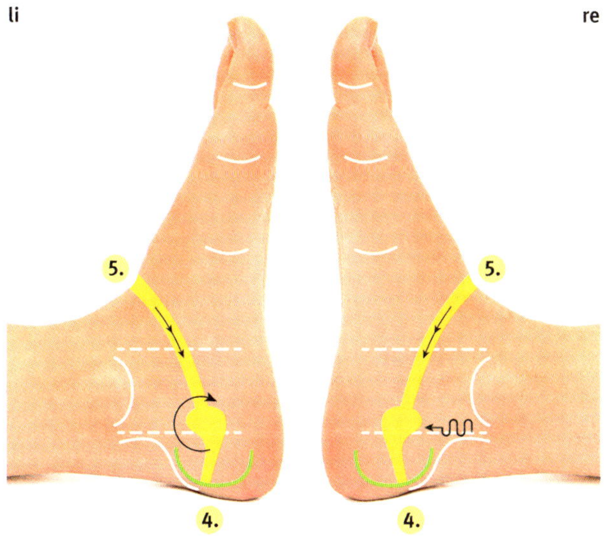
li
re
5.
5.
4.
4.

der Innenseite des Fersenbereichs. Beide Zonen kannst du gleichzeitig mit dem Raupengriff (anregend/Hormonkick) oder von hinten nach vorne weich kreisend (ausgleichend/Hormonbalance) behandeln. 10–20 Impulse.

5. Eileiter-Streichung: Wechselstreichung Stelle den Fuß vor dir auf. Verbinde die Eierstock-Zone im äußeren Fersenbereich über die Zone des Eileiters mit der Gebärmutter-Zone: Streiche dafür sanft von außen mit Zeige- oder Mittelfinger über den Fußrücken zum inneren Fersengebiet. Dort angekommen hält der Finger sanft Kontakt, während die andere Hand nach außen greift und erneut die gleiche Bahn nach innen zieht.

Mit beiden Händen im Wechsel 8–10 ×.

Alternativ ein Bein in der Hüfte anwinkeln und den Fuß auf das andere Knie legen. So kannst du die Streichung von außen nach innen ebenfalls gut durchführen.

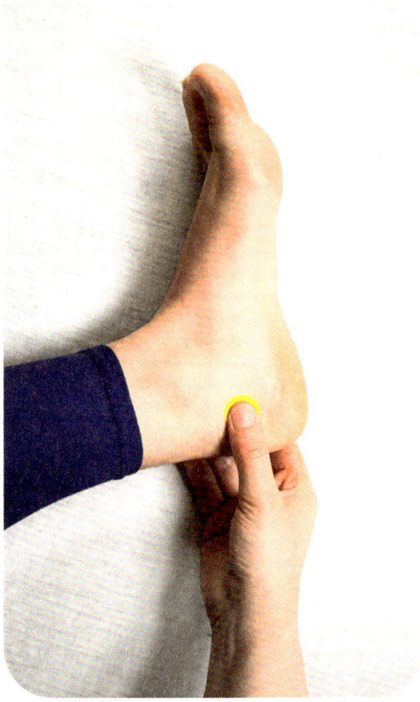

Zonenblatt: krampflösende Regulation

Diese Regulation unterstützt dich immer, wenn du Schmerzen und krampfhafte Beschwerden hast. Deine Griffe bleiben dabei eher ruhig und konkret. Die Intensität ist gering.

Wundere dich nicht, dass wir Zonen wie den Mageneingang und -ausgang oder den After in die Regulation miteinbeziehen. Hier machen wir uns den Zusammenhang mit dem Vagus-Nerv, dem großen Beruhiger unseres Nervensystems, zunutze.

Die Zonen des Verdauungssystems sind in Braun gezeichnet, die Zonen, die mit dem Gehirn, der Lymphe und dem Herz zu tun haben, in Orange.

1. Schädelbasis – vegetatives Zentrum: Raupengriff Gehe an das Zehenendgelenk deines großen Zehs an der Fußsohle. Arbeite dort 2–3 Bahnen mit dem Raupengriff im und leicht oberhalb des Gelenkspaltes über die gesamte Breite des Zehs. Etwa 6 ×.

2. Mageneingang: Ruhegriff Die Zone Mageneingang befindet sich an der linken Fußsohle. Starte 2 Fingerbreit oberhalb (zehenwärts) des höchsten Punktes des Fußgewölbes. Rolle von dort mit dem ganzen Endglied des Daumens in Richtung der Fußsohle. Häufig findet sich hier ein Spannungspunkt. Halte ihn sanft 10–20 Sekunden.

3. Magenausgang: Ruhegriff Die Zone Magenausgang befindet sich am rechten Fuß. Starte 1 Fingerbreit oberhalb (zehenwärts) des höchsten Punktes des Fußgewölbes. Rolle von dort mit dem ganzen Endglied des Daumens etwas weiter nach außen in die verlängerte Linie zwischen dem 1. und 2. Zeh. Häufig findet sich hier ein Spannungspunkt. Halte diesen sanft 10–20 Sekunden.

4. Gebärmutter: Ruhegriff Ertaste den Hinterrand deines Innenknöchels und gehe in einer Linie bis zur Mitte der inneren Ferse. Hier fin-

« Gebärmutter: Ruhegriff

» Zonenblatt: krampflösende Regulation

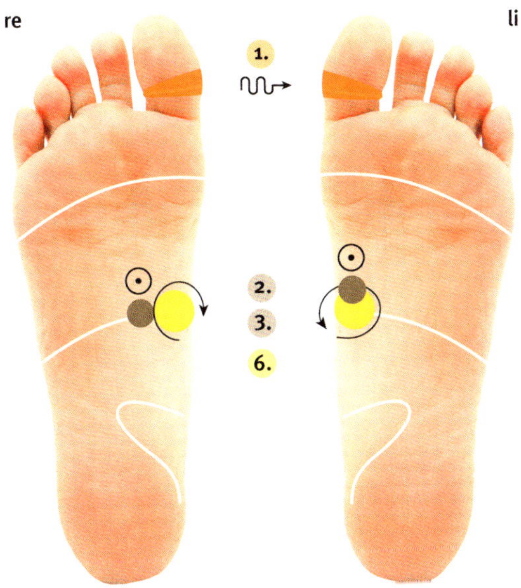
re
li
1.
2.
3.
6.

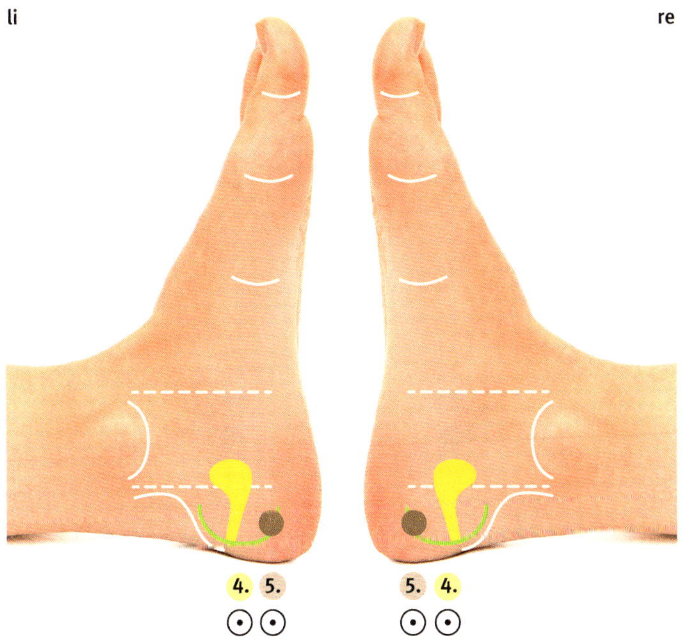
li
re
4. 5.
5. 4.

dest du die Zone der Gebärmutter. Platziere deinen Daumen dort und halte ihn mit sanftem Druck 10–20 Sekunden. Arbeite in kleinen Schritten das gesamte Gebiet durch.

5. After: Ruhegriff Um zur Zone des Afters zu gelangen, ziehe vom höchsten Punkt des Innenknöchels eine Diagonallinie Richtung Fersenspitze. Die Zone befindet sich an der äußersten Spitze des Fersenknochens, aber noch immer innen im Fersengebiet. Halte den Schmerzpunkt mit sanftem Druck 10–20 Sekunden.

6. Sunshine – Solarplexus: Kreisen Die Zone unseres Sonnengeflechts (lat. Solarplexus) liegt unterhalb der Großzehe in Verlängerung um die 2. Querlinie herum. Dort breitet sich die Zone strahlenförmig sowohl Richtung Zehen als auch in Richtung Ferse etwa 1 Fingerbreit nach oben und unten aus. In diesem gesamten Gebiet kannst du weich und ruhig kreisen.

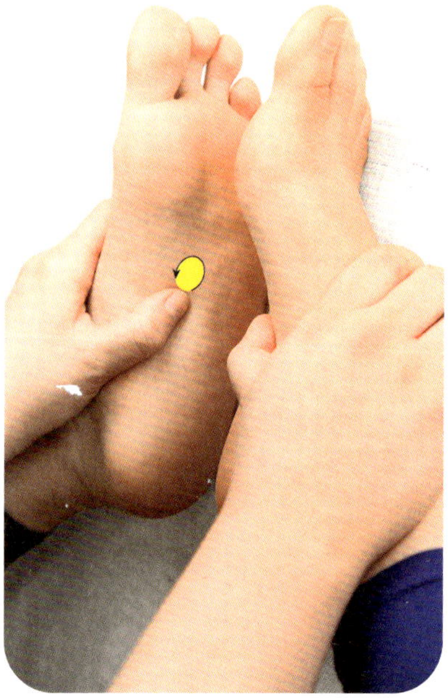

Probiere gerne aus, der Bewegung in Richtung Zehen etwas mehr Nachdruck zu geben – also am Ende der Kreisbewegung etwas stärker mit der Intensität zu werden. Vor allem nimm aber wahr, welche Richtung des Kreisens dir angenehm ist.

Zonenblatt: vegetative Regulation

Mit der vegetativen Regulation sorgst du für positiven Ausgleich im Nervensystem. Es geht einmal mehr um den Ruhenerv Vagus, der auf viele Körperbereiche wirkt:

- Die Zone Schädelbasis hat einen engen Bezug zum Vagus-Nerv.
- Die Nebenniere ist ein wesentlicher Player für die Stressachsen.
- Im Zwerchfell ist bei Stresssituationen oft viel Spannung vorhanden. Die weiche Ausstreichung dieser Zone unterstützt das Lösen und Entspannen.

« Lebensfroh: Nebennieren & Nieren: Kreisen

- Der Solarplexus ist Teil des vegetativen Nervensystems. Durch das sanfte Kreisen können wir es ausgleichend stimulieren.

Schenke deinem Vegetativum möglichst regelmäßig – und nicht nur in angespannten Zeiten – Aufmerksamkeit. Es trägt wesentlich zu deiner inneren Stabilität und deinem Wohlbefinden bei.

Alle Zonen, die etwas mit der Muskulatur zu tun haben, sind in den Zonenblättern in Grün gezeichnet.

1. Schädelbasis: Wechselstreichung Gehe an das Zehenendgelenk deines großen Zehs an der Fußsohle. Streiche im und leicht oberhalb des Gelenkspaltes im Handwechsel von der Innenkante nach außen und beginne immer wieder neu am Ausgangspunkt. 10–15 ×.

Alternative: Raupengriff

2. Lebensfroh – Nebennieren & Nieren: bimanuelles Kreisen Setze deine Daumen jeweils an der Fußsohle auf die Zehen-Grundgelenklinie zwischen den Zehen 2 und 3 an. Streiche von dort mit deinen Daumen bis leicht oberhalb der 2. Querlinie. Führe in diesem Gebiet kleine Kreise mit sanfter Betonung nach innen aus. 8–10 ×.

» Zonenblatt: vegetative Regulation

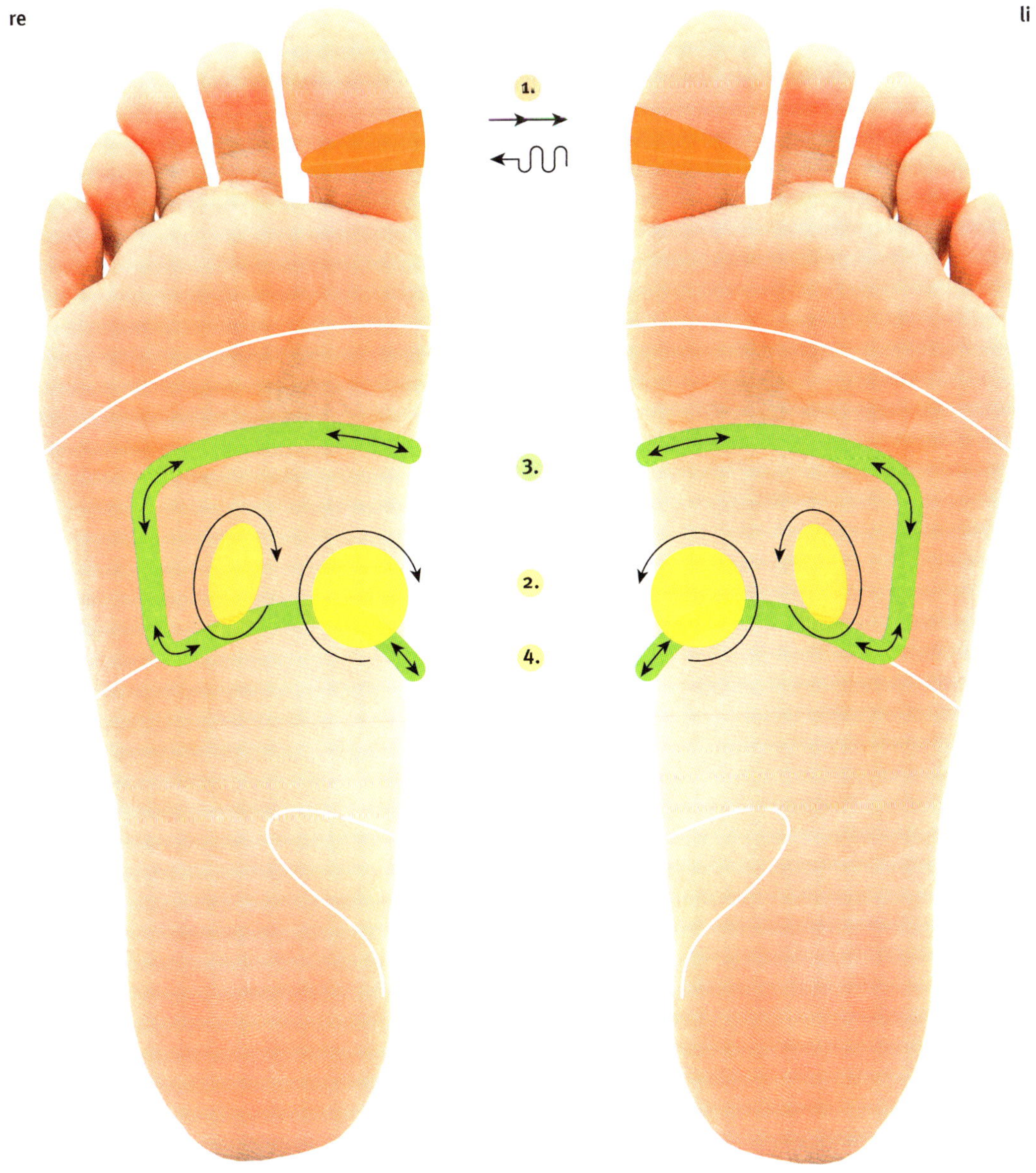
re
li
1.
3.
2.
4.

3. Atemöffner – Zwerchfell: Dehngriff (Seite 27) Für die Zone des Zwerchfells ziehst du eine etwa halbkreisartige Bahn.

Ziehe auf der Zwerchfell-Zone eine etwa halbkreisartige Bahn. Dabei liegt der Daumen ungefähr 2 Fingerbreit unter dem Grundgelenk des großen Zehs an der Innenseite des Fußes. Dehne von hier das Gewebe parallel zur Zehengrundgelenklinie nach außen bis kurz vor die Verlängerung des kleinen Zehs. Anschließend führt die Dehnung 2–3 Fingerbreit nach unten bis zur 2. Querlinie. Von dort verläuft die Zone über die Fußsohle wieder zur Innenseite des Fußes an den höchsten Punkt des Fußgewölbes. Beende den Halbkreis mit einer kleinen Ausstreichung in Richtung der Lendenwirbelsäulen-Zone. 8–10 ×.

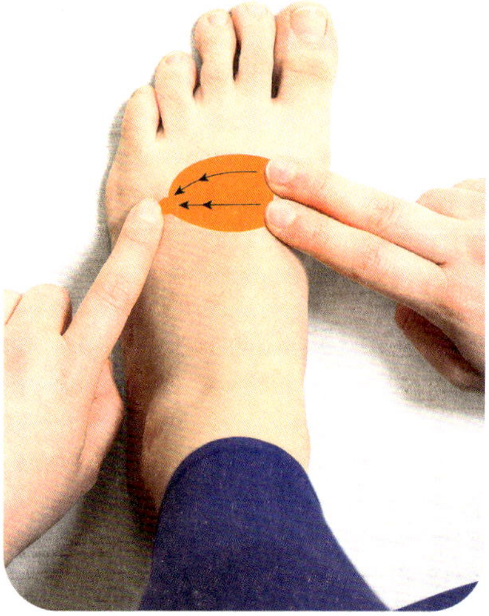

4. Sunshine – Solarplexus: Kreisen Die Zone unseres Sonnengeflechts (lat. Solarplexus) liegt unterhalb des Großzehs in Verlängerung um die 2. Querlinie herum. Dort breitet sich die Zone strahlenförmig sowohl Richtung Zehen als auch in Richtung Ferse um etwa 1 Fingerbreit nach oben und unten aus. In diesem gesamten Gebiet kannst du weich und ruhig kreisen. Probiere gerne aus, der Bewegung in Richtung Zehen etwas mehr Nachdruck zu geben – also am Ende der Kreisbewegung etwas stärker mit der Intensität zu werden. Vor allem nimm aber wahr, welche Richtung des Kreisens dir angenehm ist.

Zonenblatt: lymphatische Regulation

Die lymphatische Regulation ist bestens geeignet, wenn du etwas wieder ins Fließen bringen willst. Das kann gestautes Gewebe ebenso sein wie die Verdauung. Insgesamt wirkt sich dies beruhigend auf dein Nervensystem aus, wie zum Beispiel bei innerer Unruhe oder Gedankenkarussell. Hanne Marquardt beschreibt, dass es dabei sei, »als ob ein Licht in der Fingerbeere den zu behandelnden Weg beleuchten würde«. Nach einigen Wiederholungen der Technik in den jeweiligen Zonen kannst du unter Umständen beobachten, wie sich das Gewebe »durchlässiger« anfühlt.

Achtung: Den gesamten Ablauf bei starken Herzerkrankungen nicht anwenden!

Die Zonen von Niere und Blase sind als harnableitende Organe in den Zonenblättern in Rot gezeichnet.

1. Lymphabfluss: Kreisen Die Zone befindet sich am Fußrücken knapp oberhalb des Grundgelenks des großen Zehs in der Kuhle zum 2. Zeh. Führe dort sanfte, kleine Kreise in Richtung der Fußinnenkante aus. Wahlweise kannst du an beiden Füßen gleichzeitig kreisen. Maximal 10–12 ×.

2. Brust: Wechselstreichung (Seite 38) Die Streichungen beginnen unterhalb des Großzehengrundgelenkes und enden unterhalb

« Brust: Wechselstreichung

» Zonenblatt: lymphatische Regulation

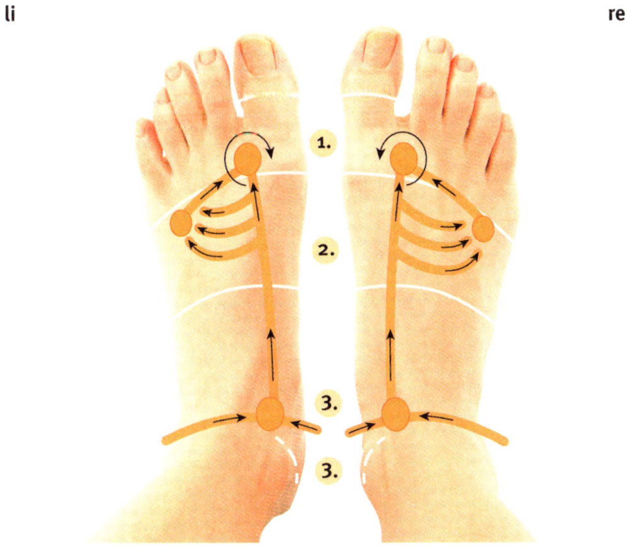
li
re
1.
2.
3.
3.

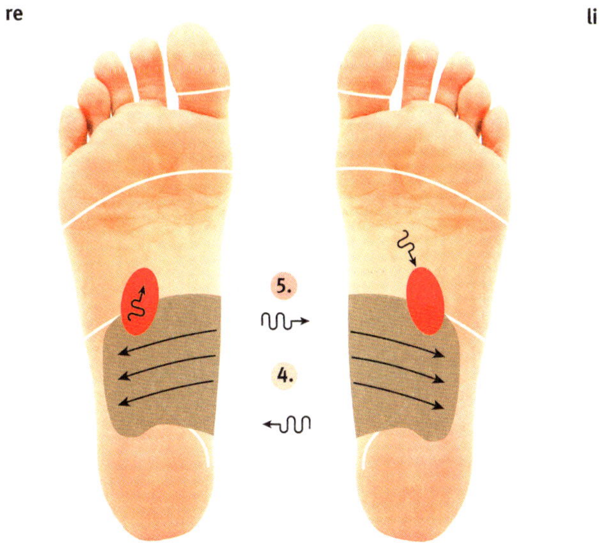
re
li
5.
4.

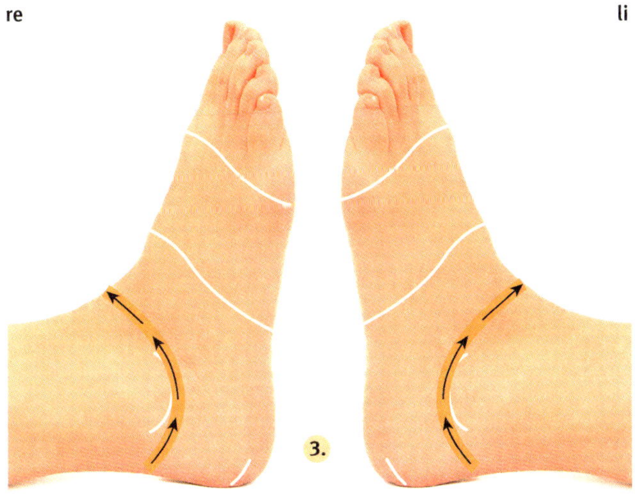
re
li
3.

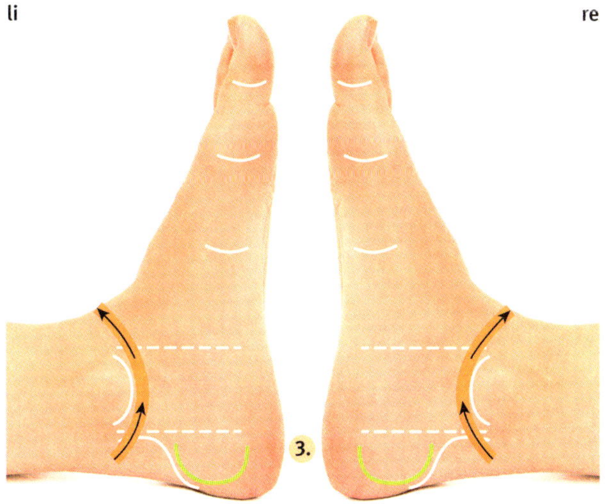
li
re
3.

der Grundgelenke zwischen dem 4. und 5. Zeh im weichen Gewebe. Beginne mit 2–3 Fingern, streiche diagonal nach außen und ende mit einer Fingerkuppe am Ziel.

Halte diesen Punkt sanft und wiederhole zugleich mit der anderen Hand diese Streichung. Löse die 1. Hand, kurz bevor sich beide Hände treffen, und starte von vorne.

Wiederhole diese Streichung einige Male.

Streiche zum Abschluss mit den Fingerkuppen oder dem Daumen an der Linie der Grundgelenke bis zur Zone des Lymphabflusses. Maximal 10–12 ×.

3. Lymphe – Becken, Hüfte & Leiste: Wechselstreichung Hier arbeiten beide Hände gleichzeitig an einem Fuß. Die Fingerbeeren der Mittel- und Ringfinger liegen unterhalb des Innen- und Außenknöchels. Sie streichen weich nach vorne und treffen sich am Vorderrand des inneren Knöchels. Wiederhole dies 2–3 ×.

Streiche dann vom Treffpunkt der Finger am Vorderrand des inneren Knöchels mit den Fingerkuppen in einer Linie zur Zone des Lymphabflusses.

Maximal 10–12 ×. Anschließend wiederhole das Kreisen wie unter 1. Lymphabfluss beschrieben.

4. Dick- und Dünndarm: Raupengriff Der Darm ist unser größtes Lymphorgan. Lege den Daumen an den höchsten Punkt des Fußgewölbes an die Fußinnenkante. Arbeite von hier mit dem Raupengriff von innen nach außen bis kurz vor die Fußaußenseite. Massiere in mehreren Bahnen das gesamte weiche Gewebe der Fußsohle zwischen der 2. Querlinie und dem Fersengebiet.

5. Nieren: Raupengriff Gehe an der Fußinnenseite bis zu deiner 2. Querlinie. Rolle von dort mit dem Daumen zur Fußsohle, bis du in Verlängerung deines 2. oder 3. Zehs landest. Arbeite etwas oberhalb und unterhalb der Querlinie in mehreren Bahnen sanft mit dem Raupengriff.

Hilfe aus der Pflanzenwelt als wohltuende Ergänzung

Kräuter- und Heilpflanzen werden schon seit Urzeiten für medizinische Zwecke verwendet. Auch für die Behandlung von Beschwerden rund um den weiblichen Zyklus bieten sie vielfältige Möglichkeiten und sind eine prima Ergänzung zur Fußreflexzonenmassage.

Pflanzen sind nicht nur erstaunliche, sondern zudem äußerst komplexe Organismen. Wir Menschen leben seit Jahrtausenden mit und vor allem auch von ihnen. Jede Art verfügt über unzählige Wirkstoffe, die ihnen helfen, den Standort und ihre eigene Arterhaltung zu optimieren. Schon sehr früh haben unsere Vorfahren erkannt, dass die Wirkstoffe auch einen positiven Einfluss auf Krankheiten und Verletzungen haben. So werden die Pflanzen seit alters her als Mittel zur Heilung eingesetzt. Chemiker Roger Kalbermatten, der auf mehr als 30 Jahre Erfahrung auf dem Gebiet der Arzneipflanzenforschung zurückblicken kann, stellt dazu fest: »Nur ein pflanzliches Heilmittel vermag den Menschen gleichzeitig auf den drei Ebenen von Körper, Regulation und Psyche zu erfassen.«[9] Da wir all diese Ebenen auch mit der Selbstbehandlung in den Reflexzonen erreichen, kann sie durch die Heilpflanzen optimal begleitet werden.

Das Wissen über Heilpflanzen wurde seit jeher über Generationen weitergegeben, wobei man ihre Zubereitung als Heilmittel immer weiter verfeinerte. Meist waren es Heilerinnen oder Heiler, die für das Sammeln und die anschließende Zubereitung zuständig waren. Im Mittelalter spielten die Klostergärten dabei eine große Rolle, wie wir aus den Aufzeichnungen der Hildegard von Bingen wissen. Viele der heutigen Arzneimittel beruhen auf der Grundlage traditioneller Heilpflanzen. Dazu zählt beispielsweise das weltweit bekannte Aspirin, das aus dem Extrakt der Weidenrinde weiterentwickelt wurde.

Bei der Auswahl der Pflanzen zur Linderung, Stärkung oder Prävention von Beschwerden steht nicht nur der Wirkstoff im Vordergrund. Auch die Signaturen der Pflanzen, wie beispielsweise deren charakteristische Wuchs- oder Blattform sowie ihr natürlicher Standort, verraten eine Menge über ihre jeweiligen Anwendungsmöglichkeiten.

Die wichtige Frauenpflanze Alchemilla zeigt je nach Betrachtung in ihrer Form ein kelchartiges Gefäß,

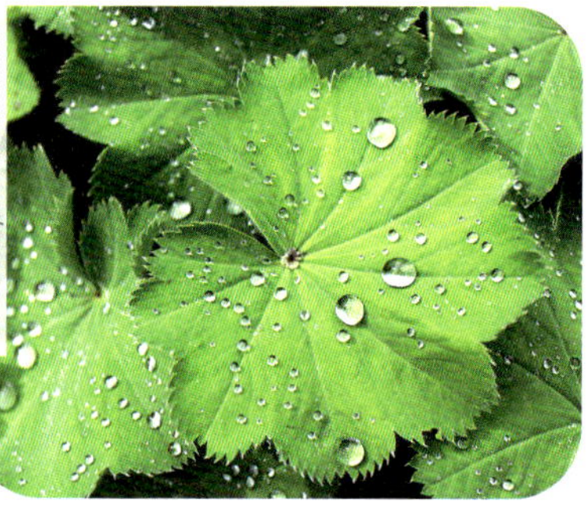
© Gerisch/stock.adobe.com

am Morgen mit dem Tautropfen in der Mitte, den man als Symbol für den Geburtsschoß deutet. Wenn das Blatt gewendet wird, sieht es wie ein umhüllender, beschützender Mantel aus. Daher auch der Name Frauenmantel. Alchemilla stärkt die weibliche Seite in uns und unterstützt die Gelbkörperphase. Für viele Frauen ist sie eine gute Begleiterin in Momenten der Instabilität und Neuorientierung.

Für unsere tägliche Selbstfürsorge können wir die Pflanze selbst verwenden oder die in ihr enthaltenen ätherischen Öle. Mit ihnen schützen sich Blumen, Kräuter und Hölzer vor Sonne oder Kälte, locken Bestäuber zur Fortpflanzung an oder vertreiben Schädlinge. Sorgsam gewonnen über Dampfdestillisation oder Kaltpressung, können sie auch bei uns Menschen zu Heilprozessen beitragen und das seelische Gleichgewicht unterstützen. Bemerkenswert ist unter anderem die Wirkung des Duftes auf den Körper. Wissenschaftler haben herausgefunden, dass die Inhaltsstoffe der Öle über die Nasen- und Lungenschleimhaut ins Blut gelangen. Über diesen Weg passieren sie die sogenannte Blut-Hirn-Schranke und können direkt auf den ältesten Teil unseres Gehirns, das limbische System – auch »emotionales Gehirn« genannt – wirken. Von dort werden Botenstoffe ausgeschüttet, die ihre Wirkung im gesamten Körper entfalten. Das kann schmerzlindernd, entspannend oder auch anregend sein.

Uns interessiert in puncto weiblicher Gesundheit insbesondere die Wirkung auf das Hormonsystem. Unter anderem wurde bei der regelmäßigen Anwendung von Muskatellersalbei-Öl ein Anstieg des Östrogen- und Progesteronspiegels festgestellt. Damit werden natürlich nicht mehr Hormone an sich dem Körper zugeführt, aber unter dem Einfluss des Öls produziert er selbst mehr davon. Kaum beendet man die Behandlung, geht auch die fruchtbarkeitssteigernde oder krampflösende Wirkung zurück.[10]

Bei unseren Erklärungen in den nächsten Kapiteln, wie du einzelnen Beschwerden mit der Fußreflexzonenmassage entgegenwirken kannst, findest du zusätzlich Informationen zu Pflanzen und ätherische Ölen, mit denen du diese Selbstbehandlung noch unterstützen kannst. Dabei gibt es ein paar Dinge zu berücksichtigen:

Heilpflanzen

Tee oder Kaltauszüge aus Heilpflanzen lassen sich leicht selbst herstellen:

Tee 1–2 EL der getrockneten Heilpflanzen mit 500 ml heißem (nicht mehr kochendem) Wasser übergießen und etwa 6–8 Minuten ziehen lassen. Als Tee-Kur 2 Tassen pro Tag über 4–6 Wochen trinken.

Kaltauszug Selten müssen Pflanzen (zum Beispiel Bärentraubenblätter oder Königskerze) als Kaltauszug zubereitet werden. Dafür die getrocknete Pflanze mit kaltem Wasser übergießen, 12–24 Stunden ziehen lassen, dann abseihen und leicht erwärmen. Der Vorteil liegt in der schonenden Zubereitung, wodurch unter anderem mehr Mineralstoffe und Vitamine erhalten bleiben. Allerdings kann es schneller zu Schimmelbelastungen kommen, wenn der Kaltansatz bei sehr warmem Wetter länger steht.

Eine Urtinktur oder ein Phytotherapeutikum kann man fertig kaufen:

Urtinktur Dafür werden die zerkleinerten Frischpflanzen mit etwa

40 Prozent Alkohol durchmischt, immer wieder gerührt, gefiltert und abgefüllt. Durch diese Verarbeitung wird ein hohes Heilpotenzial für Körper und Seele erreicht. In der Praxis haben wir mit den Urtinkturen der Firma Ceres sehr gute Erfahrungen gemacht. Die Qualität ist überzeugend. Die empfohlene Dosierung liegt bei 1–3 × täglich 2–5 Tropfen.

Phytotherapeutika Diese standardisierten Pflanzenpräparate wirken vornehmlich auf der körperlichen Ebene. Sie werden in der Regel aus dem Trockenextrakt von einer oder mehreren Pflanzen mit einem garantierten Wirkstoffgehalt hergestellt. Wenn es beispielsweise darum geht, eine akute Blasenentzündung zu bekämpfen, sind sie wirkungsvoller als ein Tee oder eine Urtinktur.

Vielleicht hast du Lust, selbst Heilpflanzen im Garten oder auf dem Balkon anzubauen. Dann achte darauf, dass sie Bioqualität haben und rückstandsgeprüft sind. Vermeide beim Trocknen Schimmelbildung. Wenn du die Pflanzen in getrockneter Form kaufst, ist es optimal, sie in kleinen Mengen zu beziehen. Bewahre sie möglichst lichtgeschützt und trocken auf.

Ätherische Öle

Reine ätherische Öle kann man fertig kaufen, dabei handelt es sich um wahre Kraftpakete. Daher genügen meist 1–2 Tropfen für die Anwendung.

Du kannst die Öle auf unterschiedliche Arten verwenden:

Aromatische Anwendung Dabei inhaliert man die Öle entweder direkt aus der Flasche, über einen Träger wie Stoff oder Watte oder vernebelt sie über einen Ultraschall-Diffusor.

Topische Anwendung Dabei trägt man die Öle pur oder verdünnt mit der Hand auf die Haut auf. Als Trägeröl eignen sich fraktioniertes Kokosöl, Jojoba-, Süßmandel- oder Traubenkernöl. Verdünnt verdunstet das Öl weniger schnell und schützt vor Hautirritationen. Zur Auftragung kann man auch sogenannte Roll-on-Fläschchen verwenden, bei denen das Öl über eine Kugel aufgetragen wird. Trage die Öle auf den Pulspunkten, unter den Sohlen oder in den Reflexzonen auf. Da sind sie am wirksamsten.

Innere Anwendung Hochreine, therapeutisch einsetzbare Öle können in Wasser, mit der Nahrung oder in einer Leerkapsel aufgenommen werden. Lasse dich dazu von heilpraktischen oder aromatherapeutischen Fachkräften beraten. Sie erklären dir auch, welche Öle während der Schwangerschaft oder der Stillzeit verwendet werden können. Von ihnen erfährst du auch, bei welchen Ölen man aufpassen muss, weil sie in bestimmten Fällen Hautreizungen hervorrufen können.

Bezug Bei dem Kauf ätherischer Öle sollte man auf Qualität achten, sie kann sehr unterschiedlich sein. Selbst naturidentische, synthetische Parfüm- oder Aromaöle dürfen als ätherische Öle deklariert werden. Laut Aromatherapie-Expertin Mariza Snyder sollte man bei der Auswahl folgende Fragen mit einem »Ja« beantworten können:[11]

- Gibt der Hersteller an, woher die Ursprungspflanze seiner Öle stammt?
- Achtet er darauf, dass die Pflanzen zur Reifezeit geerntet werden, um eine möglichst hohe Qualität zu gewährleisten?
- Überprüft er die Wirksamkeit und Reinheit seiner Öle anhand von Testverfahren?
- Hat er zum beiderseitigen Nutzen Partnerschaften mit regionalen Erzeugern und Ernteunternehmen aufgebaut?
- Werden ausreichend Tests durchgeführt, um die Öle auf die richtigen Substanzen und auf Reinheit zu überprüfen?

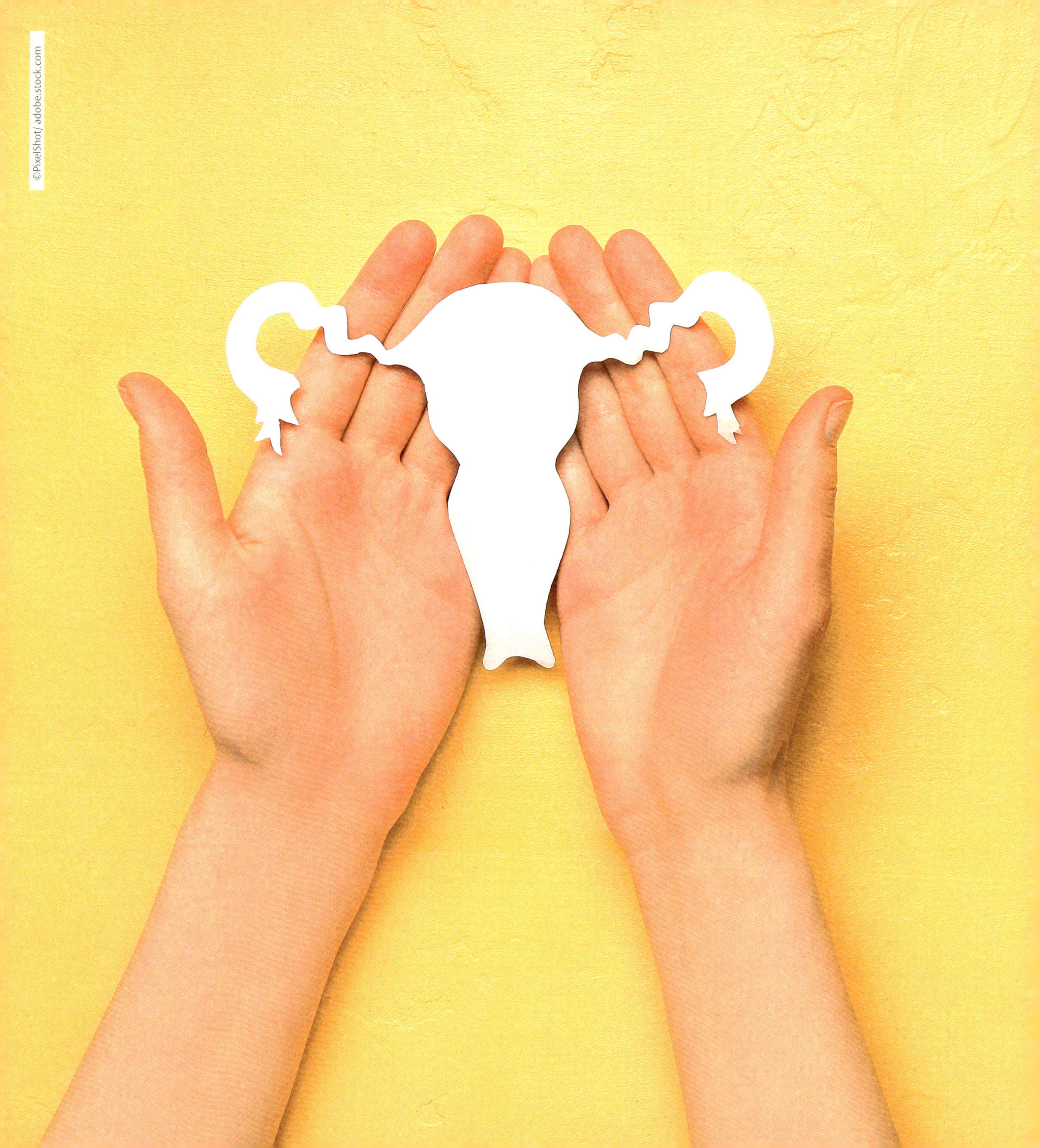

Wenn's nicht rund läuft im weiblichen Zyklus

Jede Lebensphase einer Frau bringt ganz unterschiedliche Herausforderungen mit sich. Nicht nur der Zyklus verändert sich, auch die Anforderungen an das Leben unterliegen einem Wandel. Da sind individuelle Lösungsansätze gefragt.

Die fruchtbare Zeit

Wer kennt sie nicht, die mit dem Zyklus verbundenen Beschwerden? Aber auch ein (unerfüllter) Kinderwunsch, die Schwangerschaft oder die Zeit nach der Entbindung lassen sich durch Fußreflexbehandlungen und andere sanfte Maßnahmen positiv beeinflussen.

Eine Feier zum ersten Einsetzen der Regelblutung – in Japan gehört dieses Ritual noch heute traditionell zum Alltag junger Frauen. Bis ins 17. Jahrhundert galt selbst in Europa die Zeit der Menstruation als etwas Reinigendes und Wertvolles zur Gesunderhaltung der Frau. Doch was ist, wenn der Zyklus nicht wirklich oder unregelmäßig in Gang kommt?

Unregelmäßiger Zyklus

Tritt die Mensis nach dem 15. oder 16. Lebensjahr noch nicht ein, spricht man von einer sogenannten primären Amenorrhö. Die Gründe dafür können vielfältig sein und sollten im Zweifelsfall immer ärztlich abgeklärt werden. Das gilt insbesondere, wenn die üblichen Zeichen der Pubertät ebenfalls ausbleiben beziehungsweise wenn sich die sekundären Geschlechtsmerkmale verzögert entwickeln. Nicht wundern, dass im Rahmen der Anamnese sowohl das Gewicht als auch die sportlichen Aktivitäten abgefragt werden. Beides hat einen erheblichen Einfluss auf das Hormonsystem. Bei einer Unterernährung beispielsweise sorgt der Körper erst einmal dafür, sämtliche Ressourcen für die Lebenserhaltung zu sichern. Ein geringer Körperfettanteil führt deshalb dazu, dass die Hormone, mit denen der Eisprung stimuliert wird, nicht in ausreichender Menge produziert werden. Der normale Menstruationszyklus bleibt dann aus. Ähnliches geschieht auch bei exzessivem Sport.

Starke Abweichungen des Zyklus von durchschnittlich 25–35 Tagen bis hin zum Ausbleiben über mehr als 3 Monate, obwohl es zuvor schon regelmäßige oder zumindest unregelmäßige Zyklen gab, werden als sekundäre Amenorrhö bezeichnet. Als Ursache stehen Stressbelastungen an erster Stelle. Die Palette reicht von Traumata in der Kindheit, seelischen Spannungen, schweren Krisen, Zeitdruck, Reisen, anstehenden wichtigen Terminen wie Prüfungen bis hin zu übermäßigem Zuckerkonsum oder dem Einfluss von Umweltgiften.

Zyklus und Stress

In diesem Zusammenhang lohnt es sich, einen kurzen Blick auf den Regelkreislauf der Stressachsen zu werfen. Zuerst springt das Sympathikus-Adrenalin-Nebennierenmark-System (SAM) an. Dies ist Teil unseres uralten Kampf-und-Flucht-Verhaltens. Einst sicherte es uns ein Überleben in der Wildnis. Heute aber aktiviert es sich immer dann, wenn jegliche Form von Anforderung beziehungsweise ein Gefühl der Überforderung – und seien es zu viele E-Mails – auf uns einprasseln.

Durch die Ausschüttung von (unter anderem) Adrenalin und Noradrenalin aus dem Nebennierenmark und von Kortisol aus der Nebennierenrinde bei länger andauernden Stressphasen werden die Muskeln aktiviert, das Herz-Kreislauf-System auf Aktion vorbereitet und etliches mehr. Normalerweise reguliert sich das System wieder von selbst. Kommt es jedoch zu lang anhaltenden Stresssituationen, dann hat das auch hemmenden Einfluss auf die parallel verlaufende Hypothalamus-Hypophysen-Eierstock-Achse (HPO). Sie ist für die Fortpflanzungshormone verantwortlich. Dafür schüttet der Hypothalamus eigentlich das sogenannte Gonadotropin-Releasing-Hormon (GnRH) aus, um die Hormone zu produzieren, die den Eisprung auslösen (LH und FSH). Eigentlich. Bei einer chronischen Überbelastung verzögert oder stoppt der Hypothalamus den GnRH-Impuls, da die Freisetzung von Kortisol Priorität hat. Die dafür benötigten Baustoffe bildet der Körper aus der Vorstufe von Cholesterin beziehungsweise Pregnonolon. Letzteres wird unter anderem auch für die Herstellung des für die Lutealphase wichtigen Sexualhormons Progesteron benötigt. Diese Baustoffe stehen dem Progesteron also in reduzierter Menge zur Verfügung. In der Folge kann es bei diesem für den weiblichen Zyklus so wichtigen Hormon zu einem generellen Mangel kommen – dein Hormonzyklus ist gestört bis hin zu einem Ausbleiben des Eisprungs.

Ein Grund mehr, bei der Eigenbehandlung den Ausgleich des Nervensystems ebenso in den Mittelpunkt der Behandlung zu stellen wie die Anregung des Hormonsystems.

Fußreflexzonentherapie Eine in Hanne-Marquardt-Fussreflex® ausgebildete Therapeutin oder Therapeut könnte die Eigenbehandlung wie folgt ergänzen:

- Behandlung nach Erstbefund und therapeutische Einwirkung auf die Symptomatik
- Aktivieren der Zonen der Stoffwechsel- und Ausscheidungsorgane sowie des Hormonsystems
- Verbesserung der Funktion der Kleinbeckenorgane über die Reflexzonen der Becken-Nervenpunkte
- Lösen von Zwerchfell, Mund- und Beckenboden zur Verbesserung der Atemregulation
- zielgerichtete Lymphbehandlung im Sinne der Abfluss-Richtung
- segmentale Arbeit in den Wirbelsäulen-Abschnitten, die die Organe versorgen und die nervalen Versorgungswege frei machen
- eutonische Griffe zum Ausgleich des Nervensystems und der Körperspannung
- Überprüfen der Störfelder Narben sowie Zahn-Zonen

Fakten zum Zyklus

- 25–35 Tage (nur 15 % aller Frauen haben einen Zyklus von 28 Tagen)
- etwa 500 Menstruationszyklen im Leben einer Frau
- etwa 2.500 Tage Blutungen
- 1. Zyklustag = 1. Tag der Blutung
- Dauer der Blutung 3–5 Tage
- 30–80 ml Blut pro Menstruationsblutung (maximal 5 Binden/5 Tampons am Tag)

Hilfe aus der Pflanzenwelt Folgende Pflanzen lassen sich wahlweise als Teemischung oder Urtinktur verwenden:

- Frauenmantel – Herba Alchemilla gilt als wichtigste Frauenpflanze und Frauenhelferin. Ihre Wirkung zeigt sich in der Stärkung der Weiblichkeit, Regulation der Hormone, Unterstützung der Gelbkörperphase, auch wenn der Zyklus noch nicht voll ausgereift ist.

- Ergänzend kann Beifuß (nicht bei übermäßigen Blutungen oder Myomen) und Rotklee in der ersten Zyklushälfte die Östrogenphase stärken. Als Teemischung: 30 g Frauenmantel, 20 g Beifuß und 20 g Rotklee, oder Frauenmantel als Urtinktur.
- Bei Frauen mit niedrigem Blutdruck ist Rosmarin eine geeignete Pflanze. Sie steht nach Roger Kalbermatten für das Lebensfeuer[12] und kann sowohl den Kreislauf als auch die Hormone ankurbeln.

Ätherische Öle Clary Calm – eine speziell für Frauen entwickelte Ölmischung, die Muskatellersalbei, Lavendel, Bergamotte, Römische Kamille, Zedernholz, Ylang-Ylang, Geranie, Fenchel, Karottensamen, Palmarosa und Vitex enthält.

Es gibt die Mischung bereits fertig in einem Roller. Bei Bedarf auf Brust, Bauch oder Nacken auftragen oder aus den Handflächen inhalieren.

Hormonkick – Eierstöcke & Gebärmutter

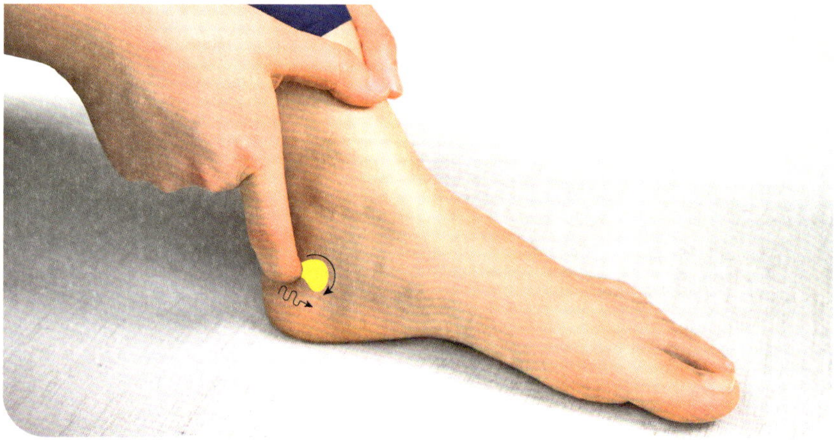

Zonenblatt: unregelmäßiger Zyklus

1. Wirbelsäulenfluss (beschrieben im Kapitel »Wohlfühlgriffe«, Seite 28)

2. Hormonzentrum Gehirn: Raupengriff Setze den Daumen, vom Unterrand des Großzehennagels kommend, an der äußeren Zehenkante an und rolle in Richtung Fußsohle. Arbeite dort in der kleinen Zone mit dem Raupengriff. Alternative: Kreisen. 10–20 Impulse.

3. Schilddrüse: Kreisen, Raupengriff Taste mit den Daumen das Grundgelenk der Großzehe an der Fußsohle. Gehe dann mit dem Raupengriff maximal bis ans Ende der Verlängerung des 1. Zehs (2–3 Bahnen).

Wandere anschließend mit dem Zeigefinger entlang des Grundgelenks bis auf den Fußrücken. Kreise hier in der erbsengroßen Zone oberhalb des Gelenkspalts in Richtung Großzehe – alternativ bimanuelles Kreisen. 8–10 ×.

4. Lebensfroh – Nebennieren & Nieren: Raupengriff Setze deine Daumen jeweils an der Fußsohle auf die Zehen-Grundgelenklinie zwischen den Zehen 2 und 3 an. Streiche von dort mit den Daumen bis leicht oberhalb der 2. Querlinie deines Fußes. Aktiviere dieses Gebiet sanft mit dem Raupengriff. 10–20 ×.

5. Hormonkick – Eierstöcke & Gebärmutter: Raupengriff Ertaste den Hinterrand deines Außenknöchels und gehe bis zur Mitte der äußeren Ferse zur Zone des Eierstocks. Den Bereich der Gebärmutter findest du mittig auf der Innenseite des Fersenbereichs. Beide Zonen kannst du für einen Hormonkick gleichzeitig mit dem Raupengriff behandeln. 10–20 ×.

Zonenblatt: unregelmäßiger Zyklus

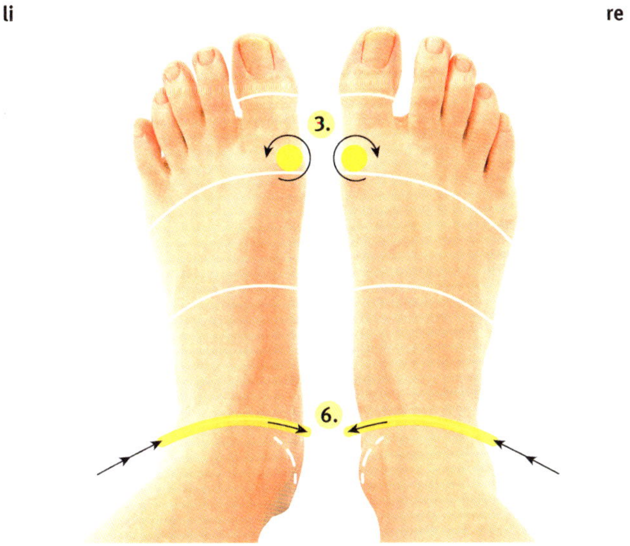
li
re
3.
6.

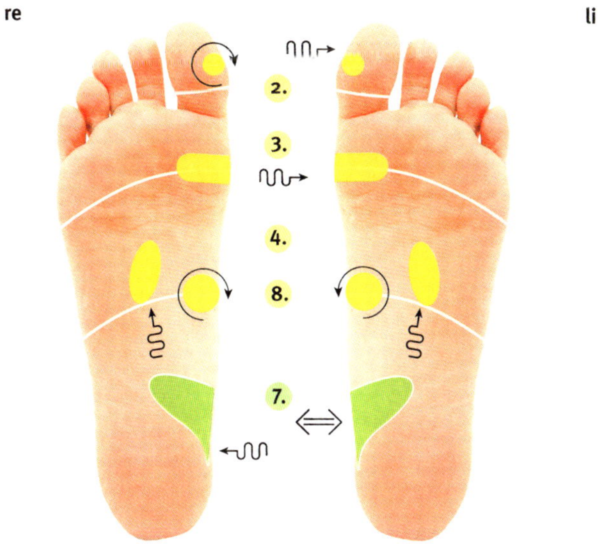
re
li
2.
3.
4.
8.
7.

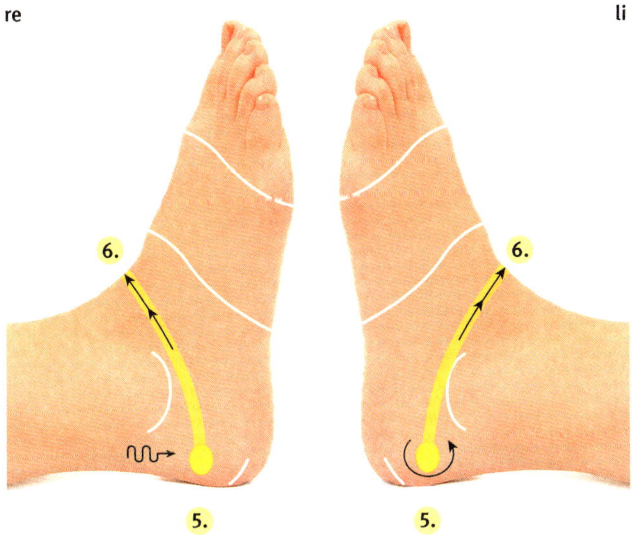
re
li
6.
6.
5.
5.

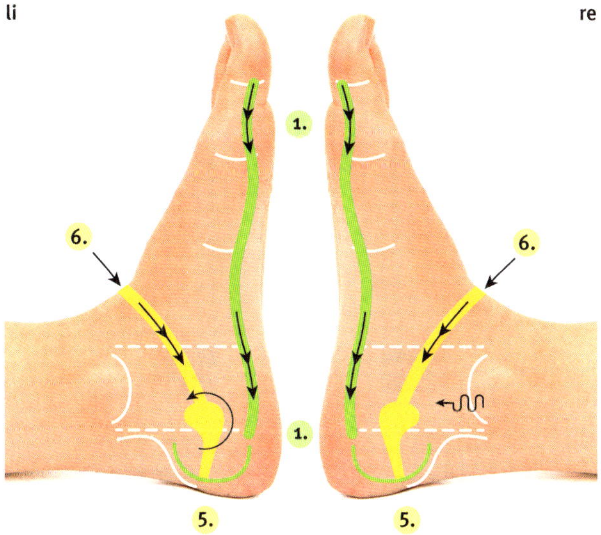
li
re
1.
6.
6.
1.
5.
5.

6. Eileiter: Wechselstreichung Stelle den Fuß vor dir auf. Verbinde die Eierstock-Zone im äußeren Fersenbereich über die Zone des Eileiters mit der Gebärmutter-Zone. Streiche dafür sanft von außen mit Zeige- oder Mittelfinger über den Fußrücken zum inneren Fersengebiet. Dort angekommen, hält der Finger sanft Kontakt, während die andere Hand nach außen greift und erneut die gleiche Bahn nach innen zieht. Mit beiden Händen im Wechsel 8–10 ×.

7. Kreuzbein: Dehngriffe oder Raupengriff Suche dir den Bereich der Kreuzbein-Zone (ausführlicher im Kapitel »Entdeckungsreise Fuß«, Seite 30). Arbeite mit weichen Dehngriffen oder mit dem Raupengriff. Findest du leicht knirschende oder schmerzhafte Punkte, dann arbeite sie gefühlvoll durch, bevor du dich dem nächsten Bereich annimmst. Maximal 30 Sekunden.

8. Sunshine – Solarplexus: Kreisen Die Zone unseres Sonnengeflechts (lat. Solarplexus) liegt unterhalb der Großzehe in Verlängerung um die 2. Querlinie herum. Dort breitet sich die Zone strahlenförmig sowohl Richtung Zehen als auch in Richtung Ferse um etwa 1 Fingerbreit nach oben und unten aus. In diesem gesamten Gebiet kannst du weich und ruhig kreisen.

Probiere gerne aus, der Bewegung in Richtung Zehen etwas mehr Nachdruck zu geben – also am Ende der Kreisbewegung etwas stärker mit der Intensität zu werden. Vor allem nimm aber wahr, welche Richtung des Kreisens dir angenehm ist.

Schmerzhafte Regelblutung/Endometriose

Das schlechte Image der Regelblutung kommt nicht von ungefähr. Die krampfhaften Schmerzen (primäre Dysmenorrhö), oft verbunden mit Rückenschmerzen, Stimmungs- oder Kreislaufinstabilitäten bis hin zu Übelkeit und Erbrechen, setzen vielen Frauen jeden Monat heftig zu.

Hinter diesen Beschwerden verbirgt sich im Normalfall kein krankhaftes Geschehen. Es ist ein natürlicher und notwendiger Prozess, damit sich die aufgebaute Schleimhaut durch Kontraktionen ablöst und abblutet. Ohne Befruchtung und Einnistung der Eizelle bildet sich der Gelbkörper zurück. In der Folge sinkt der Progesteronspiegel. Das führt zu einer Freisetzung von Prostanglandinen aus der Gebärmutterschleimhaut. Das Gewebshormon sorgt dafür, dass in der Gebärmutter Krämpfe ausgelöst werden. Durch sie verengen sich zudem die Gefäße – ein weiterer Grund für den Schmerz.

Von einer sogenannten sekundären Dysmenorrhö spricht man, wenn sich hinter den Regelschmerzen organische Ursachen wie Entzündungen, Myome oder eine Endometriose verbergen. Letztere Diagnose ist eine der häufigsten Formen von Unterleibserkrankungen. Noch ist nicht endgültig geklärt, warum sich der Gebärmutterschleimhaut (in der Fachsprache Endometrium) sehr ähnliches Gewebe nicht nur im Uterus, sondern auch im Bauchraum entwickelt. Das kann auf der Gebärmutter, in der Wand der Eileiter, den Eierstöcken bis hin zur Blase oder dem Darm sein. Diese Endometriose-Herde unterliegen dem gleichen Zyklus des Wachstums und Abbaus von Gebärmutterschleimhaut wie im Uterus. Das abgelöste Gewebe blutet dann allerdings nicht ab, muss anderweitig – meist über den Darm – abtransportiert werden. Ist das Gewebe dafür zu groß und verbleibt deshalb im Körper, kann es zu Verklebungen und Entzündungsreaktionen führen.

Entspannung sorgt für Entlastung Zusätzliche und dauerhafte Beschwerden wie wiederkehrende Schmerzen im Unterleib, im Rücken- und Beckenbereich sowie auch beim Geschlechtsverkehr oder gar eine eingeschränkte Fruchtbarkeit sind die Folge. Instabilitäten im Herz-Kreislauf-System sowie Müdigkeit, Reizbarkeit bis hin zu depressiven Verstimmungen können ebenfalls auftreten. Die monatlich wiederkehrenden Belastungen erschweren nicht nur das alltägliche Leben, sie machen es auch herausfordernd, den eigenen Körper positiv anzunehmen.

Gehörst du zu den Frauen, die schwer betroffen sind, dann raten wir dir, ärztliche Hilfe zu suchen und den Rat einer komplementär arbeitenden Therapeutin oder eines Therapeuten einzuholen, um den Körper zu entlasten. Unterstützung bieten auch Selbsthilfegruppen.

Sowohl bei der primären als auch der sekundären Form der Dysmenorrhö ist es wichtig, den eigenen Bedürfnissen nachzuspüren und wenn möglich auch nachzugeben. Ruhe, Entspannung, Atemübungen, Wärme, Rückzug oder sich umsorgen lassen – alles ist denkbar. In der beschwerdefreien Zeit können Aktivitäten wie Yoga, Bauchtanz, autogenes Training, Kreuzbein- oder Bauchmassagen für Abbau von Stress und Anregung des Stoffwechsels sorgen.

Für deine Selbstbehandlung legen wir den Fokus auf schmerz- und krampflösende Griffe für deine Gebärmutter und den Beckenboden, eine Unterstützung für die Hormon-Zonen und Wohlfühlgriffe für mehr Entspannung im Beckengebiet.

Einige Tage vor der erwarteten Mensis bietet uns das Schüßler Salz Nr. 7 (D6) die Möglichkeit, krampf- und spannungslösend auf die Muskulatur einzuwirken. Besonders bewährt hat sich die Einnahme als »Heiße Sieben«. Dafür werden 6–8 Tabletten in warmem Wasser aufgelöst und schluckweise getrunken.

Maßgeblich zu einer Erleichterung der Menstruationsbeschwerden trägt die Ernährung bei. Es hat sich bewährt, den Anteil von histaminarmen Lebensmitteln (Rote Bete, Kürbis, Brokkoli, Melone, Mango, Apfel) zu erhöhen. Andererseits zeigen viele Produkte eine antientzündliche Wirkung. Grünes Gemüse, zuckerarmes Obst (Beeren), Nüsse, Gewürze wie Kurkuma, Ingwer und Chili, Leinsamen, Walnüsse und alle Omega-3-reichen Öle sind hierfür Beispiele.

Fußreflexzonentherapie Eine in Hanne-Marquardt-Fussreflex® ausgebildete Therapeutin oder Therapeut könnte die Eigenbehandlung wie folgt ergänzen:

- Behandlung nach Erstbefund und therapeutische Einwirkung auf die Symptomatik
- exakte Zuordnung der Symptomatik mit krampflösenden Griffen
- Einbeziehen der Zonen der Beckenbänder mit Becken-Nervenpunkten (Ganglion pelvinum und Nervus pudendus)
- Griffe wie Leistenkneter und Wringgriff Bauchdecke
- Behandlung des Lymphsystems (speziell Lymphableitung Becken)
- Sphinkter-Behandlung zur Regulation der Übergänge im Verdauungssystem (krampflösend) sowie des vegetativen Nervensystems (stressregulierend)
- Überprüfen der Narben-Zonen und Belastungen im Zahn-Kiefer-Gebiet

Hilfe aus der Pflanzenwelt Erleichterung in den schmerzhaften Tagen ist auch mit bestimmten Pflanzen möglich. Sie lassen sich wahlweise als Teemischung oder Urtinktur verwenden:

- Frauenmantel, die große Frauenhelferin, bringt hormonellen Ausgleich.
- Gänsefingerkraut und Schafgarbe wirken krampflösend.
- Melisse stabilisiert den Kreislauf.
- Teemischung: je 30 g Frauenmantel und Gänsefingerkraut, je 15 g Melisse, Kamille und Schafgarbe, davon ab dem 25. Zyklustag bis über die Mensiszeit täglich 2–3 Tassen trinken. 1 EL der Teemischung mit 500 ml kochendem Wasser übergießen, 6–8 Minuten ziehen lassen.

Ätherische Öle Zahlreiche Studien zeigen, wie wirkungsvoll der Einsatz von ätherischen Ölen sein kann.

Forschungen haben unter anderem belegt, dass sich bei der Verwendung von wirklich reinen Produkten der Cortisolspiegel senkt und die Muskulatur entspannt. Für Frauen im gebärfähigen Alter hat es sich als besonders wirksam erwiesen, Fenchel, Muskatellersalbei, Lavendel, Thymian und Ylang-Ylang (eventuell verdünnt mit einem hochwertigen Trägeröl) auf dem Unterbauch aufzutragen oder in einem Diffuser zu zerstäuben.

Zonenblatt: schmerzhafte Regelblutung

Bei starken Mensis-Beschwerden legen wir mit der unten beschriebenen »Akutregulation« den Schwerpunkt auf krampf- und spannungslösende Techniken und unterstützen das vegetative Nervensystem.

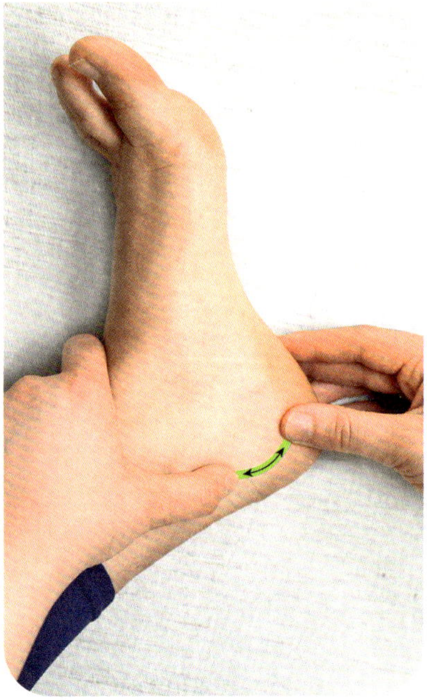

Bis auf die Leber werden alle Zonen an beiden Füßen behandelt. Bevor du deine Behandlung mit Punkt 10 abschließt, kannst du die Zonen Gebärmutter und Beckenboden 2–3 × behandeln.

1. Beckenwohl: Wohlfühlgriff Lege je nach Sitzsituation entweder eine oder beide Handflächen auf den Bereich der Innere-Becken-Zonen. Lass deine Hände dort ruhen (ausführlich beschrieben im Kapitel »Wohlfühlgriffe«, Seite 28).

2. Gebärmutter: Ruhegriff Ertaste den Hinterrand deines Innenknöchels und gehe in einer Linie bis zur Mitte der inneren Ferse. Hier findest du die Zone der Gebärmutter. Ist dort eine Quellung, eine Empfindlichkeit? Lege deinen Daumen dort auf und halte ihn mit sanftem Druck 10–20 Sekunden. Arbeite in dieser Weise in Millimeterschritten das gesamte Gebiet durch.

3. Beckenboden: Dehngriffe Lege die Ferse in deine Hände und setze die Daumen in die Mitte der Zone des Beckenbodens. Ziehe mit den Daumen die gesamte Zone sanft auseinander. 8–12 ×.

« Beckenboden: Dehngriff

4. Beckenschwung: Wohlfühlgriff Zeichne an beiden Füßen (gleichzeitig oder nacheinander) im gesamten Bereich der inneren Ferse ohne Druck eine liegende Acht. Wiederhole das 3–4 ×.

5. Eierstock: Raupengriff Suche dir an der Außenseite des Fußes auf der Hälfte der Strecke zwischen Fersen- und Knöchelspitze die Zone des Eierstocks. Arbeite dort dynamisch mit deinem Zeige- oder Mittelfinger mit dem Raupengriff und halte gleichzeitig an der Innenseite der Ferse die Gebärmutter-Zone mit dem Ruhegriff. 10–20 ×.

6. Hormonzentrum Gehirn: Raupengriff Setze den Daumen, vom Unterrand des Großzehennagels kommend, an der äußeren Zehenkante an und rolle in Richtung Fußsohle. Arbeite dort in der kleinen Zone mit dem Raupengriff. Alternative: Kreisen; 10–20 Impulse.

7. Schädelbasis: Raupengriff Gehe an das Zehenendgelenk deines großen Zehs an der Fußsohle. Arbeite dort 2–3 Bahnen mit dem Raupengriff im und leicht oberhalb des Gelenkspaltes über die gesamte Breite des Zehs. Etwa 6 ×.

» Zonenblatt: Dysmenorrhö

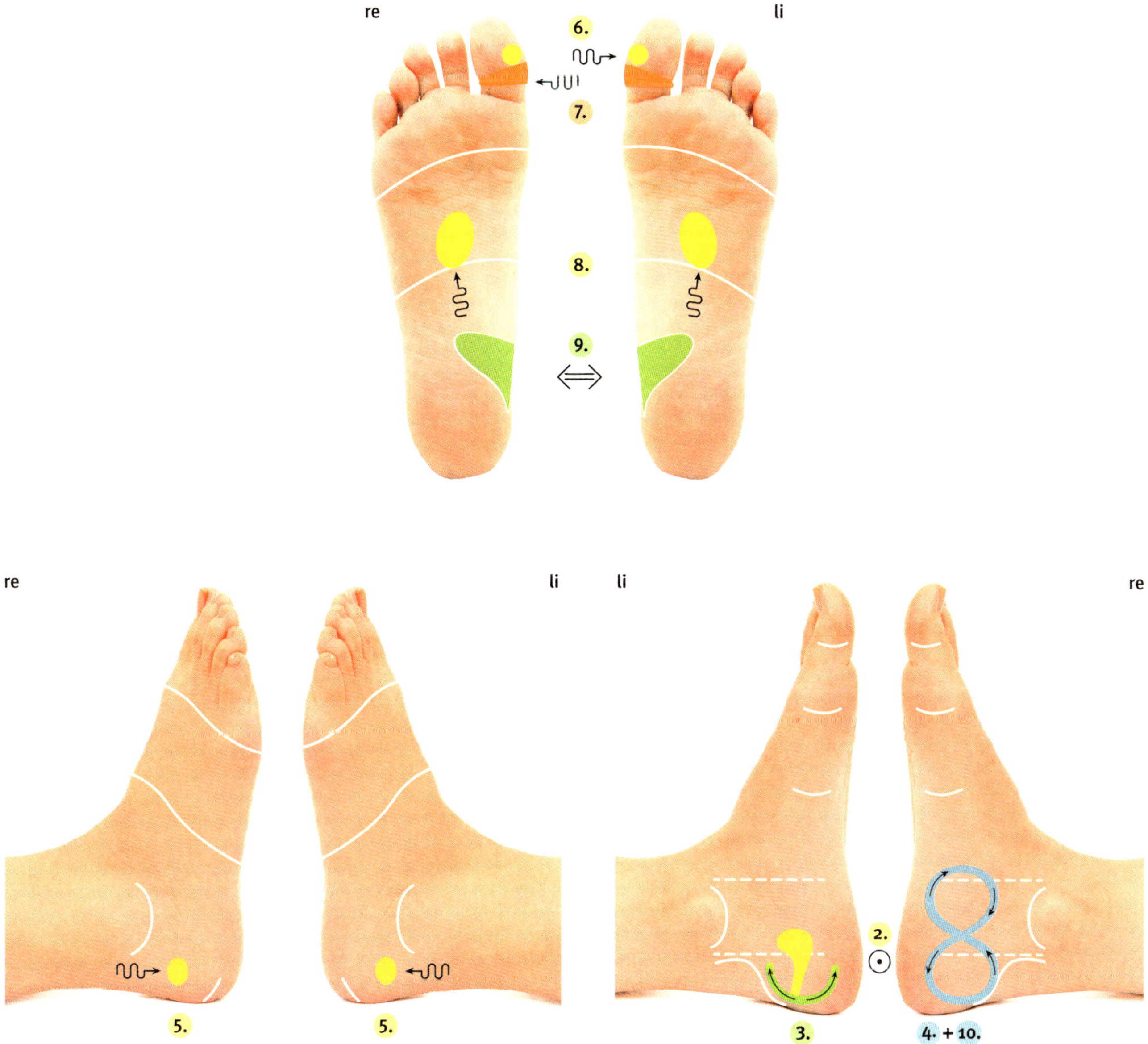
re
li
6.
7.
8.
9.
re
li
li
re
5.
5.
2.
3.
4. + 10.

8. Lebensfroh – Nebennieren & Nieren: Raupengriff Setze deine Daumen jeweils an der Fußsohle auf die Zehen-Grundgelenklinie zwischen den Zehen 2 und 3 an. Streiche von dort mit deinen Daumen bis leicht oberhalb der 2. Querlinie. Arbeite in diesem Gebiet mit dem Raupengriff. Alternativ: Kreisen zur Innenseite der Fußsohle. 8–10 ×.

9. Kreuzbein-Zone: Dehngriffe Suche dir den Bereich der Kreuzbein-Zone (ausführlicher im Kapitel »Entdeckungsreise Fuß«, Seite 30). Arbeite mit weichen Dehngriffen deiner beiden Daumen die gesamte Zone durch. Maximal 30 Sekunden

10. Beckenschwung: Wohlfühlgriff Schließe deine Behandlung mit dem Beckenschwung ab (ausführlich beschrieben im Kapitel »Wohlfühlgriffe«, Seite 28).

Zu starke oder zu lange Regelblutung

Eine von 20 Frauen im Alter zwischen 20 und 30 Jahren sucht aufgrund einer zu langen und zu heftigen Regelblutung den Rat ihrer Ärztin oder ihres Arztes. Es sind Frauen, die jeden Monat die Sorge umtreibt, Blutflecken auf der Kleidung, möglicherweise sogar auf Polstern von Möbeln zu hinterlassen und meist Tampons und Binden gleichzeitig verwenden oder lieber dunkle Sachen anziehen.

Während es sich bei einer Menorrhagie um eine Regelblutung handelt, die länger als sieben Tage andauert, wird die zu starke Mensis in der Fachsprache als Hypermenorrhö bezeichnet. Die normale Blutmenge von etwa 60 Millilitern am Tag (etwa ein Schnapsglas) steigt auf mehr als 80 Milliliter an. Das bedeutet, dass ein in der Größe passender Tampon beziehungsweise eine Binde spätestens nach 1–2 Stunden gewechselt werden muss. Es können sich im Menstruationsblut Blutklumpen (Koagel) finden.

Viele Frauen fühlen sich während und nach der Mensis erschöpft, leiden an Antriebsschwäche, Müdigkeit, kalten Händen und/oder Füßen und sind anfällig für Infekte. Die Mehrfachbelastung von Beruf und Familie fördert das Gefühl »auszubluten«.[13] Im schlimmsten Fall kann es zu einem Mangel an roten Blutkörperchen (Anämie) oder Eisen kommen. Eine ärztliche oder heilpraktische, möglichst naturheilkundliche Behandlung ist dann unerlässlich.

Als Ursache gilt unter anderem eine Schwäche der Gebärmutter, der die Kraft fehlt, sich zusammenzuziehen. Diese Kontraktion ist aber notwendig, um die obere Schleimhautschicht auszustoßen. Rein mechanisch können dafür Myome, Polypen, Endometriose, entzündliche Prozesse oder eine Verwachsung wie nach einer Blinddarm-Operation verantwortlich sein. Selbst eine Kupfer-Spirale könnte der Grund sein.

Organische oder hormonelle Ursachen

Wird eine organische Ursache ausgeschlossen, rückt einmal mehr die hormonelle Steuerung in den Fokus des Geschehens. Schließlich sorgen sogenannte Prostaglandine (Gewebshormone mit Steuerungsfunktionen) dafür, dass sich gewisse Arterien im Uterus bei der Abstoßung der Gebärmutterschleimhaut verengen und weiten. Zudem wird die Muskulatur der Gebärmutter durch diese Botenstoffe zur Kontraktion angeregt. Das Gewebe kann sich dadurch lösen und mit etwas Blut über die Vagina abfließen. Ferner führen Verschiebungen in anderen Hormonsystemen, wie zum Beispiel Progesteronmangel in den beginnenden Wechseljahren oder chronischer Stress, zu einer frühzeitigen Abstoßung der Gebärmutterschleimhaut.

Empfehlenswert bei jungen Mädchen mit schweren Blutungen ist die Untersuchung auf das Von-Willebrand-Syndrom, einer erblichen autoimmunen Gerinnungsstörung.[14] Immerhin liegt sie bei 20 Prozent der Betroffenen vor. Selten können Herz-, Nieren-, Schilddrüsen- oder Leberkrankheiten ebenfalls eine verstärkende Wirkung auf die Mensis haben.

Von medizinischer Seite aus wird den Betroffenen unter anderem mit einer passend dosierten Antibabypille oder einer auf Hormonen basierenden Spirale geholfen, da beide den Aufbau der Gebärmutterschleimhaut hemmen und es so weniger Gewebe zum Abstoßen gibt. Im Rahmen der Selbstfürsorge gilt es, an den Tagen der Tage gut auf sich zu achten. Für die einen mag das mehr Ruhe und Schlaf sein, die anderen benötigen sanfte Aktivität wie Yoga oder einen Spaziergang.

Bei deiner Selbstbehandlung in den Reflexzonen legst du den Fokus auf die Anregung und Unterstützung der Hormon-Zonen und speziell der Gebärmutter-Zone, um mehr Kontraktionskraft zu bekommen. Die Zonen untere Wirbelsäule und Kreuzbein regen die nervale Versorgung des Beckens an und die Herz- und Nebennieren-Zone können die Kreislaufsituation stabilisieren.

Fußreflexzonentherapie Eine in Hanne-Marquardt-Fussreflex® ausgebildete Therapeutin oder Therapeut könnte die Eigenbehandlung wie folgt ergänzen:

- Behandlung nach Erstbefund und therapeutische Einwirkung auf die Symptomatik
- zielgerichtete Behandlung des Hormonsystems und der Stoffwechselorgane
- Anregen der nervalen Versorgung des Beckens über Becken-Nervenpunkte (Ganglion pelvinum und Nervus pudendus)
- Atemregulation
- Aktivieren der Wechselwirkung zwischen Kleinbeckenbereich und Nasen-Rachen-Raum (Formenähnlichkeit)
- Akutbehandlung

Hilfe aus der Pflanzenwelt

In der Akutsituation hilft:

- Hirtentäschel, die führende Pflanze gegen Blutverlust. Nach Roger Kalbermatten ist sie sowohl bei Blutverlust als auch bei Verlust an Lebensenergie wirksam.[15] In Kombination mit der Gerbstoffpflanze Frauenmantel wirkt sie zusammenziehend und hormonregulierend. Es empfiehlt sich, sie bereits 4–5 Tage vor der Mensis als Teemischung oder als Urtinktur einzusetzen.
- Als begleitende Heilpflanzen eignen sich Schafgarbe (krampflösend), Melisse (kreislaufregulierend), Blutwurz (als Gerbstoffdroge vermindert sie Haut- und Schleimhautblutungen) und Brennnesselblätter in Form einer Teemischung gegen den Eisenverlust.
- Floradix Kräuterblut aus dem Reformhaus hilft, um die Eisenspeicher wieder aufzufüllen, ebenso Rote Bete in jeglicher Form sowie die Vitamine B_6 und B_{12} oder Folsäure als Supplemente.

Ätherische Öle (im Diffusor oder als Roll-on)

- DoTerra-Mischung namens »Balance« zur Reduzierung von Belastungs- und Stressfaktoren
- Ingweröl wirkt entzündungshemmend und als natürliches Schmerzmittel.
- Cyprus nimmt Einfluss auf die Blutgerinnung, wirkt adstringierend (zusammenziehend).
- Geranium nimmt Einfluss auf die Blutgerinnung, wirkt adstringierend.
- Rose unterstützt die Gesundheit der Gebärmutter, reguliert den Menstruationszyklus und reduziert starke Blutungen.
- Zimt unterstützt die Arbeit des Progesterons.

Zonenblatt: zu starke oder zu lange Regelblutung

1. Umarmung: Wohlfühlgriff Lege eine Hand an die Fußsohle und eine Hand an den Fußrücken, als wolltest du diese umarmen. Die Daumen liegen sanft auf dem Großzehengrundgelenk. Halte diese Umarmung. Lass die Wärme der Hände in den gesamten Fuß fließen.

2. Hormonzentrum Gehirn: Raupengriff Setze den Daumen, vom Unterrand des Großzehennagels kommend, an der äußeren Zehenkante an und rolle in Richtung Fußsohle. Arbeite dort in der kleinen Zone mit dem Raupengriff. Alternative: kreisen; 10–20 ×.

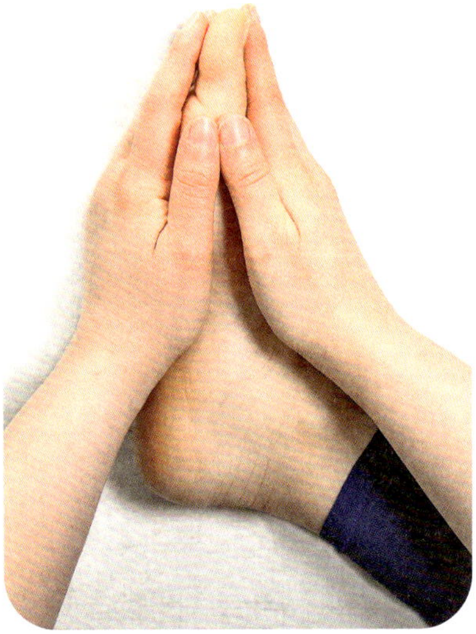

3. Schilddrüse: Raupengriff, Kreisen Taste mit den Daumen das Grundgelenk der Großzehe an der Fußsohle. Gehe dort mit dem Raupengriff maximal bis ans Ende der Verlängerung des 1. Zehs. 2–3 Bahnen.

Wandere anschließend mit dem Zeigefinger entlang des Grundgelenkes bis auf den Fußrücken. Kreise hier in der erbsengroßen Zone oberhalb des Gelenkspaltes in Richtung Großzehe – alternativ bimanuelles Kreisen. 8–10 ×.

4. Lebensfroh – Nebennieren & Nieren: Raupengriff Setze deine Daumen jeweils an der Fußsohle auf die Zehengrundgelenklinie zwischen den Zehen 2 und 3 an. Streiche von dort mit den Daumen bis leicht oberhalb der 2. Querlinie deines Fußes. Arbeite in diesem Gebiet mit dem Raupengriff. 8–10 ×.

5. Gebärmutter: Kreisen Den Bereich der Gebärmutter findest du mittig auf der Innenseite des Fersenbereichs. Kreise hier sanft aktivierend mit der Betonung von unten nach oben Richtung Zehen. 8–10 ×.

« Umarmung: Wohlfühlgriff

6. Eierstock: Raupengriff Ertaste den Hinterrand deines Außenknöchels und gehe in einer Linie bis zur Mitte der äußeren Ferse. Arbeite hier aktivierend mit dem Raupengriff. 10–15 ×.

7. Kreuzbein: Dehngriffe (Seite 81) Suche dir den Bereich der Kreuzbein-Zone (Kapitel »Entdeckungsreise Fuß«, Seite 30). Arbeite mit weichen Dehngriffen. Findest du leicht knirschende oder schmerzhafte Punkte, dann arbeite sie gefühlvoll durch. Maximal 30 Sekunden.

8. Herz: Raupengriff Auf der Innenseite der Fußsohle, etwa knapp 1 Fingerbreit unter dem Großzehengrundgelenk findest du die daumenbreite Herz-Zone. Am linken Fuß geht sie bis in die Verlängerung der Linie des 2. Zehs. Am rechten Fuß endet sie bereits in der Verlängerung der Linie zwischen 1. und 2. Zeh. Arbeite in diesem Gebiet mit dem Raupengriff, um den Kreislauf zu aktivieren. 10–20 ×.

9. Lebensquell: Wohlfühlgriff (beschrieben im Kapitel »Wohlfühlgriffe«, Seite 28)

» Zonenblatt: zu starke Regelblutung

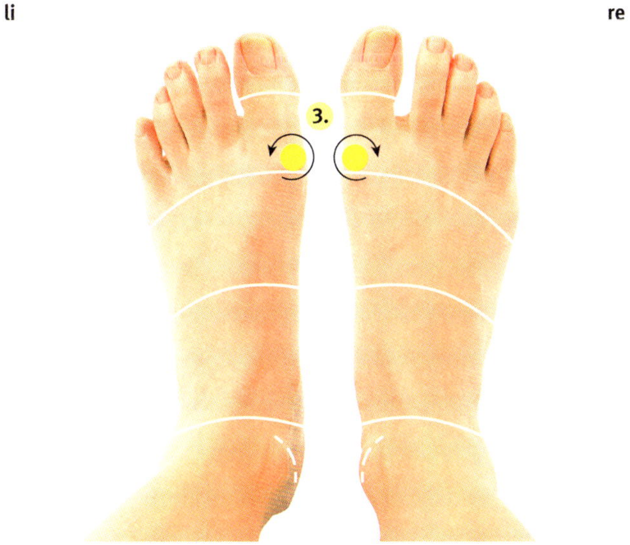
li
re
3.

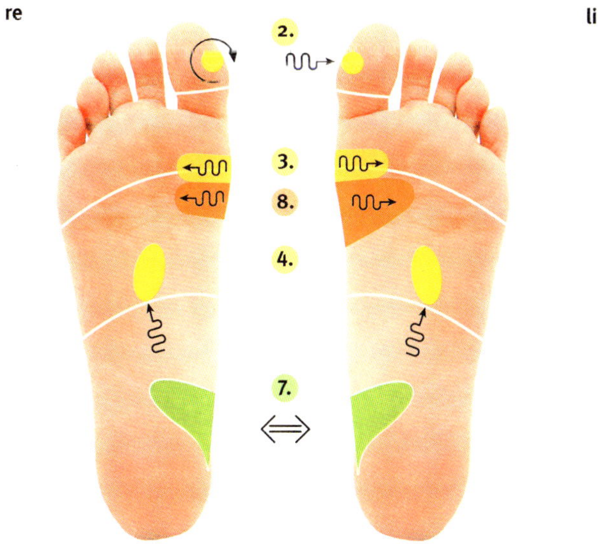
re
li
2.
3.
8.
4.
7.

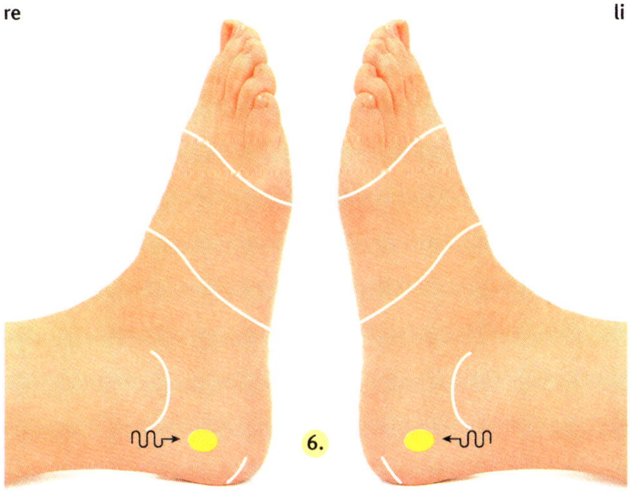
re
li
6.

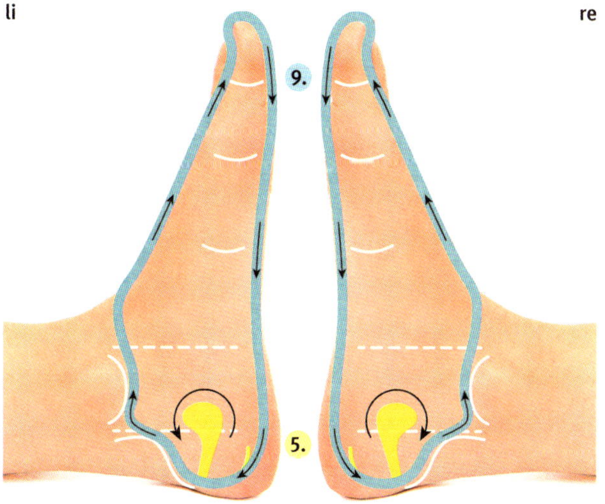
li
re
9.
5.

Die Tage vor den Tagen – PMS

Die Tage vor den Tagen haben es für viele, besser gesagt, sehr viele Frauen ziemlich in sich. Ihr Körper macht sie mit einer Vielzahl von Symptomen in unterschiedlicher Ausprägung und Intensität darauf aufmerksam, dass das feine Zusammenspiel ihres Hormonsystems nicht wirklich rund läuft. Symptome, die in der Medizin unter dem Begriff »Prämenstruelles Syndrom (PMS)« zusammengefasst werden. Eines haben die Beschwerden gemeinsam: Sie treten immer zyklisch vor der Regelblutung auf. Meistens sind sie mit deren Einsetzen auch wieder so gut wie verschwunden. Doch der Wunsch, dass sie im nächsten Monat nicht wieder auftreten, ist oft groß.

Häufig ist es gar nicht die Diagnose PMS, sondern ein ganz anderer Grund, dass Frauen zu uns in die Praxis kommen. Doch im Rahmen der Anamnese stellt sich dann heraus, dass sie immer wieder geplagt sind, unter anderem von

- Wassereinlagerungen im Gesicht und/oder Bauch und Becken
- einem Stauungsgefühl in den Brüsten bis hin zur Berührungsempfindlichkeit
- einem instabilen Kreislauf
- vermehrten Kopfschmerzen
- Stimmungsschwankungen bis hin zu depressiven Phasen
- einer geringeren Belastbarkeit
- Schlafstörungen

Erkennst du dich darin wieder? Teilweise kann sich auch der Zyklus verkürzen und das bereits in jungen Jahren. Manche Frauen können ein Muster erkennen, wann die Probleme auftauchen und wieder verschwinden, bei anderen ist es immer wieder unterschiedlich.

Die gute Nachricht ist, dass du mit deiner Fußreflexbehandlung auf die genannten Symptome beziehungsweise die zugrunde liegenden Funktionsstörungen eingehen kannst. So haben wir beispielsweise bewusst die Aktivierung der Zonen der Nebennieren und einen Teil der Niere unter dem Namen »Lebensfroh« integriert. Das paarig angelegte Organ gilt als unser Energiespender Nummer 1 und unterstützt uns ganz wesentlich auf der Regulationsebene. Durch- und aufatmen lassen dich indessen die Behandlungen der Zone des Zwerchfells. Derart gestärkt kann dein Körper mit Belastungen jeglicher Art deutlich besser umgehen.

Schließlich ist die Ursache für die Entwicklung einer PMS noch immer nicht abschließend geklärt. Es gibt Studien, die sagen, die Erkrankung sei auf eine genetische Überempfindlichkeit auf Sexualhormone sowie veränderte Aktivierungsmuster im Gehirn zurückzuführen.[16] Auch emotionale Traumata werden als Auslöser nicht ausgeschlossen, da das Nervensystem dann grundsätzlich schon eher in Alarmbereitschaft ist.

Vielfach tritt PMS im Zusammenhang mit einer Gelbkörperschwäche auf. Ein Phänomen, das üblicherweise erst dann erscheint, wenn es wie vor der Menopause zu verkürzten Zyklen ohne Eisprung und damit ohne Follikelbildung kommt. Follikel sind ja für die Produktion von Progesteron (Gelbkörperhormon) verantwortlich. In jungen Jahren können allerdings die Einnahme der Pille, unregelmäßige Arbeitszeiten wie bei Schichtarbeit oder Dauerstress dazu führen, dass die hormonelle Steuerung ins Ungleichgewicht kommt und es nicht so regelmäßig wie vorgesehen zum Heranreifen einer Eizelle kommt. Gibt es in der Folge jedoch zu wenig Progesteron, macht sich zu viel Östrogen im Körper bemerkbar. Da dieses unter anderem Wassereinlagerungen begünstigt, erklärt sich das aufgequollene Körpergefühl.

Weniger Progesteron bedeutet in der Folge aber auch eine Reduzierung des daraus entstehenden Stoffwechselprodukts Allopregnolon (ALLO). Das wiederum trägt wesentlich – wie du ja bereits aus dem Kapitel »Wie funktioniert der weibliche Zyklus?« (Seite 15) weißt – über die im Gehirn befindlichen GABA-Rezeptoren zu unserer Beruhigung und Entspannung bei.

Weshalb die Zonen des Hormonsystems also zu unserem Behandlungsvorschlag gehören, erklärt sich nun. Doch wir richten unser Augenmerk auch auf die Leber. Ihre Aufgabe ist es unter anderem, uns von Giftstoffen, die wir aus der Umwelt, dem Trinkwasser oder über die Nahrung aufnehmen, zu befreien. Es müssen aber auch verbrauchte Hormone, wie das Östrogen, entgiftet werden. Bleibt das aus, reagiert der Körper mit den oben genannten Folgen. Neben einer ausgewogenen Ernährung bietet sich natürlich unterstützend zur Fußbehandlung ein Leberwickel an (wie das geht, erfährst du im Kapitel »Leberwickel«, Seite 153).

Koffein und Schokolade gelten als Verstärker für das Syndrom. Vielleicht magst du ausprobieren, ob sich etwas verändert, wenn du sie weglässt. Gehe stattdessen so viel wie möglich raus in die Natur und gönne dir so viel Tageslicht, wie du bekommen kannst. Die Helligkeit hat einen unschätzbar wertvollen Einfluss auf Zentren im Gehirn, die Wohlfühlhormone wie Serotonin ausschütten. Und das wirkt sich wiederum positiv auf deine hormonelle Steuerung aus.

Fußreflexzonentherapie Eine in Hanne-Marquardt-Fussreflex® ausgebildete Therapeutin oder Therapeut könnte die Eigenbehandlung wie folgt ergänzen:

- Behandlung nach Erstbefund und therapeutische Einwirkung auf die Symptomatik
- spezifisches Eingehen auf das Hormonsystem
- Sphinkter-Behandlung zur Regulation der Übergänge im Verdauungssystem (krampflösend) sowie des vegetativen Nervensystems (stressregulierend)
- eine Vielzahl von Ausgleichsgriffen für das vegetative Nervensystem
- lymphatische Ableitung (entstauend, ausgleichend und entspannend, verbesserter Schlaf)
- spezifische Behandlung der Gehirn-Zonen
- Eingehen auf Akutsymptome wie Kopfschmerzen etc.

Hilfe aus der Pflanzenwelt

- Frauenmantel und Schafgarbe für die Hormone mit Löwenzahn für die Leber je 30 g als Teekur
- Mönchspfeffer unterstützt und verlängert die 2. Zyklusphase, als Urtinktur Vitex Agnus Castus D2 von Ceres 3 × 3 Tropfen, einen Zyklus lang durchnehmen, dann erst wieder vom 12. Tag bis zur Mensis für 2 weitere Zyklen.

Ätherische Öle Vermische 3 Tropfen Muskatellersalbei, 3 Tropfen Geranie und 1 TL Mandelöl, gib es in warmes Badewasser und gönn dir ein linderndes Bad.

Zonenblatt: PMS

1. Beckenschwung: Wohlfühlgriff (beschrieben im Kapitel »Wohlfühlgriffe«, Seite 28)

2. Hormonzentrum Gehirn: Raupengriff
Setze den Daumen, vom Unterrand des Großzehennagels kommend, an der äußeren Zehenkante an und rolle in Richtung Fußsohle. Arbeite dort in der kleinen Zone mit dem Raupengriff 10–20 ×, Alternative: Kreisen.

3. Schädelbasis: Raupengriff Gehe an das Zehenendgelenk deines großen Zehs an der Fußsohle.

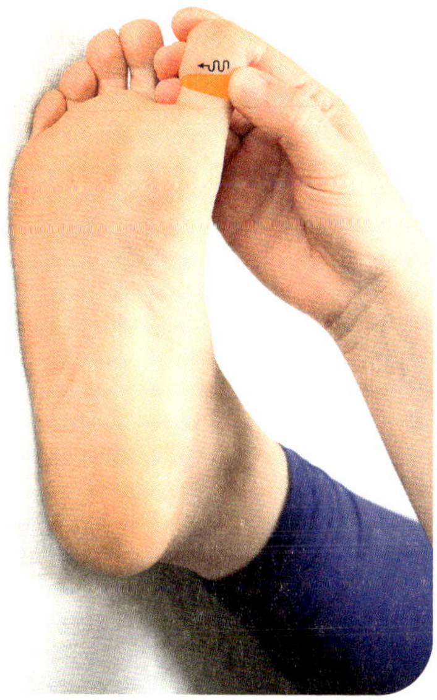

Schädelbasis: Raupengriff

Arbeite dort mit dem Raupengriff über 2–3 Bahnen im und leicht oberhalb des Gelenkspaltes über die gesamte Breite des Zehs. Etwa 6 ×.

4. Lebensfroh – Nebennieren & Nieren: Kreisen Setze deine Daumen jeweils an der Fußsohle auf der Zehengrundgelenklinie zwischen den Zehen 2 und 3 an. Streiche von dort mit den Daumen bis leicht oberhalb der 2. Querlinie deines Fußes. Führe in diesem Gebiet kleine Kreise mit sanfter Betonung nach innen aus. 8–10 ×.

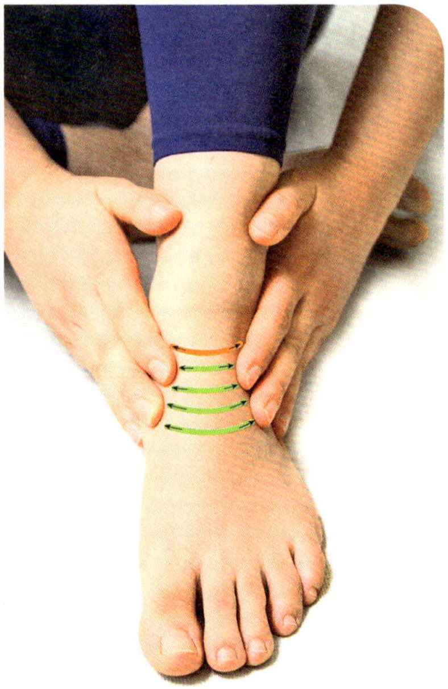

5. Hormonkick/Hormonbalance – Gebärmutter & Eierstock: Raupengriff, Kreisen Ertaste den Hinterrand deines Außenknöchels und gehe bis zur Mitte der äußeren Ferse zur Eierstock-Zone. Den Bereich der Gebärmutter findest du mittig auf der Innenseite des Fersenbereichs. Beide Zonen kannst du gleichzeitig mit dem Raupengriff (anregend/Hormonkick) oder von hinten nach vorne weich kreisend (ausgleichend/Hormonbalance) behandeln. 10–20 ×.

6. Leiste & Bauchdecke: Dehnung Lege die Finger beider Hände flächig auf deinen Fußrücken zwischen der 1. und 2. Querlinie ab. Die Daumen stützen sich ein wenig am unteren Unterschenkel. Dehne das Gewebe mit den Fingern bis zu den Fußaußenkanten und beginne dann wieder erneut in der Mitte. 8–10 ×.

7. Leber: Raupengriff Teile an deiner rechten Fußsohle den Bereich zwischen der 1. und 2. Querlinie in 2 Hälften. Die untere Hälfte bis leicht über die 2. Querlinie steht für die Leber-Zone. Sie geht nach außen hin bis zur Verlängerung der Linie des 4. Zehs. Arbeite den gesamten Bereich mit dem Raupengriff durch. 15–20 ×.

8. Atemöffner – Zwerchfell: Dehnung Ziehe auf der Zwerchfell-Zone eine etwa halbkreisartige Bahn. Dabei liegt der Daumen ungefähr 2 Fingerbreit unter dem Grundgelenk des großen Zehs an der Innenseite des Fußes. Dehne von hier das Gewebe parallel zur Zehengrundgelenklinie nach außen bis kurz vor die Verlängerung des kleinen Zehs. Anschließend führt die Dehnung 2–3 Fingerbreit nach unten bis zur 2. Querlinie. Von dort verläuft die Zone über die Fußsohle wieder zur Innenseite des Fußes an den höchsten Punkt des Fußgewölbes. Beende den Halbkreis mit einer kleinen Ausstreichung in Richtung der Lendenwirbelsäulen-Zone. 8–10 ×.

Bis auf die Leber werden alle Zonen an beiden Füßen behandelt.

« Leiste & Bauchdecke: Dehnung

» Zonenblatt: PMS

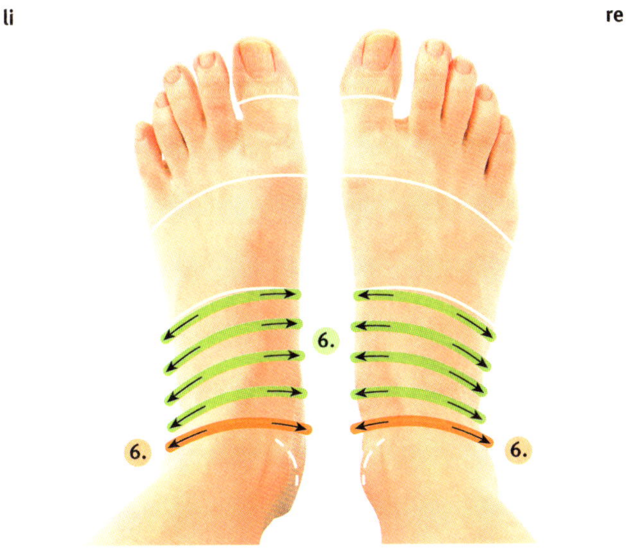
li
re
6.
6.
6.

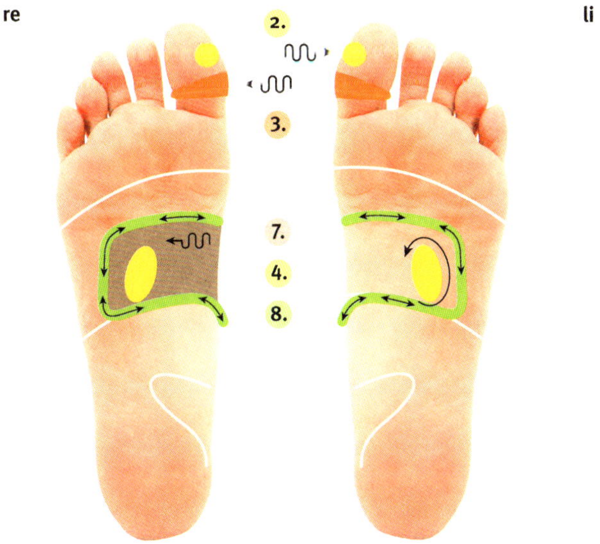
re
li
2.
3.
7.
4.
8.

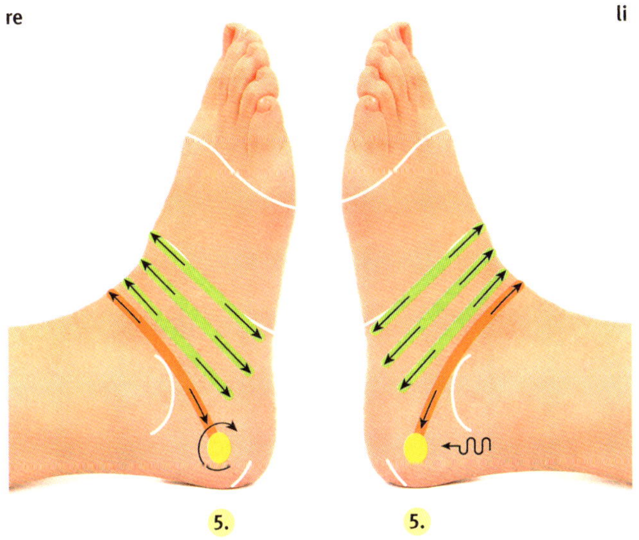
re
li
5.
5.

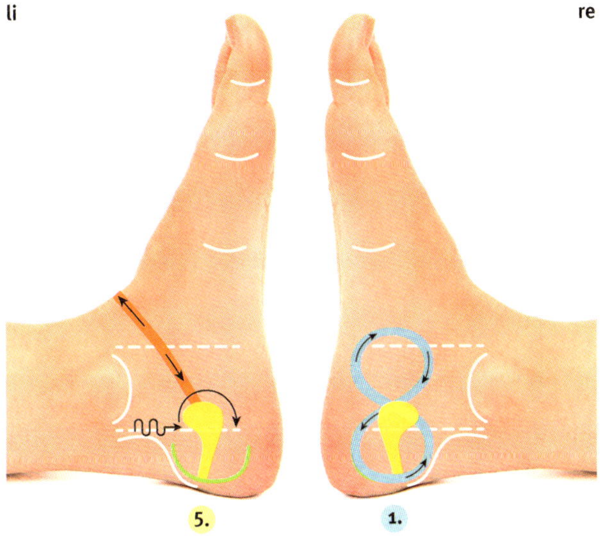
li
re
5.
1.

Kopfschmerzen

Es erstaunt uns immer wieder, wie viele Frauen unter Kopfschmerzen in unterschiedlicher Ausprägung leiden. Mal sind es heftige Schmerzen, mal mehr Spannung oder Druck. Die Ursache kann vielfältig sein: Die Wissenschaft nennt immerhin 250 unterschiedliche Gründe.

Ein Klassiker ist der Spannungskopfschmerz. Ein drückendes bis ziehendes Leiden, das sich überall am Kopf ausbreiten kann oder auch vom Nacken und den Schultern ausstrahlend empfunden wird. Aus medizinischer Sicht ist der Grund dafür die Überlastung der körpereigenen Schmerzabwehr.[17] Das heißt, der Körper gibt uns ein deutliches Signal, dass er mit dem Maß an Belastung nicht mehr allein zurechtkommt. Vielleicht lässt uns der Stress nicht mehr gut durchatmen und unser Zwerchfell verspannen, was sich bis zum Schädelansatz bemerkbar macht. Eventuell schlafen wir zu wenig und gönnen uns zu selten Pausen. Denkbar ist auch eine ungünstige Haltung am Arbeitsplatz oder eine Funktionsstörung der Kiefermuskulatur. Möglicherweise scheiden unsere Nieren zu wenig aus, weil eine Allergie oder eine Nahrungsmittelunverträglichkeit vorliegt – oder weil wir schlichtweg zu wenig getrunken haben. Die verminderte Durchblutung im Gehirn beziehungsweise ein niedriger Kreislauf können ebenfalls Kopfschmerzen auslösen. Ein paar Gläser Wasser mehr am Tag und ausreichend Bewegung können in diesem Fall bereits helfen.

Schmerztagebuch zur Ursachenforschung

Ansonsten kann das Führen eines Schmerztagebuchs maßgeblich dazu beitragen, herauszufinden, was die Symptome auslöst. Mitunter kannst du an diesen Aufzeichnungen ablesen, dass die Beschwerden während, kurz vor der Periode oder zu ganz unterschiedlichen Zeitpunkten auftreten und sich sogar bis hin zu einer Migräne steigern.

Eine Belastung, die bei Frauen im fruchtbaren Alter dreimal so häufig auftritt wie bei Männern. Der damit verbundene Kopfschmerz wird vielfach als pochend-pulsierend oder bohrend beschrieben, tritt eher einseitig auf und kann mit Sehstörungen, Licht- und Geräuschempfindlichkeit oder anderen Missempfindungen einhergehen.

Unter anderem wird ein starker Abfall des Sexualhormons Östrogen und die damit verbundene Gefäßverengung für die Schmerzen verantwortlich gemacht. Zudem geht mit der geringeren Östrogen-Konzentration auch eine reduzierte Verfügbarkeit des Botenstoffs Serotonin, eines unserer »Glückshormone«, einher. Das wiederum erhöht in betreffenden Gehirnarealen die Schwelle für Schmerzreize und macht uns empfindsamer.[18]

Der Praxis-Alltag zeigt jedoch, dass Frauen auch ohne Hormonschwankungen von Kopfschmerzen geplagt sind. Eventuell lohnt sich dann eine eingehende Diagnostik der Darmgesundheit. Schließlich gibt es über die sogenannte Darm-Hirn-Achse eine enge Verbindung zwischen diesen beiden Organen. Das Nervensystem des Bauches und des Kopfes besteht zu Großteilen aus identischen Zelltypen und Rezeptoren. Forscher der irischen Cork University haben herausgefunden, dass Darmbakterien zudem wichtige Bausteine für Neurotransmitter wie Serotonin, Dopamin und GABA liefern (mehr dazu im Abschnitt »Stimmungsschwankungen«, Seite 18).[19]
Eine dauerhaft gestörte Darmflora kann dazu führen, dass die Darmschleimhaut langfristig löchrig wird (Leaky-Gut-Syndrom). Die schützende Funktion des Darms geht so verloren und Giftstoffe können in die Blutbahn gelangen. Darunter leidet zunächst die für die Entgiftung zuständige Leber, da sie jetzt mit Toxinen überflutet wird. Daraus lässt sich folgern, dass sowohl mehr

Aufmerksamkeit für die Leber (etwa mit einem Leberwickel, mehr dazu im Kapitel »Leberwickel«, Seite 153) als auch eine Verbesserung der Darmflora zu weniger Kopfschmerzen führen könnten. Und noch ein Hinweis: Der biologische Botenstoff Histamin, den wir sowohl selbst produzieren als auch über die Nahrung aufnehmen, sorgt unter anderem für eine Gefäßerweiterung und zur Freisetzung von Stickstoffmonoxid. Geschieht das im Gehirn – und hast du möglicherweise eine Histaminintoleranz – dann kann auch das zu Kopfschmerzen führen.[20] Eine histaminarme Ernährung, sprich der Verzicht auf Lebensmittel wie Hefebackwaren, Pilze, lang gereiften Käse, Essig oder Rotwein, kann hier zur Linderung beitragen. Zudem empfiehlt es sich immer, frisch zu kochen, da jedwede Lagerung von Lebensmitteln den Histamingehalt erhöht.

An unseren Füßen können wir nahezu auf all die ursächlichen Belastungen und Funktionsstörungen zu deinen Kopfschmerzen eingehen. Taste zunächst in einer kopfschmerzfreien Zeit deine Füße gründlich durch und suche nach Schmerz und Gewebebelastungen. Behandle diese mit dir angenehmen Griffen, kreisend oder mit dem Raupengriff (wie er funktioniert, kannst du im Kapitel »Massagegriffe«, Seite 26, nachlesen). Wiederhole dies 10–15 Minuten lang alle 2–3 Tage, bis du Erleichterung in den Arealen spürst. Beziehe idealerweise die Leber-Zone mit ein.

Fußreflexzonentherapie Eine in Hanne-Marquardt-Fussreflex® ausgebildete Therapeutin oder Therapeut könnte die Eigenbehandlung wie folgt ergänzen:

- Behandlung nach Erstbefund und therapeutische Einwirkung auf die Symptomatik
- Akutbehandlung
- hormonelle Regulation, um ein Ungleichgewicht zu harmonisieren
- Stoffwechselregulation, um oben erwähnte Zusammenhänge zu unterstützen
- Beckenband-Behandlung, ausgleichend bei allen statisch-muskulären Belastungen und Aktivierung der Nervenpunkte für die Kleinbeckenorgane

Hilfe aus der Pflanzenwelt Die Pflanzenhelfer könnten eine Alternative zu Schmerzmitteln darstellen.

- Ginko, vor allem, wenn auch Schwindel und Tinnitus auftreten
- Steinklee (Melilotus), bringt Gestautes wieder ins Fließen; beides kann als Urtinktur z. B. von der Firma Ceres eingenommen werden.
- Mutterkraut; insbesondere für die Prophylaxe, lass dich dazu in der Apotheke beraten.
- »Heiße Sieben« mit dem Schüßler-Salz Nr. 7 wirkt krampflösend (ausführlicher im Kapitel »Entspannung sorgt für Entlastung«, Seite 51, erläutert).

Ätherische Öle

- Lavendel- oder Minzöl in den Nacken- und Schädelansatz einmassieren.
- Die entgiftende Mischung »Zendrocrine« von DoTerra enthält Öle zur Förderung der Organreinigung und einer gesunden Gewebefunktion: Rosmarin, Koriandergrün, Wacholderbeere, Geranie. Wahlweise kannst du 1–2 Tropfen auf den rechten Oberbauch auftragen oder sie als bereits fertige Softkapseln einnehmen.

Zonenblatt: Kopfschmerzen

Gehe in der Akutsituation direkt auf die betroffenen Schmerzareale sowie entlastend auf Nacken und Schultergürtel ein. Die Nebennieren dienen der Stressregulation. Leber und Dünndarm sorgen für eine Entlastung des Stoffwechsels. Wende viele Wohlfühlgriffe an.

1. Wirbelsäulenfluss: Wohlfühlgriff (beschrieben im Kapitel »Wohlfühlgriffe«, Seite 28)

2. Akutbehandlung Kopf: Ruhegriff
Deine beiden Großzehen entsprechen deinem Kopf, wobei auf der Zehennagelseite die Zonen der Stirn und des Gesichts und auf der Sohlenseite die Zonen des Hinterkopfes und Gehirns zu finden sind.

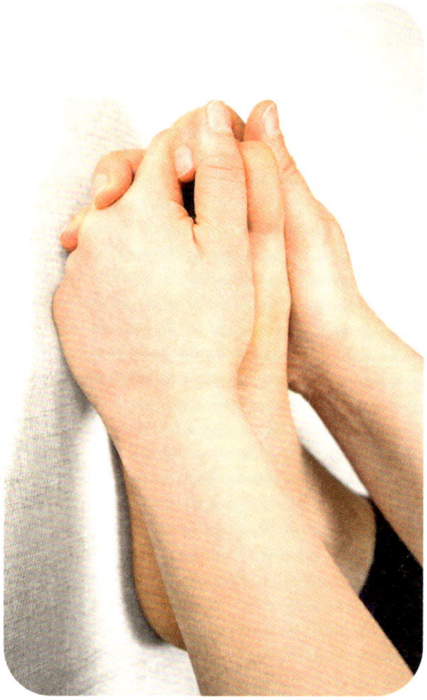

Gehe beide Zehen durch, indem du mit Daumen- oder Fingerkuppe sanft ins Gewebe rollst und prüfst, ob es einen Schmerz oder eine Gewebespannung gibt. Bleibe dort mit dem Ruhegriff maximal 20 Sekunden. Alternativ sanft kreisen.

3. Nacken: Dehngriff (Seite 108)
Stelle den Fuß auf der Ferse vor dir auf oder lege ihn auf den gegenüberliegenden Oberschenkel. Suche dir an der Fußsohle die Innen- und Außenseite des Gelenkspalts zwischen den beiden Teilen deines großen Zehs. Arbeite von hier aus mit kleinen Dehngriffen bis zum Grundgelenk. 10–20 Sekunden.

4. Schultergürtel: Raupengriff (Seite 108) Der gesamte Zehenballen an der Fußsohle über die Grundgelenkslinie von innen nach außen in Richtung Kleinzehe entspricht deinem Schultergürtel. Diesen Bereich kannst du gut mit dem Raupengriff durcharbeiten. 10–20 ×.

5. Lebensfroh – Nebennieren & Nieren: Kreisen Setze deine Daumen jeweils an der Fußsohle auf die Zehengrundgelenklinie zwischen den Zehen 2 und 3 an. Streiche von dort mit den Daumen bis leicht oberhalb der 2. Querlinie deines Fußes. Führe in diesem Gebiet kleine Kreise mit sanfter Betonung nach innen aus. 8–10 ×.

6. Leber: Raupengriff Teile an deiner rechten Fußsohle den Bereich zwischen der 1. und 2. Querlinie in 2 Hälften. Die untere Hälfte bis leicht über die 2. Querlinie steht für die Leber-Zone. Sie reicht bis zur Verlängerung der Linie des 4. Zehs nach außen. Arbeite die Zone mit dem Raupengriff durch. 10–20 ×.

7. Dünndarm: Raupengriff In der Zeichnung siehst du, dass die Zone des Dünndarms knapp unter der 2. Querlinie beginnt und im Übergang zum Fersengebiet endet. In Richtung Außenkante des Fußes endet sie in der Verlängerung des 3. Zehenstrahls. Arbeite die Zone mit dem Raupengriff von innen nach außen in mehreren Bahnen durch. 10–20 ×.

8. Ruhekissen: Wohlfühlgriff Lege deine Handballen von vorne und hinten um das Grundgelenk deines großen Zehs. Verkreuze die Finger über den Zehen und dann lass einfach die Wärme deiner Handflächen wirken. Bleib so lange, wie es dir guttut, dann wechsle zur anderen Seite.

« Ruhekissen: Wohlfühlgriff

» Zonenblatt: Kopfschmerzen

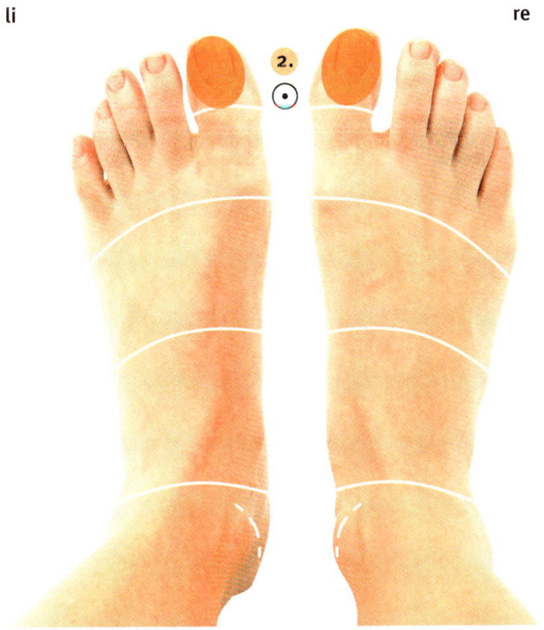
li
re
2.

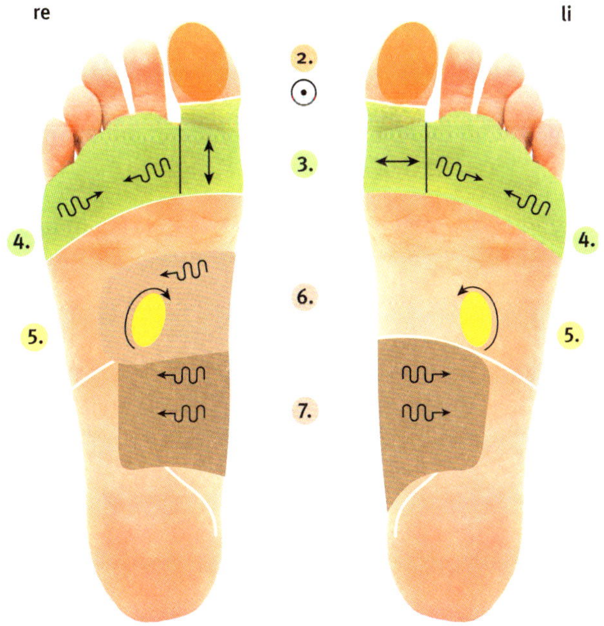
re
li
2.
3.
4.
4.
6.
5.
5.
7.

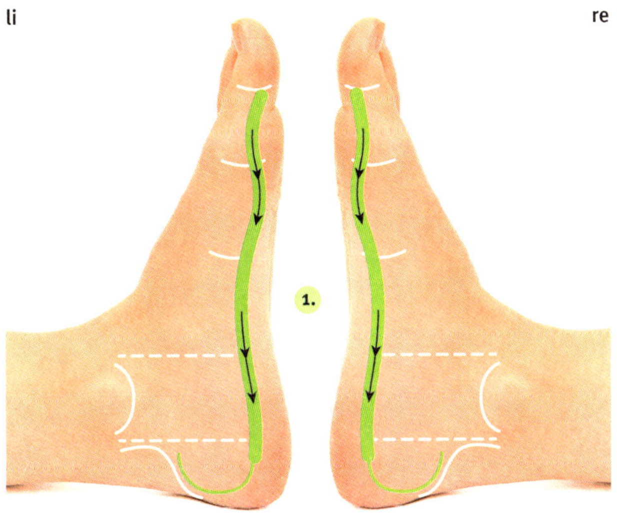
li
re
1.

Blasenentzündungen

Blasenentzündungen, auch als Harnwegsinfekte bekannt, können uns das Leben schwer machen. Treten sie immer wieder auf, haben sie eine oft zermürbende Wirkung. Doch wir können etwas dagegen tun. Schon im 19. Jahrhundert hat Antoine Béchamp (1816–1908), französischer Arzt, Chemiker, Pharmazeut und Widersacher Pasteurs, postuliert: »Die Mikrobe ist nichts, das Milieu ist alles.«[21] Die Auswirkung von Keimen nimmt demnach erst bei einem schwachen Umfeld zu. Stärken wir unsere körpereigene Flora (Milieu) und unsere weibliche Kraft, haben Erreger weniger Chancen, sich anzusiedeln.

Unserer Erfahrung nach kennen zahlreiche Frauen Harnwegsinfekte bereits aus der Kindheit oder Jugendzeit und haben eines häufig gemein: Sie neigen zu kalten Füßen, Oberschenkeln und Gesäß. Studien haben tatsächlich gezeigt, dass Blasenentzündungen infolge einer Unterkühlung vermehrt auftreten.[22] Zum einen ziehen sich durch die Kälte die Gefäße im Beckenbereich zusammen. Das sorgt für eine geringere Durchblutung des Gewebes, was wiederum das Immunsystem schwächt und so das Eindringen von Keimen erleichtert. Zum anderen führen sowohl die niedrigere Luftfeuchtigkeit bei Kälte als auch unser geringeres Trinkbedürfnis dazu, dass weniger Urin produziert und ausgeschieden wird. Die Erreger aus Blase und Harnröhre werden demzufolge nicht ausgespült.

Vielfältige Ursachen für Harnweginfekte

Da unsere Harnröhre recht kurz ist, ist der Weg bis zur Harnblase für die Bakterien nicht weit. Zudem liegen Harnröhre und After bei uns Frauen sehr nahe beieinander, weshalb Darmbakterien zu den häufigsten Auslösern einer Blasenentzündung gehören.

Eine mechanische Überreizung des Gewebes durch häufigen und intensiven Geschlechtsverkehr sowie das basische Ejakulat können das Milieu ebenfalls destabilisieren. Die Fachwelt nennt dies »Honeymoonzystitis«. Auch wenn es schwerfällt, gehe am besten nach dem Liebesakt unbedingt zur Toilette und trinke ausreichend, um die Bakterien wieder gut auszuspülen. Ein zu großes Diaphragma kann ebenfalls zu einer Reizung der Harnröhre führen.

Auf der Suche nach den Ursachen kommen wir nicht umhin, uns erneut den Hormonen zuzuwenden. Eine Aufgabe der Östrogene ist es, sogenannte Laktobazillen (Döderlein) im Scheidenbereich aufzubauen, die dort für eine ausreichende Säuerungsflora sorgen. Dieser Schutz reduziert sich, wenn die Östrogene abnehmen – wie vor der Regel oder in den Wechseljahren. Außerdem wird in der Menopause aufgrund der fehlenden hormonellen Unterstützung das Gewebe der Harnröhre dünner.

Häufige Symptome eines Harnwegsinfekts sind Brennen und Schmerzen beim Wasserlassen oder starker, häufiger Harndrang bei geringen Urinmengen. Abhängig von der Art des Erregers, kann es zu übel riechendem, eitrigem Ausfluss aus der Harnröhre bis hin zu Blut im Urin oder selten zu Fieber kommen. Der Einsatz von Antibiotika ist vielfach der einzige Ausweg, um eine Erleichterung solch entnervender Situationen zu schaffen. Die wiederholte Einnahme bei Rezidiven lässt jedoch einen Teufelskreis entstehen, weil die Flora des Vaginalbereichs negativ beeinflusst wird. Nicht selten folgen der Blasenentzündung ein Scheidenpilz, Durchfall oder – im schlimmsten Fall – ein neuer Infekt.

Folgende Maßnahmen können deine Situation verbessern:

- Wärme auf dem Unterbauch und dem Beckenbereich
- Trinkmenge erhöhen.
- Die Blase regelmäßig entleeren.
- Beim Toilettengang das Papier von vorne nach hinten wischen.

- Gleitmittel beim Geschlechtsverkehr verwenden.
- Nutzung von Kondomen, um basisches Ejakulat nicht in die Scheide einzubringen.
- Stärkung der Scheidenflora durch Döderlein-Bakterien (Apotheke).
- Ruhe und Entspannung, da stressige Phasen, Liebeskummer oder Ärger die Neigung zu Blasenentzündungen erhöhen können.
- Anregende Massagen im Lenden-, Kreuzbein- und Beckenbereich oder ansteigende Fußbäder stärken die Blasen- und Nierenkraft.

Bitte auf jeden Fall beachten: Verbessern sich die Beschwerden nach 5–6 Tagen nicht, sollte ärztliche Hilfe gesucht werden, um eine Nierenbeckeninfektion zu vermeiden. Bei Fieber und/oder Blut im Urin solltest du sofort zur ärztlichen Kontrolle.

Für deine Akutbehandlung setzen wir mit beruhigenden Griffen in der Beckenboden und Blasen-Zone an, die Aktivierung der Nieren-Zone unterstützt die Ausscheidung. Da Kreuzbein und Blase über das Nervensystem in Wechselwirkung stehen, wird die Zone mitbehandelt. Die Behandlung des Solarplexus sorgt für Ausgleich.

Zusätzlich empfehlen wir die Hormonregulierung und die vegetative Regulation (lies noch einmal im Kapitel »Das kleine 1 × 1 der Regulation«, Seite 32, nach).

Fußreflexzonentherapie Eine in Hanne-Marquardt-Fussreflex® ausgebildete Therapeutin oder Therapeut könnte die Eigenbehandlung wie folgt ergänzen:

- Behandlung nach Erstbefund und therapeutische Einwirkung auf die Symptomatik
- Beckenbänder mit Nervenreflex-Zonen der Kleinbeckenorgane
- Narbenbehandlung (mehr dazu im Kapitel »Dranginkontinenz«, Seite 112): Geburtsnarben können zu einer energetischen Unterbrechung zwischen den beiden Hauptmeridianen Gouverneur und Konzeptionsgefäß führen und die Kleinbeckenorgane schwächen.
- Sphinkter-Behandlung zur Regulation der Übergänge im Verdauungssystem (krampflösend) sowie des vegetativen Nervensystems (stressregulierend)
- Lymphbehandlung zur Stressentlastung und Immunstärkung
- gezielte Hormonregulation

Hilfe aus der Pflanzenwelt: Bei einer akuten Blasenentzündung empfehlen wir mit folgenden Präparaten zu starten:

- Extrakt aus Bärentraubenblättern (z. B. Cystinol akut) als kraftvolle desinfizierende Heilpflanze, ein Mittel, das unbedingt in die Reiseapotheke gehört.
- Angocin, ein Präparat aus Kapuzinerkresse und Meerrettichwurzel, wirkt keimreduzierend.
- Präparate mit D-Mannose (Birkenzucker), binden die Darmbakterien und spülen diese aus.
- Cranberry stärkt die Blasenschleimhaut.

Lass dich in der Apotheke dazu beraten.

Unterstützender Heiltee

- Schafgarbe wirkt krampflösend und mild antibiotisch.
- Goldrute unterstützt die Ausscheidung über die Niere.

Ätherische Öle

- Je einen Tropfen Lemongrass und Teebaum in die Unterhose tropfen.
- Lavendel auf die Bauchdecke über den Blasenbereich tupfen.

Zonenblatt: Blasenentzündung

Wir zeigen dir hier eine Möglichkeit der Selbstbehandlung, die du mit dem Ruhegriff in der Blasen-Zone, vor allem in der akuten Situation, anwenden kannst.

In der beschwerdefreien Zeit kannst du die Blasen-Zone mit angenehmen Griffen wie Kreisen oder mit einem sanften Raupengriff einbeziehen, um die Energie zu stärken.

1. Beckenwohl: Wohlfühlgriff (beschrieben im Kapitel »Wohlfühlgriffe«, Seite 28)

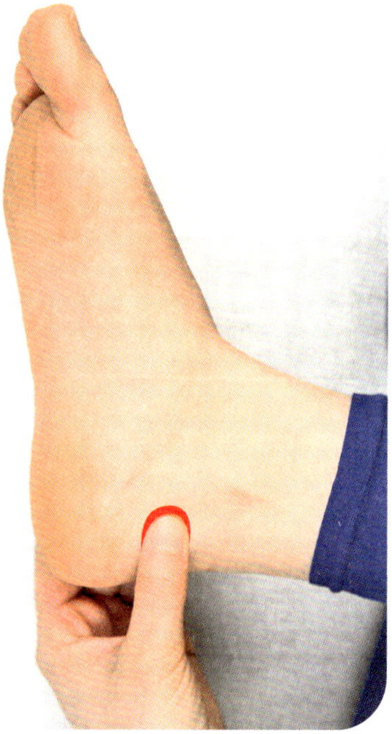

2. Blase: Ruhegriff Taste an der Innenseite deines Fußes 1 Fingerbreit unter dem Hinterrand des Knöchels die Oberkante des Fersenbeins. Daran schmiegt sich die Blasen-Zone mit der Harnröhre an (oberes Drittel der Ferse). Rolle mit dem Daumen in die Kuhle, suche die schmerzhaften und gespannten Stellen und halte sie jeweils maximal 10 Sekunden. Gehe die gesamte Zone in kleinen Schritten durch.

3. Beckenboden: Dehngriff Lege deine Ferse in deine Hände und platziere die Daumen in die Mitte der Zone des Beckenbodens. Ziehe die gesamte Zone sanft auseinander. 8–12 ×.

4. Niere: Raupengriff Gehe an der Fußinnenseite bis zur 2. Querlinie. Rolle von dort den Daumen zur Fußsohle, bis du in Verlängerung deines 2. und 3. Zehs landest. Arbeite etwas oberhalb und unterhalb der Querlinie in mehreren Bahnen sanft mit dem Raupengriff. 8–10 ×.

5. Kreuzbein: Raupen- oder Dehngriff Suche dir den Bereich der Kreuzbein-Zone (wie das geht, erfährst du im Kapitel »Entdeckungsreise Fuß«, Seite 30). Arbeite mit weichen Dehngriffen oder dem Raupengriff. Findest du leicht knirschende oder schmerzhafte Punkte, dann arbeite sie gefühlvoll durch, bevor du dich dem nächsten Bereich annimmst. Maximal 30 Sekunden.

6. Sunshine – Solarplexus: Kreisen Die Zone unseres Sonnengeflechts (lat. Solarplexus) liegt unterhalb der Großzehe um die 2. Querlinie herum. Dort breitet sich die Zone strahlenförmig sowohl Richtung Zehen als auch in Richtung Ferse um etwa 1 Fingerbreit nach oben und unten aus. In diesem gesamten Gebiet kannst du weich und ruhig kreisen.

Probiere gerne aus, der Bewegung in Richtung Zehen etwas mehr Nachdruck zu geben – also am Ende der Kreisbewegung etwas stärker mit der Intensität zu werden. Vor allem nimm aber wahr, welche Richtung des Kreisens dir angenehm ist.

Gehe die Abfolge maximal 1–2 × durch, dann gönne dir vor allem eines: Ruhe und Entspannung. Wohltuend kann es zudem sein, eine mild temperierte Wärmflasche oder ein Heublumensäckchen auf den Unterbauch zu legen. Vermeide alle säuernden Nahrungsmittel oder Getränke und achte vor allem auf eine ausreichende Trinkmenge.

« Blase: Ruhegriff

» Zonenblatt: Blasenentzündung

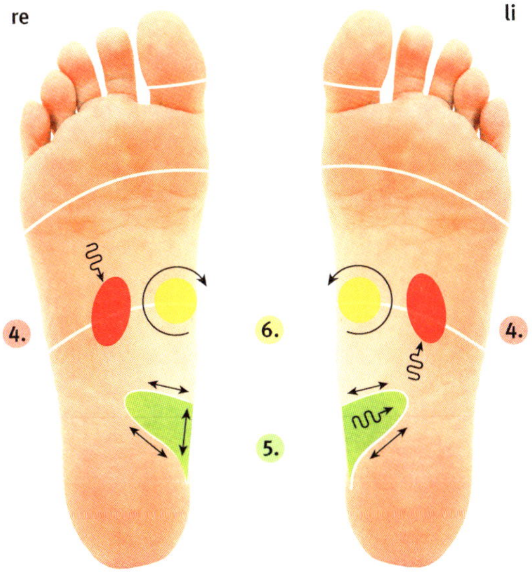
re
li
4.
6.
4.
5.

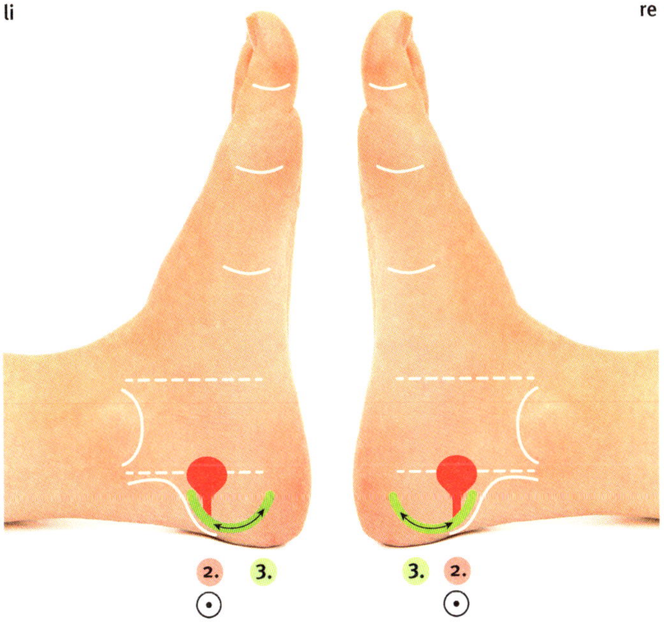
li
re
2.
3.
3.
2.

Rund um die Schwangerschaft

Kinderwunsch, Schwangerschaft und Geburt – in diesen Phasen erleben Frauen starke Gefühle, aber auch körperliche Beschwerden, bei denen Fußreflexzonenbehandlungen guttun.

Du wünschst dir ein Kind und möchtest dich schon vor Beginn einer Schwangerschaft auf die neue Situation einstellen? Oder die gewünschte Schwangerschaft tritt noch nicht ein? Dann kannst du dir mit Fußreflexzonenmassagen helfen. Auch in der Schwangerschaft können sie durchaus wohltuend sein, allerdings gibt es da einiges zu beachten, was wir dir im Folgenden erklären. Und wenn das Baby schon da ist, können gezielte Griffabfolgen und Behandlungen mit pflanzlichen Mitteln so manche Beschwerden lindern.

Kinderwunsch

Du bist bereit, Mutter zu werden, und möchtest die besten Voraussetzungen dafür schaffen? Möglicherweise versucht ihr schon eine ganze Weile vergeblich, ein Kind zu bekommen? Es gibt einiges, mit dem du deine Fruchtbarkeit stimulieren und unterstützen kannst.

Ganz wichtig vor allem, bleib entspannt. Das ist die beste Voraussetzung, dass sich dein Körper auf diesen Schritt einlässt. Der Gynäkologe Bartholomeus Maris geht noch weiter: »Für mich ist das Allerwichtigste, das Bewusstsein zu haben, dass ein Kind nicht gemacht, sondern empfangen wird.«[23] In seinem Sinne ist die Vorbereitungszeit auf das Mutter- und Elternsein wie die Erwartung eines Gastes. Dann richten wir auch die Wohnung schön her. Auf körperlicher Ebene entspricht dem ein Lebenswandel mit gesunder basischer Ernährung, Bewegung, Verzicht auf Nikotin und Alkohol sowie Stressabbau.

Wissenschaftliche Studien bringen zudem das Körpergewicht ins Spiel: Gelingt es, stark über- oder untergewichtigen Frauen, etwa zehn Prozent ihres Körpergewichts ab- oder zuzunehmen, normalisiert sich meist auch ihr Hormonhaushalt und die Fruchtbarkeit.[24]

Bei Frauen mit einem sehr geringen Körperfettanteil werden weder die für den Eisprung und den Aufbau der Gebärmutterschleimhaut wichtigen Hormone LH und FSH noch in der Folge ausreichend Östrogene und Progesteron produziert.

Der Körper registriert zudem, dass bei einem zu geringen Gewicht zu wenig Energie für die Beanspruchungen einer Mutterschaft zur Verfügung stehen würde. Stark übergewichtige Frauen haben indessen oft einen zu hohen Östrogenspiegel, da sich das Fettgewebe wie ein hormonproduzierendes Organ verhält.

Doch lassen wir die Kilos mal außer Acht. Warum nicht mal Bauchtanz oder Luna-Yoga ausprobieren, um der Beckenkraft mehr Schwung zu geben? Maßnahmen, die zudem Lust und Leidenschaft anfachen. Je weniger der Liebesakt mit Blick auf Zeugung eines Kindes erfolgt, desto mehr wird vom Kuschelhormon Oxytocin ausgeschüttet. Dadurch zieht sich die Gebärmuttermuskulatur stärker zusammen, was es den Spermien noch leichter macht, zur Eizelle zu gelangen.[25]

Das Nest bereiten

Die Heilpraktikerin Margret Madejsky empfiehlt zudem, das Nest nicht nur schön zu machen, sondern es zu reinigen. Gemeint ist damit der Blick auf das Thema Entgiftung. Im höheren Alter spielen ihrer Erfahrung nach außer den hormonellen Veränderungen latente Vergiftungszustände mit hormonaktiven Umweltproblemstoffen wie etwa Pestiziden, Quecksilber aus Zahnamalgam oder Weichmachern eine zunehmende Rolle, wenn eine Befruchtung auf sich warten lässt.[26] Eine Behandlung mit pflanzlichen, homöopathischen und anthroposophischen Arzneien kann Vorteile bringen. Die Ausleitung von Schwermetallen wie Blei oder Amalgam sowie eine Hormonregulation gehören ebenso dazu wie die Anregung der Eierstöcke.

Wir gehen davon aus, dass du in frauenärztlicher Betreuung bist. Neben Ursachen wie Myomen, Zysten oder den Folgen einer Endometriose sind Probleme der Schilddrüse zu beachten. So kann eine Unterfunktion die Hormone Prolaktin und das luteinisierende Hormon LH durcheinanderbringen und damit den Eisprung beeinflussen.

Erst wenn eine Schwangerschaft nach einem Jahr ohne Verhütung noch nicht eingetreten ist, spricht man von Unfruchtbarkeit und leitet eine weiterführende Diagnostik ein. Bis dahin bleib entspannt. Die Frauenmeditation schenkt dir Kraft (mehr dazu im Kapitel »Meditation für die Stärkung der weiblichen Kraft«, Seite 149). Oder ihr nehmt euch miteinander Zeit. Massiert euch zum Beispiel gegenseitig die Füße. Das fördert die Oxytocin-Ausschüttung.

Bei deiner Selbstbehandlung steht das Hormonsystem im Zentrum, ergänzt mit der Stimulation der Leber-Zone zur Stoffwechselanregung und ebenso die Kreuzbein-Zone als nervale Wechselwirkung mit den Kleinbeckenorganen.

Fußreflexzonentherapie Eine in Hanne-Marquardt-Fussreflex® ausgebildete Therapeutin oder Therapeut könnte die Eigenbehandlung wie folgt ergänzen (idealerweise beide über 2–3 Monatszyklen):

- Behandlung nach Erstbefund und therapeutische Einwirkung auf die Symptomatik
- Hormonregulation, insbesondere bei einem sogenannten Post-Pill-Syndrom, einer Summe an Symptomen nach dem Absetzen der Antibabypille
- Anregung des Stoffwechsels
- Behandlung der Beckenbänder und Nervenpunkte
- vegetativer Ausgleich für das Nervensystem über Diaphragmen, Ausgleichgriffe, eutonische Griffe
- Sphinkter-Behandlung zur Regulation der Übergänge im Verdauungssystem (krampflösend) sowie des vegetativen Nervensystems (stressregulierend)
- Überprüfen von Narben-Zonen und Störfeldern im Zahn-Kiefer-Gebiet

Hilfe aus der Pflanzenwelt Wenn die Mensis unregelmäßig ist oder nach Absetzen der Antibabypille nicht in Schwung kommt:

- Frauenmantel reguliert die Hormone, über 2–3 Zyklen als Tee oder als Urtinkutur (Ceres), 3 × 3 Tropfen.

- 20 g Beifuß (nicht bei Myombelastungen) und 30 g Rotklee als Teemischung beleben die Östrogenphase (Informationen zur Einnahme findest du im Kapitel »Heilpflanzen«, Seite 42).
- Mönchspfeffer für die 2. Zyklusphase als Präparat (z. B. Vitex agnus castus von Ceres) als starke Gelbkörperheilpflanze
- »Nestsäuberung«: eine mild entgiftende und schleimhautregenerierende Teemischung nach Margret Madejsky: je 2 Teile Brennnessel, Goldrute, Schafgarbe, Storchenschnabel, 3 Teile Frauenmantel, Gundelrebe, Taubnesselkraut mit Blüten, 1 Teil Stiefmütterchen. 1 EL mit 200 ml heißem Wasser 8–10 Minuten ziehen lassen.

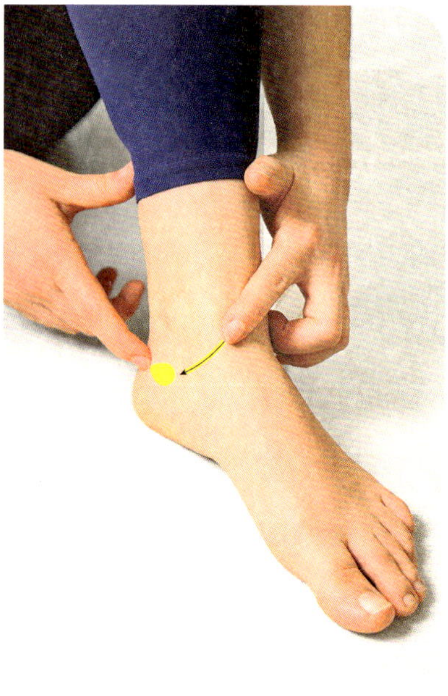

Achtung: Bestimmte Pflanzen müssen abgesetzt werden, wenn es zu einer Schwangerschaft kommt! Bitte medizinisch abklären lassen.

Ätherische Öle Mischungen zur Massage auf dem Unterbauch:

- 1. Zyklushälfte: 5 Tropfen Muskatellersalbeiöl (entkrampfend/anregend für die Östrogenproduktion) mit 1–2 Tropfen Ylang Ylang (entspannend/aphrodisierend) in 1 TL Trägeröl (z. B. fraktioniertes Kokosöl)
- 2. Zyklushälfte: 1 Tropfen Geranienöl mit etwas Mönchspfefferöl (progesteronähnliche Eigenschaften) in 1 TL Trägeröl

Achtung: Diese Mischungen bei positivem Schwangerschaftstest nicht mehr anwenden.

Zonenblatt: Kinderwunsch

1. Beckenschwung: Wohlfühlgriff
Lege beide Fußsohlen aneinander und streiche mit deinen Fingerspitzen über beide Ferseninnenseiten eine liegende Acht. Der Kreuzungspunkt liegt jeweils in der Mitte der Zonen.

2. Hormonzentrum Gehirn: Raupengriff
Setze den Daumen, vom Unterrand des Großzehennagels kommend, an der äußeren Zehenkante an und rolle in Richtung Fußsohle. Arbeite dort in der kleinen Zone mit dem Raupengriff. Alternative: Kreisen, 10–20 ×.

3. Schilddrüse: Raupengriff, Kreisen
Taste mit den Daumen das Grundgelenk der Großzehe an der Fußsohle. Gehe dort mit dem Raupengriff maximal bis ans Ende der Verlängerung des 1. Zehs (2–3 Bahnen).

Wandere anschließend mit deinem Zeigefinger entlang des Grundgelenkes bis auf den Fußrücken. Kreise hier in der erbsengroßen Zone oberhalb des Gelenkspaltes in Richtung Großzehe. Alternativ bimanuelles Kreisen. 8–10 ×.

4. Hormonkick Eierstock & Gebärmutter: bimanueller Raupengriff Ertaste den Hinterrand deines Außenknöchels und gehe bis zur Mitte der äußeren Ferse zur Zone für den Eierstock. Den Bereich der Gebärmutter findest du mittig auf der Innenseite des Fersenbereichs. Beide Zonen kannst du gleichzeitig mit dem Raupengriff behandeln. 10–20 ×.

5. Eileiterstreichung: Wechselstreichung Stelle den Fuß vor dir auf. Verbinde die Eierstock-Zone im

« Eileiterstreichung: Wechselstreichung

» Zonenblatt: Kinderwunsch

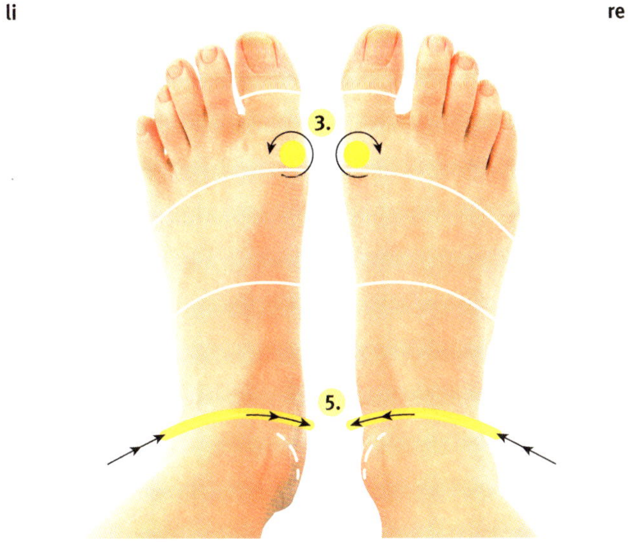
li
re
3.
5.

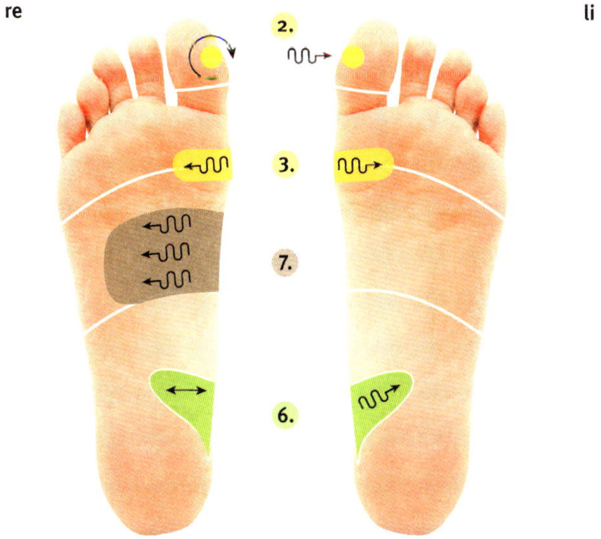
re
li
2.
3.
7.
6.

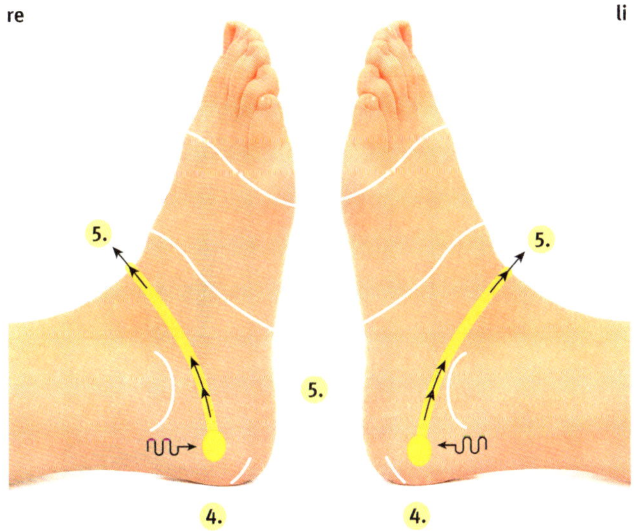
re
li
5.
5.
5.
4.
4.

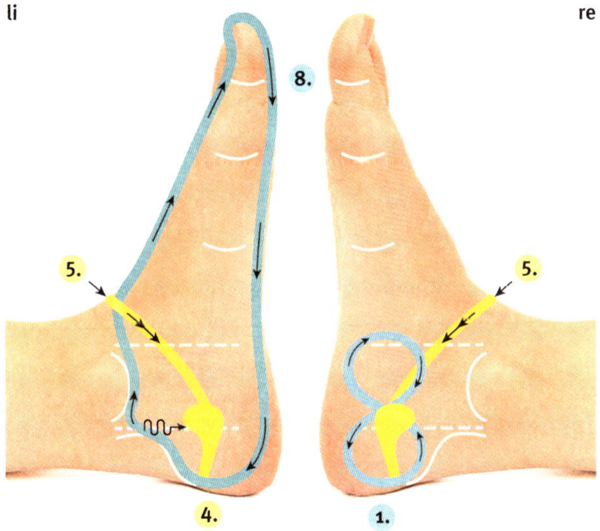
li
re
8.
5.
5.
4.
1.

äußeren Fersenbereich über die Zone des Eileiters mit der Gebärmutter-Zone. Streiche dazu von der Eierstock-Zone mit deinem Zeige- oder Mittelfinger über den Fußrücken zum inneren Fersengebiet. Dort angekommen, hält der Finger Kontakt mit der Gebärmutter-Zone, während die andere Hand nach außen greift und erneut die gleiche Bahn nach innen zieht. Mit beiden Händen im Wechsel arbeiten. 8–10 ×.

Alternativ kannst du diese Streichung im Sitzen durchführen.

6. Kreuzbein: Raupen- oder Dehngriff Suche dir den Bereich der Kreuzbein-Zone (lies dazu im Kapitel »Entdeckungsreise Fuß«, Seite 30, nach). Arbeite mit weichen Dehngriffen oder dem Raupengriff. Findest du leicht knirschende oder schmerzhafte Punkte, dann arbeite sie gefühlvoll durch, bevor du dich dem nächsten Bereich annimmst. Maximal 30 Sekunden.

7. Leber-Zone: Raupengriff Teile an deiner rechten Fußsohle den Bereich zwischen der 1. und 2. Querlinie in 2 Hälften. Die untere Hälfte bis leicht über die 2. Querlinie steht für die Leber-Zone. Sie geht nach außen hin bis zur Verlängerung der Linie des 4. Zehs. Arbeite den gesamten Bereich mit dem Raupengriff durch. 15–20 ×.

8. Lebensquell: Wohlfühlgriff
(beschrieben im Kapitel »Wohlfühlgriffe«, Seite 28)

Wir empfehlen, alle 2 Tage 2 Durchläufe von dieser Abfolge auszuführen. Ergänze sie nach Belieben mit anderen Wohlfühlgriffen, mit denen du bereits gute Erfahrungen gemacht hast.

Probleme in der Schwangerschaft

Hurra, es hat geklappt! Ein Baby ist unterwegs. Du bist schwanger. Der weibliche Körper bietet bei intakter Schwangerschaft ein großartiges Programm, damit der Embryo gut gedeihen kann und die Mutter geschützt ist. Und doch können bei aller Vorfreude hier und da Beschwerden diese Zeit trüben.

Zunächst ein wichtiger Hinweis für die ersten 12 Wochen deiner Schwangerschaft: Die Einnistung eines Embryos ist eine sensible Zeit, bei der viel geschehen kann. Da die Fußreflexzonenbehandlung einiges im Körper in Bewegung bringt, empfehlen wir dir, nicht selbst an die Füße zu gehen, sondern dich bei Beschwerden in die Hände einer erfahrenen Therapeutin oder eines Therapeuten zu begeben. Sie wissen genau, wo und wie sie den Fuß anfassen dürfen und was man eher in der Frühschwangerschaft nicht behandelt. Ab dem 4. Schwangerschaftsmonat kannst du wieder selbst unter Beachtung einiger Regeln (nachzulesen beim Zonenblatt, Seite 76) aktiv werden.
Uns ist sehr wohl bewusst, dass ausgerechnet in das erste Trimester die am häufigsten vorkommenden Schwangerschaftsbeschwerden fallen: Übelkeit und Erbrechen. Noch immer sind die Gründe dafür nicht ganz geklärt. Der Allergologe Reinhart Jarisch sieht den Botenstoff Histamin als maßgeblichen Auslöser.[27] Daneben werden aber auch Störungen der Schilddrüse, Ängste oder Stress als Ursache für das Unwohlsein in den ersten Wochen diskutiert. Durch die hohe Produktion des Schwangerschaftshormons Humane Choriongonadotropin (hCG) erhöht sich zudem der Säuregehalt im Magen, was die Verdauung verlangsamt und Übelkeit fördert. Gezielt gesetzte Ausgleichsgriffe in den Zonen des Verdauungstraktes sowie den Diaphragmen – durch fachlich geschulte Therapeuten – können für Entlastung sorgen. Da die Symptome zum großen Teil morgens auftreten, kann das Kauen von 1–2 Kaffeebohnen oder ein erstes Frühstück im Bett mit Tee und Kräckern magenberuhigend und ausgleichend sein. Solltest du dich mehr als fünf Mal am Tag übergeben und womöglich auch noch abnehmen, dann leidest du unter der selten vorkommenden, aber schweren Form des Schwangerschaftserbrechens, der sogenannten Hyperemesis gra-

vidarum. Interessanterweise betrifft sie schlanke, sportliche Frauen häufiger als andere. So oder so ist deine Ärztin, dein Arzt jetzt dein richtiger Ansprechpartner.

Sie sind auch gefragt, wenn du längere Zeit von heftigerem Sodbrennen geplagt bist. In abgeschwächter Form ist es nicht bedenklich, sondern zeigt, dass dein heranwachsendes Kind Platz braucht. Im Laufe der Zeit werden alle Oberbauchorgane mehr nach oben verlagert. Der Schließmuskel im oberen Bereich des Magens entspannt sich und so kommt mehr Magensäure in die Speiseröhre. Um das dort auftretende brennende, stechende Gefühl zu verringern, hat es sich bewährt, eher kleinere Portionen zu sich zu nehmen und auf Fettiges oder stark Gewürztes sowie Säureanregendes wie Kaffee oder Fruchtsäfte zu verzichten. Haferkleie und Heilerde können dazu beitragen, Säure aufzunehmen.

2–3 Tassen Kümmel-Fenchel-Anis-Tee unterstützen deine Verdauung. Durch die höhere Progesteron-Ausschüttung entspannt zudem die Darmmuskulatur. Das verlangsamt den Weitertransport der im Darm befindlichen Nahrung. Empfehlenswert ist es jetzt auf jeden Fall, für regelmäßige Bewegung zu sorgen und mehr Wasser zu trinken. Wenn in den ersten 3 Monaten Beschwerden auftreten, begib dich in die Hände einer erfahrenen Fußreflexzonentherapeutin. Solange du in der weiteren Schwangerschaft an deine Füße kommst, kannst du deinem System mit gezielten Streichungen und Massagen in den entsprechenden Zonen auch selbst auf die Sprünge helfen.

Mit fortschreitender Schwangerschaft ist die Rückenmuskulatur mehr gefordert, das größer werdende Gewicht an der Vorderseite auszugleichen. Zudem müssen die Beckenstrukturen in Vorbereitung auf den Geburtsprozess nachgeben. Dadurch kann es zu Verschiebungen im Kreuzdarmbeinbereich, dem Gelenk zwischen den Beckenschaufeln und dem Kreuzbein, kommen. Eigentlich eine perfekte Zeit, um über die Reflexzonen mit Dehnungen und Streichungen Entspannung in diesen Bereich zu bringen. Doch wir stehen – wie schon bei der Verdauung – vor einem Dilemma: Je größer der Bauch, desto weniger kommst du selbst an deine Füße. Deshalb unser Tipp: Lass dich gemäß unseren Empfehlungen von deiner Partnerin oder deinem Partner behandeln. Begleitend kannst du mit Bewegungsformen wie beispielsweise dem Schwangerschafts-Yoga beginnen.

Fußreflexzonentherapie Eine in Hanne-Marquardt-Fussreflex® ausgebildete Therapeutin oder Therapeut könnte die Eigenbehandlung wie folgt ergänzen:

- Akutbehandlung auf Problemsituationen wie Übelkeit, Verstopfung, Rückenschmerzen
- weich tonisierende Techniken in den Zonen von Darm, Leber, Bauchspeicheldrüse und den Diaphragmen zur Anregung der Verdauung
- sedierende Verweilgriffe unter anderem in den Zonen von Wirbelsäule, Kreuzbein und Kreuzdarmbeingelenk zur Entlastung bei akuten und chronischen Rückenschmerzen
- Ausgleichsgriffe zur Stärkung des vegetativen Nervensystems
- lymphatische Entstauung u. a. bei Karpaltunnel-Belastungen

Hilfe aus der Pflanzenwelt: Heilpflanzen in der Schwangerschaft sollte man nur bei Beschwerden und nur auf ärztliche oder naturheilkundliche Verordnung anwenden. Alle östrogenfördernden Pflanzen müssen zu Beginn der Schwangerschaft abgesetzt werden.

Ätherische Öle

- Übelkeit: Pfefferminzöl oder Lemonöl in der Luft zerstäuben, aus den Händen inhalieren oder aufs Kopfkissen träufeln.
- Verdauungsprobleme: 1–2 Tropfen Lavendel-, Orangen-, Limetten-, Thymian- oder Grapefruitöl mit 1 EL Trägeröl mischen und den

Bauch oder unteren Rücken massieren oder mit Wasser vermischt in der Luft zerstäuben.
- Rückenprobleme: 5–10 Tropfen Pfefferminz-, Rosmarin- und Basilikumöl vermengen. Davon 2–3 Tropfen auf den betroffenen Bereich auftragen oder mit einer warmen Kompresse auflegen.

Zonenblatt: Probleme in der Schwangerschaft

Wir empfehlen, erst im 4. Monat selbst mit der Fußreflexzonenbehandlung zu beginnen. Bis dahin begib dich bei Beschwerden in die Hände erfahrener Fußreflexzonentherapeuten.

Während der gesamten Schwangerschaft führen wir KEINE Griffe an der Innenseite des Fersenbeines (Gebärmutter-Zone) durch. Insgesamt empfehlen wir bei allen Techniken und Griffen eine sanfte und weiche Intensität. Das gilt auch für den Bereich des Kreuzbeins als Reflexgebiet der Kleinbeckenorgane.

A. Akute Rückenschmerzen

1. Wirbelsäulenfluss: Wohlfühlgriff (beschrieben im Kapitel »Wohlfühlgriffe«, Seite 28)

2. Gesamte Wirbelsäule: Dehngriffe Suche dir die Zone der Wirbelsäule an der Innenseite des Fußes. Lege beide Daumen, Nagelspitze an Nagelspitze, untereinander an den Übergang zwischen Fußinnenseite zur Fußsohle. Ziehe die Daumen in Längsrichtung auseinander und dehne so in kleinen Schritten das Gewebe. Folge mit diesen Dehngriffen der gesamten Wirbelsäulenlinie. 2–3 ×.

3. Kreuzbein: Ruhegriff Suche dir den Bereich der Kreuzbein-Zone (lies dazu im Kapitel »Entdeckungsreise Fuß«, Seite 30, nach). Bearbeite das gesamte Gebiet mit dem Ruhegriff.

4. Schädelbasis: Dehngriffe Gehe an das Zehenendgelenk deines großen Zehs an der Fußsohle. Arbeite mit Dehngriffen im und leicht oberhalb des Gelenkspaltes über die gesamte Breite des Zehs. 6–8 ×.

5. Atemöffner: Dehngriffe (beschrieben im Kapitel »Massagegriffe«, Seite 26)

6. Lebensquell: Wohlfühlgriff (beschrieben im Kapitel »Wohlfühlgriffe«, Seite 28)

B. Darmträgheit

1. Bauchflow: Wohlfühlgriff (Seite 78) Lege beide Füße mittig vor dich. Streiche mit je 1 Daumen in dem Gebiet zwischen der 2. Querlinie und dem Fersenbein eine liegende Acht über die gesamte Fußsohle.

2. Magenein- und Magenausgang: Ruhegriff (beschrieben im Zonenblatt: krampflösende Regulation, Seite 34)

3. Dünndarm: Raupengriff In der Zeichnung siehst du, dass die Zone des Dünndarms knapp unter der 2. Querlinie beginnt und im Übergang zum Fersengebiet endet. In Richtung Außenkante des Fußes endet sie in der Verlängerung des 3. Zehenstrahls. Arbeite das gesamte Gebiet mit dem Raupengriff von innen nach außen in mehreren Bahnen durch. 10–20 ×.

4. Dickdarm: Dehngriff im Verlauf (Seite 78) Starte an der rechten Fußsohle in der Verlängerung des 4. Zehs im Übergang von der Ferse zum weichen Gewebe. Ziehe es mit der 1. Dehnung Richtung Zehen bis knapp über die 2. Querlinie und weiter über einen Bogen Richtung Innenseite des Fußes.

Wechsele dann zum linken Fuß. Startpunkt ist wieder die 2. Querlinie, ziehe das Gewebe in einem aufsteigenden Bogen nach außen bis zur Verlängerung des 4. Zehs. Fahre von hier in einer geraden Linie nach unten fort, bis das festere Fersengebiet beginnt, und von dort in einem Bogen wieder zur

» Akute Rückenschmerzen

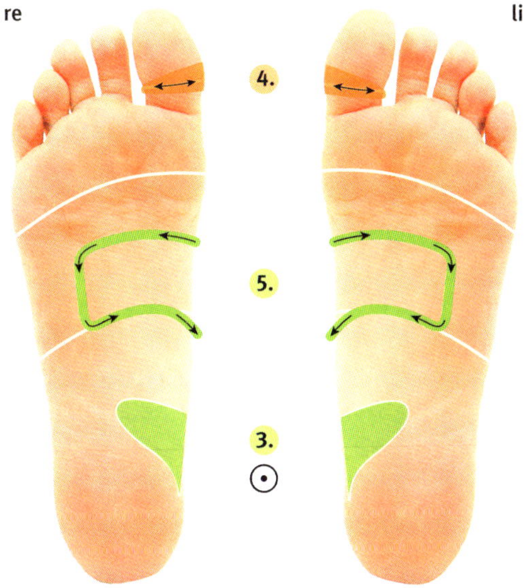
re
li
4.
5.
3.

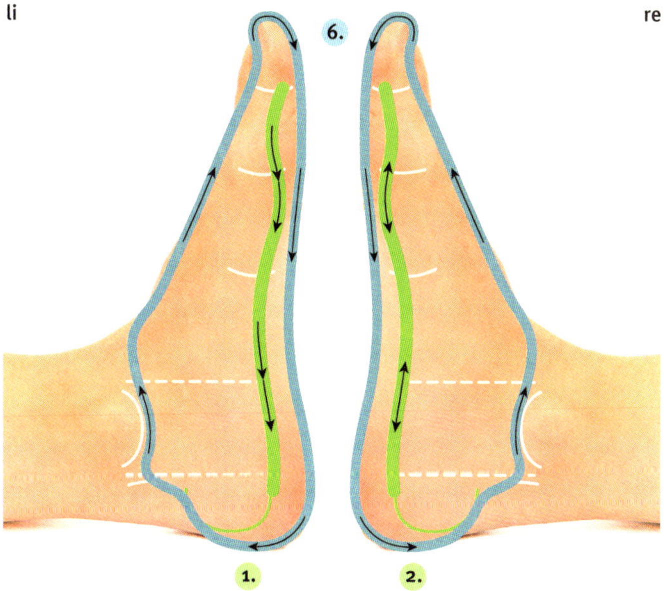
li
re
6.
1.
2.

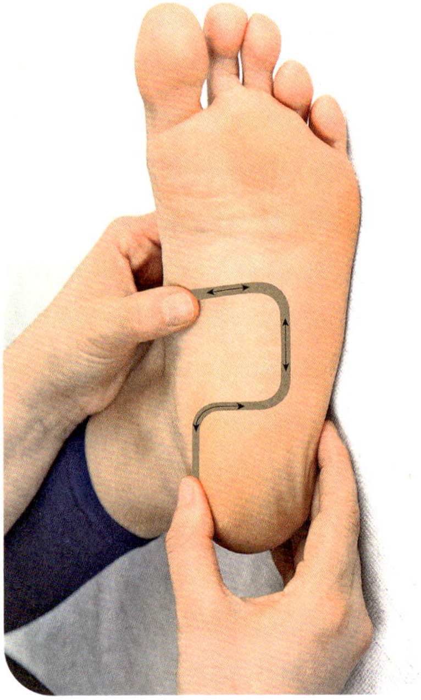

Dickdarm: Dehngriffe im Verlauf

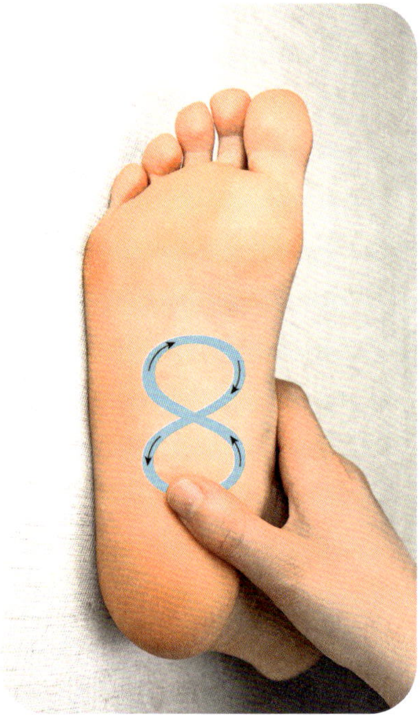

Bauchflow: Wohlfühlgriff

Innenseite der Ferse. Zielpunkt ist die Zone After an beiden Fußinnenseiten.

5. After: Ruhegriff (beschrieben im Zonenblatt: krampflösende Regulation, Seite 36)

6. Sunshine: Kreisen (beschrieben im Zonenblatt: krampflösende Regulation, Seite 36)

Geburtsvorbereitung

Der Bauch wird rund und runder. So langsam senkt sich das Baby in das Becken. Ab und zu wird der Bauch schon mal hart. Vielleicht übt dein Körper dabei Probewehen. Eine gute Zeit darüber nachzudenken, wie du deinen Körper noch besser auf die Geburt vorbereiten kannst.

Allerdings gibt es ein kleines Problem – du kommst nicht mehr wirklich gut an deine Füße. Doch es gibt mehrere Möglichkeiten. Zum einen könnte deine Partnerin oder dein Partner die von uns vorgeschlagene Behandlungsabfolge für dich ausüben. Oder ihr wendet euch an eine Fußreflexzonen-Therapeutin oder -Therapeuten eures Vertrauens. Lasst euch die Griffe dort zeigen und macht dann gemeinsam zu Hause damit weiter. Eine weitere Option wäre es, sich in der Zeit vor der Geburt überhaupt von der Reflexzonentherapie begleiten zu lassen, da dort ganz gezielt auf deine Beschwerden eingegangen und geburtsvorbereitend gearbeitet werden kann.

Prozesse im Körper unterstützen

Mit der Behandlung über die Füße kannst du die körpereigenen Prozesse im letzten Trimester deiner Schwangerschaft unterstützen.
In dieser Zeit verändert sich noch einmal der Hormonhaushalt. Unter Umständen kann dir das eine Reihe neuer Symptome bescheren:[28]

- Die Konzentration des weiblichen Hormons Östrogen erreicht ihren Höhepunkt. Außer der Aufgabe, die Durchblutung und damit das Wachstum der Gebärmutter zu fördern, signalisiert es dem Körper, dass er bereit für Wehen und damit für die Entbindung ist. Der erhöhte Östrogenspiegel verursacht bei einigen Frauen Schwellungen an den Füßen und Stimmungsschwankungen.
- Vielleicht stellst du aber auch ganz viel Tatendrang und Unruhe an dir fest. Das könnte an dem

Darmträgheit

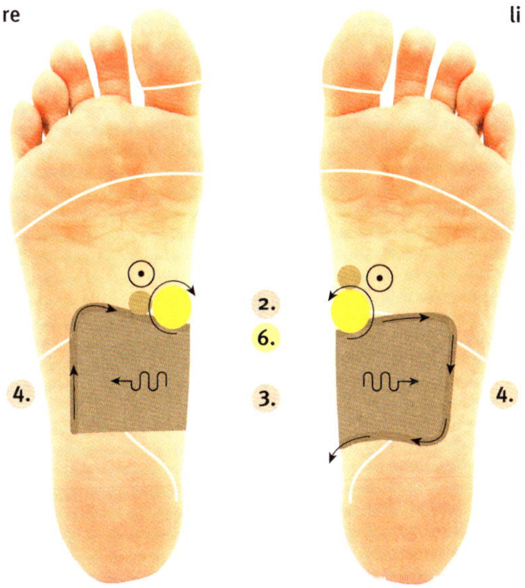
re
li
2.
6.
3.
4.
4.

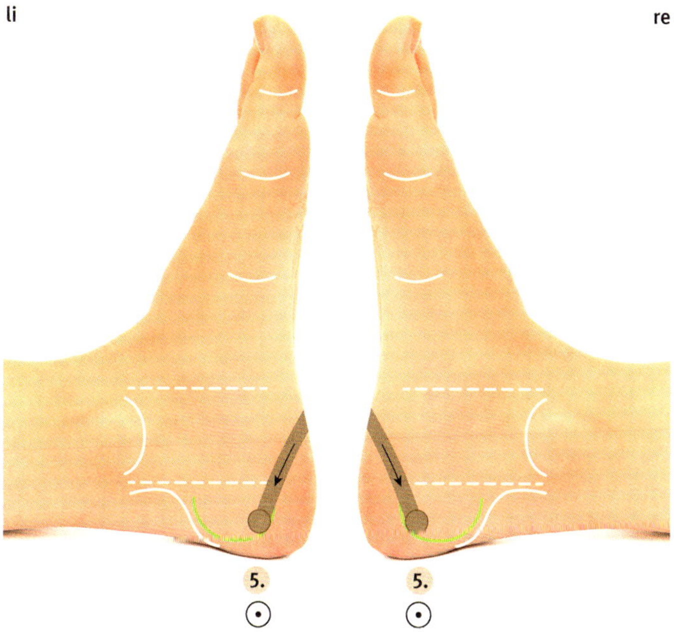
li
re
5.
5.

Achtung:

Eine geburtsvorbereitende Behandlung sollte frühestens ab der 35. Schwangerschaftswoche beginnen. Und auch dann werden keine Grifftechniken im gesamten inneren Fersengebiet angewendet. Schließlich soll die Geburt zwar möglichst einfach und stressfrei verlaufen, aber nicht zu früh beginnen.

sinkenden Progesteronspiegel liegen, der deine Wehentätigkeit in Gang setzen soll.
- Plötzlich einschießende oder auch anhaltende Schmerzen im Schambeinbereich, manchmal verbunden mit Rückenschmerzen, sind ein Zeichen, dass durch das Hormon Relaxin deine Bänder und das Gewebe noch einmal mehr gelockert werden. Für den Geburtsprozess ist das entscheidend. Und keine Sorge, danach sinkt Relaxin wieder und dein Gewebe kehrt in den gewohnten Zustand zurück.

Deine Fürsorge für dich über die Fußreflexzonen kann dir also nicht nur Erleichterung bei den Beschwerden deiner Muskulatur und Gelenke verschaffen. Sie trägt auch dazu bei, deine Beckenstrukturen auf die Geburt vorzubereiten. Die Erfahrung hat gezeigt, dass sich die Behandlungskombination von Beckenboden, Zwerchfell und Mundboden gut ergänzen. Diese drei Querschichten geben unserem Körper wie Zwischenböden in einem Regal Halt.

In dieser Zeit vor der Geburt kann es sein, dass dein Stresspegel immer mal wieder ansteigt. Vielleicht ist es die Aufregung vor dem Geburtsprozess. Möglicherweise sind es aber auch die Veränderungen, die mit dem Kind auf dich und deine Familie zukommen, die dich beschäftigen. Oder gar die Frage, ob du deiner Rolle als Mutter gerecht wirst. Je intensiver solche Gedanken und Gefühle dich beeinflussen, desto höher steigt über die körpereigenen Stressreaktionen der Cortisol-Pegel im Blut. Studien haben gezeigt, dass dies auch beim Ungeborenen zu Stress und heftigen Stressantworten wie einem erhöhten Herzschlag oder einer vermehrten Blutzirkulation führen kann.[29]

Versuche, für dich so viel schöne und ruhige Zeit wie möglich zu finden. Wenn es dir gutgeht, profitiert auch dein Baby davon. Erinnere dich daran, dass die Geburt ein natürlicher Prozess ist und wir alles Wissen für den natürlichen Ablauf in uns tragen. Viele Wohlfühlgriffe in Ergänzung deiner Fußbehandlung bewirken, dass du trotz aller Aufregung ruhiger und gelassener bleibst.

Fußreflexzonentherapie Eine in Hanne-Marquardt-Fussreflex® ausgebildete Therapeutin oder Therapeut könnte die Eigenbehandlung wie folgt ergänzen:
- Die Behandlung der Reflexzonen der Beckenbänder und Beckennerven 6–7 Wochen vor der Geburt ist ideal für die Geburtsvorbereitung. Zur Freude der werdenden Mütter hat sich so manches Mal ein Kind in der Beckenendlage nach den Impulsen der Reflexzonentherapie gedreht. Auch wenn der Geburtstermin überschritten ist, kann die Therapie den nötigen Anschub zur Geburt geben.
- Mit einer Sphinkter-Behandlung lässt sich dein vegetatives Nervensystem ausgleichen und deine Verdauung anregen.

Hilfe aus der Pflanzenwelt

- Als geburtsvorbereitenden Tee empfehlen Hebammen etwa 4 Wochen vor der Entbindung Himbeerblätter. Sie machen das Gewebe (Beckenbänder und Beckenboden) elastischer, zusätzlich hat die Pflanze auch krampflösende und entspannende Wirkung.
- Lavendel und Melisse wirken beruhigend und kreislaufstabilisierend und schmecken als milder Tee auch gut.

Unterstützung durch ätherische Öle

- Gegen Wassereinlagerungen in den Beinen: wahlweise die DoTerra-Mischung Aromatouch, Cypresse oder Grapefruit in eine kleine Sprühflasche mit Wasser geben und die Beine damit regelmäßig befeuchten. Und häufig die Beine hochlagern.
- Entspannende Öle: Neroli, Lavendel, Römische Kamille, Bergamotte, Wildorange. Z. B. 1 Tropfen deiner Wahl in den Diffuser geben oder auf eine warme Bauchkompresse tropfen und dort wirken lassen.
- Bei frühzeitigen Wehen: den Bauch mit einer Mischung aus Trägeröl und 1–2 Tropfen Majoran mindestens 3 × täglich sanft einreiben.
- Wehenfördernd: je 1 Tropfen Clary Sage und/oder Jasmin mit etwas Trägeröl um die Fußknöchel und am Rücken in der Nierengegend einmassieren.

Zonenblatt: Geburtsvorbereitung

1. Sunshine: Kreisen (beschrieben im Zonenblatt: krampflösende Regulation, Seite 36)

2. Untere Lendenwirbelsäule & Kreuzbein: Dehngriffe Unterhalb der 2. Querlinie an der Innenseite des Fußes beginnt die Zone der Lendenwirbelsäule. Ziehst du vom Vorderrand des Innenknöchels eine Linie zur Fußsohle, landest du am Übergang zum Kreuzbein. Bearbeite das Gebiet dazwischen mit sanften Dehngriffen. Weite sie anschließend zum Kreuzbein hin aus, an der Innenseite Fußes sowie an der Fußsohle. Maximal 8 ×.

3. Becken A) Beckenboden: Dehngriffe Lege die Ferse in deine Hände und platziere die Daumen in der Mitte der Beckenboden-Zone. Ziehe mit den Daumen die gesamte Zone sanft auseinander. 8–10 ×.

B) Becken außen: Ruhegriff
Stelle den Fuß vor dir auf der Ferse auf. Umfasse die Ferse mit dem Daumen innen und dem Zeigefinger außen. Das zu behandelnde Gebiet liegt unterhalb deines Außenknöchels am unteren Fersenrand. Starte in der Verlängerung der hinteren Knöchelkante. Gehe dort mit der Zeige- oder Mittelfingerspitze in die Tiefe und halte diesen Punkt 10–20 Sekunden. Gehe so in Richtung Zehen bis knapp unter die Verlängerung der Vorderkante des Außenknöchels.

4. Mundboden: Dehngriffe Suche dir am Fußrücken an deinem Großzeh den Gelenkspalt zwischen beiden Zehengliedern. Arbeite auf und unterhalb der Linie in etwa 2 Bahnen die Zone mit Dehngriffen in Längs- oder Querrichtung durch. 8–10 ×.

5. Atemöffner: Dehngriffe Ziehe für die Zone des Zwerchfells eine etwa halbkreisartige Bahn: Der Daumen liegt dabei ungefähr 2 Fingerbreit unter dem Grundgelenk des großen Zehs an der Innenseite des Fußes. Streiche von hier parallel zur Zehengrundgelenklinie nach außen bis kurz vor die Verlängerung des kleinen Zehs. Streiche nun 2–3 Fingerbreit nach unten bis zur 2. Querlinie. Von dort verläuft die Zone über die Fußsohle wieder zur Innenseite des Fußes am höchsten

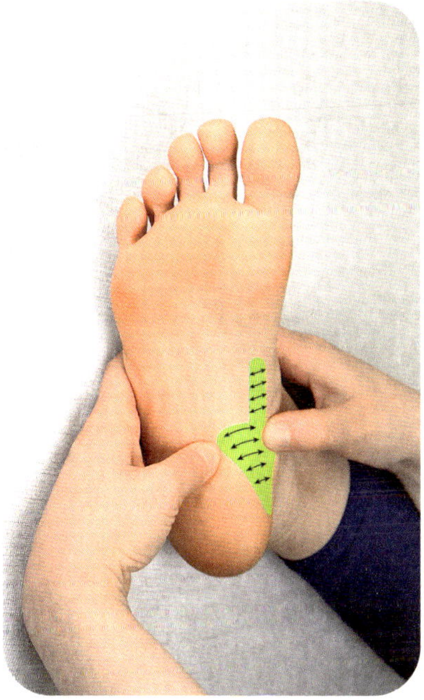

» Untere Lendenwirbelsäule & Kreuzbein: Dehngriffe

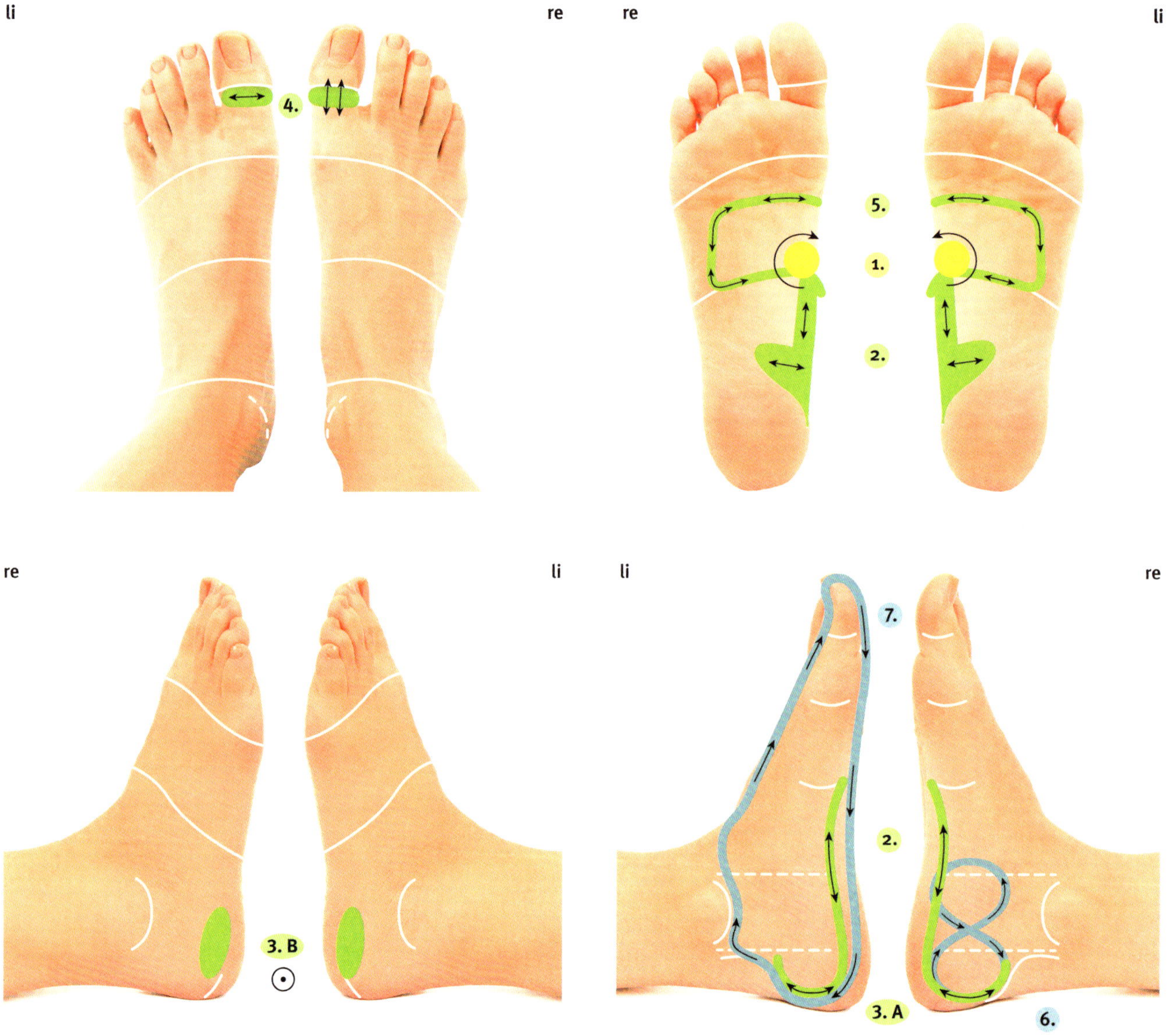
li
re
4.
re
li
5.
1.
2.
re
li
3. B
li
re
7.
2.
3. A
6.

Punkt des Fußgewölbes. Beende den Halbkreis mit einer kleinen Ausstreichung in Richtung der Lendenwirbelsäulen-Zone. 8–10 ×

6. Beckenschwung: Wohlfühlgriff (beschrieben im Kapitel »Wohlfühlgriffe«, Seite 28)

7. Lebensquell: Wohlfühlgriff (Seite 28) Lege die Fersen aneinander. Starte mit den Daumen oder den Fingerbeeren an beiden Füßen gleichzeitig im Bereich der Beckenboden-Zone. Ziehe von hier eine Bahn unterhalb des Innenknöchels in Richtung Fußrücken. Streiche von hier im Übergang der Fußinnenseite zum Fußrücken über den Nagelrand zur Großzehenspitze und dann in einer sanften Linie am Übergang von der Fußinnenseite zur Fußsohle wieder zur Beckenboden-Zone. Beginne dann wieder mit dem Weg um die Ferse herum. 10–15 ×.

Postnatal und Rückbildung

Das Baby ist da, welch ein Wunder! Wenn alles gut gegangen ist, breitet sich meist so etwas wie Seligkeit in der jungen Familie aus. Das Kind, das sich so viele Monate in der Geborgenheit der Höhle des Bauches entwickelt hat, wurde ins Leben gebracht. Glücklicherweise stattet der Körper uns Frauen mit einem Hormoncocktail aus, um Schmerzen und Anstrengungen der Geburt schnell wieder vergessen zu machen.

Was jetzt folgt, ist das sogenannte Wochenbett. Es dauert zwischen 8 und 10 Wochen an. Eine Zeit, in der die Familie zusammenwächst und sich das Neugeborene an die Welt außerhalb der schützenden Gebärmutter gewöhnt. Vor allem aber auch eine Zeit, in der sich der Zyklus der Schwangerschaft schließt. Ein uraltes Programm aus Regeneration und Rückbildung ist jetzt angesagt. Das braucht Zeit, Ruhe und ausreichend Rückzug. Für Geburtsnarben gilt das Gleiche wie für jede andere Narbe, sie müssen heilen.

Nachwehen, ein wichtiger Prozess

Abgesehen davon, dass Muttermund und Vagina wieder ihre gewohnte Form annehmen, verändert sich am deutlichsten die Gebärmutter. Sie bildet sich allmählich wieder zu ihrer normalen Größe zurück. Begleitet wird dieser Prozess vielfach von durchaus schmerzhaften Nachwehen. Ein wichtiger Schritt, um die letzten Reste Blut, Plazentagewebe oder Schleim auszuscheiden. Der dabei entstehende Wochenfluss, in der Fachsprache Lochien genannt, verändert im Laufe der ersten 4 Wochen seine Farbe von blutig-rot zu weiß. Sollte der Wochenfluss sehr stark ausfallen oder gar ausbleiben, dann hole dir ärztlichen Rat.

Das gilt auch dann, wenn der vielfach auftretende Baby-Blues nicht nach ein paar Tagen von allein wieder vergeht. Die anfänglichen Stimmungsschwankungen sind keineswegs ungewöhnlich, sondern sogar physiologisch erklärbar. Während der Schwangerschaft hatte die Plazenta die Herstellung von Östrogen und Progesteron übernommen. Nach der Geburt fehlt diese Quelle und der Körper muss sich darauf einstellen, die Produktion dieser Hormone wieder zu übernehmen. Gleichzeitig steigt der Pegel von Prolaktin, um die Milchdrüsen zu aktivieren und das Stillen zu ermöglichen. Dadurch erhöht sich das Level des Bindungshormons Oxytocin, das gleichzeitig den Rückbildungsvorgang der Gebärmutter unterstützt. In Verbindung mit dem Geburtserlebnis und der neuen Situation des Mutter- und Elternseins kann das durchaus dünnhäutig oder leicht reizbar machen. Das Beste, was du in dieser Zeit für dich tun kannst, ist, dir viel Ruhe zu gönnen. Vielleicht magst du ja auch schon selbst (wieder) an deine Füße gehen oder dich behandeln lassen.

« Zonenblatt: Geburtsvorbereitung

In dieser Zeit können Wohlfühlgriffe und ein Ausstreichen des Kreuzbeins dazu beitragen, dein emotionales Gleichgewicht zu stärken.

Mit unserem Vorschlag für die Selbstbehandlung kannst du nach 4–6 Wochen zudem dein Hormonsystem bei der Regulierung unterstützen. In die Behandlung beziehen wir Beckenboden, Gebärmutter und Blase ein. Aufgrund der gedehnten Beckenstrukturen sowie der Ausschwemmung der schwangerschaftsbedingten Wassereinlagerungen kann es zu verstärktem Harndrang kommen. Auch Probleme, den Urin zu halten beziehungsweise Blase oder Darm entleeren zu können, sind möglich. Damit steigt das Risiko für einen Harnwegsinfekt.

Es ist empfehlenswert, bereits wenige Tage nach der Geburt mit sanfter Rückbildungsgymnastik für den Beckenboden zu starten. Nach einem Dammschnitt warte damit, bis die Naht verheilt ist. Wenn du mit einem Kaiserschnitt entbunden hast, dann lass dir 4–6 Wochen Zeit mit dem Beginn. Das Training kommt auch einer möglichen Rektusdiastase, der geweiteten geraden Bauchmuskulatur – häufig sichtbar durch eine leicht bräunliche Linie – zugute. Deine Hebamme wird dich auch in dieser Hinsicht gut beraten können. Es ist enorm wertvoll, dass diese Expertinnen ihr Wissen jungen Müttern zur Verfügung stellen.

Fußreflexzonentherapie Eine in Hanne-Marquardt-Fussreflex® ausgebildete Therapeutin oder Therapeut könnte die Eigenbehandlung wie folgt ergänzen:

- gezielte Behandlung der Gehirn-Zonen und des Hirnstamms zur Förderung des emotionalen Gleichgewichts
- Sphinkter-Behandlung zur Regulation der Übergänge im Verdauungssystem (krampflösend) sowie des vegetativen Nervensystems (stressregulierend)
- aktivierende Techniken für den Becken-Bauch-Bereich zur Unterstützung der Rückbildung
- Dynamische Behandlung der Beckenbänder, damit die Beckenbandstrukturen ihren Tonus wiedererhalten.
- weiche Unterstützung des Hormonsystems
- gegebenenfalls Anregung der Milchdrüsen

Hilfe aus der Pflanzenwelt Früher wurden Kräuter ins Wochenbett gestreut, unter anderem Pflanzen, die blutstillend und antibiotisch wirkten, wie Frauenmantel, Himbeerblätter oder Schafgarbe.

Diese Pflanzen entfalten heute beispielsweise über Teemischungen ihre Wirkung:

- Basistee mit Frauenmantel, Himbeerblätter und Schafgarbe zu je 30 g
- Diesen Basistee bei übermäßiger Geburtsblutung bei Bedarf mit 20 g Hirtentäschel anreichern.
- Kamille und Gänsefingerkraut wirken krampflösend, je 20 g.
- Wenn die Hormone, ebenso wie die Gemütslage der Mutter, nach der Geburt absinken, kann man 20 g Johanniskraut und 30 g Melissenblätter zum Basistee mischen.

Weitere Informationen findest du in dem Frauenheilbuch von Heide Fischer.[30]

Unterstützung mit der Aromatherapie Es gibt zahlreiche Öle, die dich in dieser Zeit begleiten können. Allerdings sind die Dosierung und Auswahl sehr komplex. Wende dich daher bitte an eine Hebamme, Stillberaterin oder eine Aromatherapeutin deines Vertrauens.

Meiden solltest du in der Stillzeit Zitrone, Salbei, Minze, Eukalyptus, Rosmarin, Kampfer und hautreizende Öle wie Nelke, Zimt und Thymian. Nicht, weil diese Öle schädlich wären, sondern weil die Geruchssinne deines Babys in den ersten 3 Monaten sehr stark ausgeprägt und dementsprechend irritierbar sind.

Zonenblatt: Rückbildung

1. Beckenschwung: Wohlfühlgriff Lege deine Fußsohlen aneinander oder lege einen Fuß auf den Oberschenkel des anderen Beins. Finde für dich eine Position, in der du gut an den inneren Fersenbereich kommst. Streiche dann mit Zeige- oder Mittelfinger einer Hand sanft und flächig die Form einer liegenden Acht in das gesamte Gebiet der inneren Ferse. Der Kreuzungspunkt der Acht liegt in etwa der Mitte der Zone der Kleinbeckenorgane. Alternativ kannst du die Streichung über beide Fersen durchführen.

2. Hormonzentrum Gehirn: Raupengriff (beschrieben im Kapitel »Das kleine 1×1 der Regulation«, Seite 32)

3. Beckenboden: bimanueller Raupengriff wenn die Geburtsnarbe verheilt ist) Lege die Ferse in deine Hände und platziere die Daumen an den inneren hinteren Fersenbeinrand. Setze beide Daumen nebeneinander und arbeite weich-dynamisch mit dem Raupengriff. Folge dem Verlauf zwischen der Zone des Steißbeingebiets und dem Ansatz der Achillessehne. 10–20 ×.

4. Blase & Gebärmutter: bimanueller Raupengriff Starte an der oberen hinteren Fersenbeinkante in der Zone des Beckenbodens. Anders als zuvor arbeite diesmal mit dem Raupengriff vom Beckenboden in Richtung Zehen. Behandle an beiden Füßen das gesamte Gebiet von Blasen- und Gebärmutter-Zone bis 1 Fingerbreit über die Verlängerung des Hinterrandes des Innenknöchels hinaus. 10–20 ×.

5. Hormonkick Eierstock & Gebärmutter: bimanueller Raupengriff Ertaste den Hinterrand deines Außenknöchels und gehe bis zur Mitte der äußeren Ferse zur Eierstock-Zone. Den Bereich der Gebärmutter findest du mittig auf der Innenseite des Fersenbereichs. Behandle beide Zonen gleichzeitig mit dem Raupengriff. 10–20 ×.

6. Kreuzbein: Raupengriff (beschrieben im Zonenblatt: unregelmäßiger Zyklus, Seite 50)

7. Bauchdecke: bimanueller Raupengriff oder Dehngriff (Seite 60) Lege die Finger beider Hände an einem Fuß an den Vorderrand deiner Innen- und Außenknöchel. Die Daumen stützen sich am Oberrand des hinteren Fersenbeins ab. Starte mit 2–3 Fingern in dem Gebiet zwischen der 2. Querlinie und Leiste gleichzeitig mit dem Raupengriff, arbeite aufeinander zu.

Wahlweise kannst du in dem Gebiet auch mit Dehngriffen arbeiten. Lege dazu die Finger beider Hände flächig auf den Fußrücken zwischen der 2. Querlinie und der Leiste. Diesmal stützen die Daumen sich am unteren Unterschenkel ab. Bearbeite die Bauchdecken-Zone mit kräftigen, kurzen Dehnungen bis zu den Fußinnen- und -außenkanten. Ziel ist es, das Gebiet gut zu aktivieren, um die Muskelaktivität anzuregen. Beginne dann wieder erneut in der Mitte. 8–10 ×.

8. Lebensquell: Wohlfühlgriff (beschrieben im Kapitel »Wohlfühlgriffe«, Seite 28)

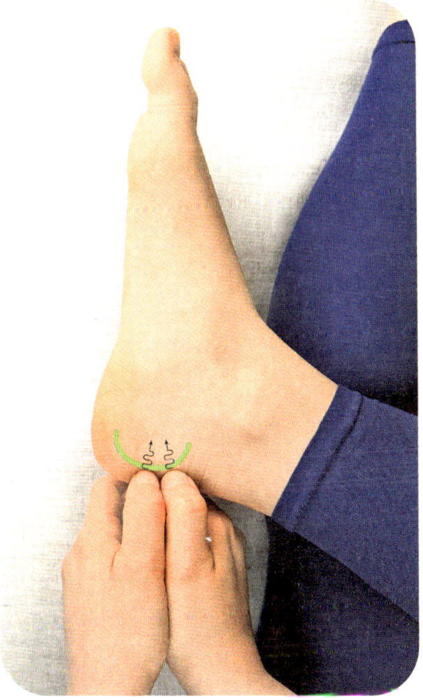

» Beckenboden: bimanueller Raupengriff

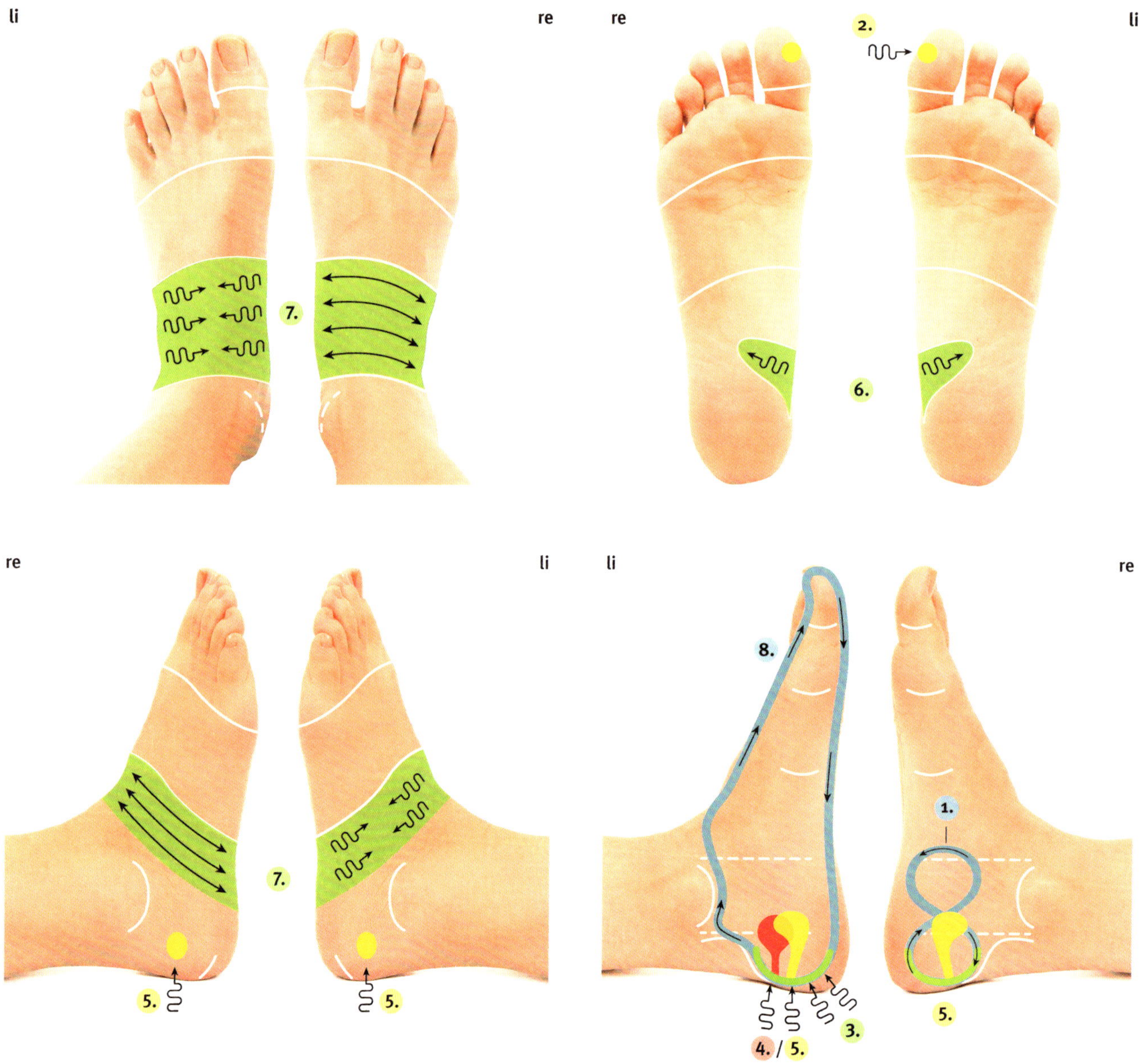
li
re
7.
re
li
2.
6.
re
li
7.
5.
5.
li
re
8.
1.
3.
4. / 5.
5.

Fehlgeburt oder unerfüllter Kinderwunsch

Das Thema Schwangerschaft und Geburt ist in den meisten Fällen eine wunderbare Lebensphase. Doch es gibt auch Frauen, die in diesem Zusammenhang schmerzliche Erfahrungen gemacht haben oder machen müssen. Vielleicht nimmt deine Schwangerschaft kein glückliches Ende und es kommt zu einem frühen Abgang oder gar zu einer Totgeburt. Vielleicht sahst du dich gezwungen, dich bewusst gegen ein in dir heranreifendes Kind zu entscheiden. Oder aber dir wird von einem Arzt gesagt, dass du kein Kind bekommen kannst.

Für die eine oder andere unter euch mag es erstaunlich sein, dass wir die ungewollte Kinderlosigkeit mit dem sicherlich traumatischen Erlebnis einer Totgeburt – egal in welchem Stadium – oder gar einer Abtreibung im Zusammenhang mit der Fußreflexzonenbehandlung thematisieren. Der Verlust eines schon auf dem Weg befindlichen Kindes erscheint zunächst doch so viel tragischer als der Nimbus der Unfruchtbarkeit. Doch wie wir aus unserer Praxiserfahrung wissen, ist eines immer gleich: ein Gefühl der Leere und der Trauer.

« Zonenblatt: Rückbildung

Traumatisches Erlebnis

Etwas näher wollen wir an dieser Stelle auf das Thema Fehlgeburt eingehen. In Fachkreisen gilt jede vor der 20. Woche beendete Schwangerschaft als Abgang.[31] Geschieht dieser vor der 5. Woche, wissen viele Frauen gar nicht, dass sie schwanger waren. Vielfach gibt es keinerlei Anzeichen, dass der Embryo sich nicht weiterentwickelt – eine sogenannte »missed abortion«.

Deutlichste Anzeichen sind das plötzliche Verschwinden von schwangerschaftstypischen Beschwerden wie Brustspannen oder morgendlicher Übelkeit. Andere meinen, sie hätten einfach nur eine stärkere Periode. Blutungen, Krämpfe, manchmal aber auch die Ausscheidung größerer Klumpen sind typische Symptome, dass der Körper den Embryo abstößt. Nicht alle Blutungen aber deuten auf eine Fehlgeburt hin. Etwa die Hälfte aller Schwangerschaften verläuft danach normal weiter. Aber dein Arzt muss überprüfen, ob du eine Fehlgeburt hattest und gegebenenfalls entsprechende Schritte vornehmen.

Bei Totgeburten steht die Frage nach dem Warum immer im Raum. Von etwa 1.000 Babys in Deutschland kommen 2–3 Kinder als Totgeburten, liebevoll Sternenkinder genannt, zur Welt. Ihr Geburtsgewicht lag dann schon über 500 Gramm. Meistens ist damit die immens schmerzhafte Erfahrung verbunden, das Baby tatsächlich auf die Welt bringen zu müssen.

» Blase & Gebärmutter: bimanueller Raupengriff

Wirklich geklärt sind die Ursachen nicht. Bestimmte Stoffwechselerkrankungen, Hormonstörungen oder körperliche Einschränkungen wie Myome gelten als begünstigend. Ausgeschlossen wird laut wissenschaftlicher Erkenntnis, dass ein emotionaler Schock, etwa durch schlechte Nachrichten, oder ein Sturz nach einem Stolpern, ein Aus-

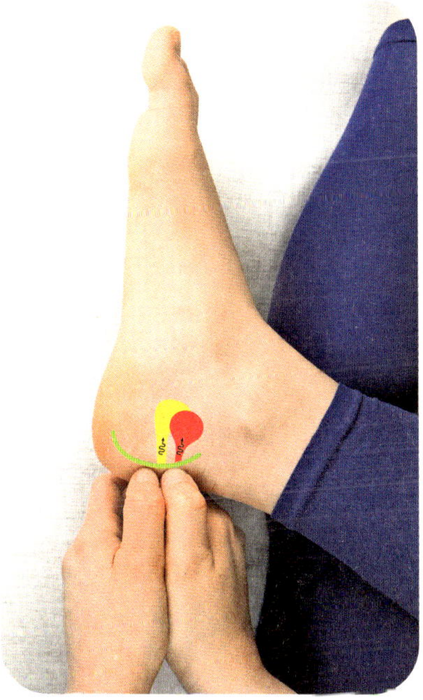

löser ist.[32] Allerdings könnte eine Fehlbildung oder Entwicklungsstörung des Fötus so groß sein, dass er nicht überlebensfähig wäre.

Was auch immer zu traumatischen Momenten bei Schwangerschaft oder Geburt führt, es wird viel Kraft benötigt, um diese Situation zu bewältigen. Auch wenn es angesichts solcher Situationen kaum vorstellbar ist – es gibt Mittel und Wege, Zuversicht zu schöpfen. Und so geht es uns in diesem Kapitel vor allem darum, die Fußbehandlung zu nutzen, um die weibliche Kraft in uns nach dem Schock der Erfahrung wieder ins Fließen zu bringen, die eigene Mitte wieder zu finden. Es ist eine Zeit, in der du nicht einfach zum Alltag übergehen solltest. Erlaube dir, wirklich nachzuspüren, was Körper und Geist jetzt benötigen. Was hilft DIR ganz persönlich, wieder zu Kräften zu kommen? Wer darf oder soll dich unterstützen?

Unter diesen Aspekten laden wir dich einmal mehr zur Beschäftigung mit deinen Füßen ein. Sie bekommen unter dem Einfluss des Erlebten und auf dem Weg zu dessen Integration in dein künftiges Leben eine ganz neue Qualität. Die Fußreflexzonen bringen dich in den Kontakt mit deinem Körper, obwohl sich der vielleicht gerade verwundet und berührungsempfindlich anfühlt. Über deine Füße kannst du ihm Fürsorge und Wohlwollen zeigen, ihn stärken und heilende Prozesse anschieben. Im Vordergrund steht die Regulation des Hormon- und Nervensystems mit sanften und gut an deine Emotionslage angepassten Griffen. Bei den Wohlfühlgriffen wie der Umarmung oder Sunshine ist der Name Programm: Fühl dich wohl.

Fußreflexzonentherapie Eine in Hanne-Marquardt-Fussreflex® ausgebildete Therapeutin oder Therapeut könnte die Eigenbehandlung wie folgt ergänzen:

- gezielte Regulation des Hormon- und vegetativen Nervensystems
- Behandlung der Gehirn-Zonen für das emotionale Gleichgewicht
- Sphinkter-Behandlung zur Regulation der Übergänge im Verdauungssystem (krampflösend) sowie des vegetativen Nervensystems (stressregulierend)
- wohltuende Streichungen für das Lymphsystem, damit die Lebenskräfte wieder ins Fließen kommen

Hilfe aus der Pflanzenwelt

- Alle Seelentröster wie Rose, Lavendel, Passionsblume, Melisse, Hopfen und Frauenmantel stärken die Nervenkraft und Herzensruhe; für eine Teemischung je 1 Anteil Rosenblütenblätter und Lavendel, 2 Anteile Passionsblume, Melisse, Hopfen und Frauenmantel. 1 EL dieser Mischung auf 500 ml Wasser, 6–8 Minuten ziehen lassen.
- Storchenschnabel (Geranium) hilft bei Schockzuständen und wirkt als Lymphmittel, auch als Urtinktur der Firma Ceres (2–3 × 3 Tropfen).
- Gänseblümchentee wirkt heilend für die Gebärmutter.

Unterstützung mit der Aromatherapie

- Neroli und Rosenöl gelten als die großen Helfer bei Trauer und Schocksituationen. Mische dir jeweils 3–4 Tropfen mit einem Trägeröl in einem Roll-on und trage die Mischung regelmäßig auf den Pulsadern oder dem Herzbereich auf.
- Bergamotte und andere Zitrusöle wirken stimmungsaufhellend und aufmunternd.
- Zedernholz erdet und gibt Kraft, wieder vorwärtszugehen.

Zonenblatt: Stärkung nach Fehlgeburt

1. Umarmung: Wohlfühlgriff

(Seite 56) Lege eine Hand an die Fußsohle und eine Hand an den Fußrücken, als wolltest du den Fuß umarmen. Die Daumen liegen sanft auf dem Großzehengrundgelenk. Halte diese Umarmung. Lass die Wärme der Hände in den gesamten Fuß fließen. 20–30 Sekunden.

2. Hormonzentrum Gehirn: Kreisen Setze den Daumen, vom Unterrand des Großzehennagels kommend, an der äußeren Zehenkante an und rolle in Richtung Fußsohle. Führe in diesem Gebiet kleine Kreise aus. 8–10 ×.

Schädelbasis: Dehngriff Gehe an das Zehenendgelenk deines großen Zehs an der Fußsohle. Arbeite mit Dehngriffen im und leicht oberhalb des Gelenkspaltes über die gesamte Breite des Zehs. 6–8 ×.

4. Lebensfroh – Nebennieren & Nieren: Kreisen Setze deine Daumen jeweils an der Fußsohle auf die Zehengrundgelenklinie zwischen die Zehen 2 und 3 an. Streiche von dort mit ihnen bis leicht oberhalb der 2. Querlinie deines Fußes. Führe in diesem Gebiet kleine Kreise mit sanfter Betonung nach innen aus. 8–10 ×.

5. Sunshine – Solarplexus: Kreisen Die Zone unseres Sonnengeflechts liegt unterhalb der Großzehe um die 2. Querlinie herum. Dort breitet sich die Zone strahlenförmig sowohl Richtung Zehen als auch in Richtung Ferse um etwa 1 Fingerbreit nach oben und unten aus. In diesem gesamten Gebiet kannst du weich und ruhig kreisen.

Probiere gerne aus, der Bewegung in Richtung Zehen etwas mehr Nachdruck zu geben – also am Ende der Kreisbewegung etwas stärker mit der Intensität zu werden. Vor allem nimm aber wahr, welche Richtung des Kreisens dir angenehm ist.

6. Beckenschwung: Wohlfühlgriff (beschrieben im Kapitel »Wohlfühlgriffe«, Seite 28)

7. Hormonbalance Gebärmutter & Eierstock: Kreisen Ertaste den Hinterrand des Außenknöchels und geh bis zur Mitte der äußeren Ferse, der Eierstock-Zone. Den Bereich der Gebärmutter findest du mittig auf der Innenseite des Fersenbereichs. Behandele beide Zonen gleichzeitig von hinten nach vorne weich kreisend. 10–20 ×.

8. Leiste: Dehngriffe Arbeite mit beiden Händen gleichzeitig an einem Fuß, dabei liegen die Fingerbeeren der Mittel- und Ringfinger hinter dem Innen- und Außenknöchel. Streiche mit ihnen weich bei gleichbleibender Stärke nach vorne in Richtung Fußrücken, wo sie sich mittig treffen, und von dort wieder zum Ausgangspunkt zurück. Wiederhole diese Dehnung 10–20 ×. Dann wechsele zum anderen Fuß.

9. Lebensquell – Wohlfühlgriff (beschrieben im Kapitel »Wohlfühlgriffe«, Seite 28)

Zonenblatt siehe Seite 90

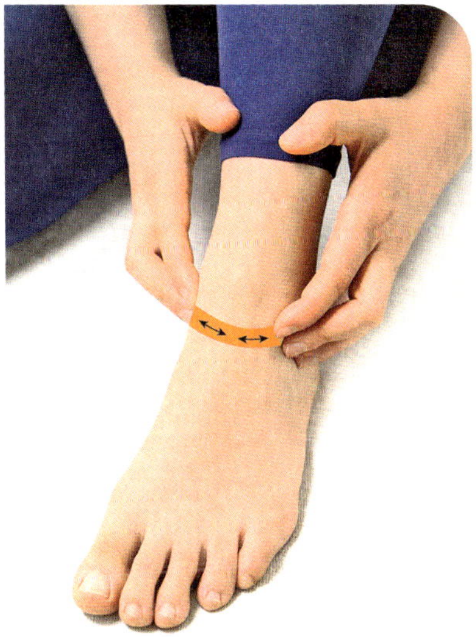

» Leiste: Dehngriffe

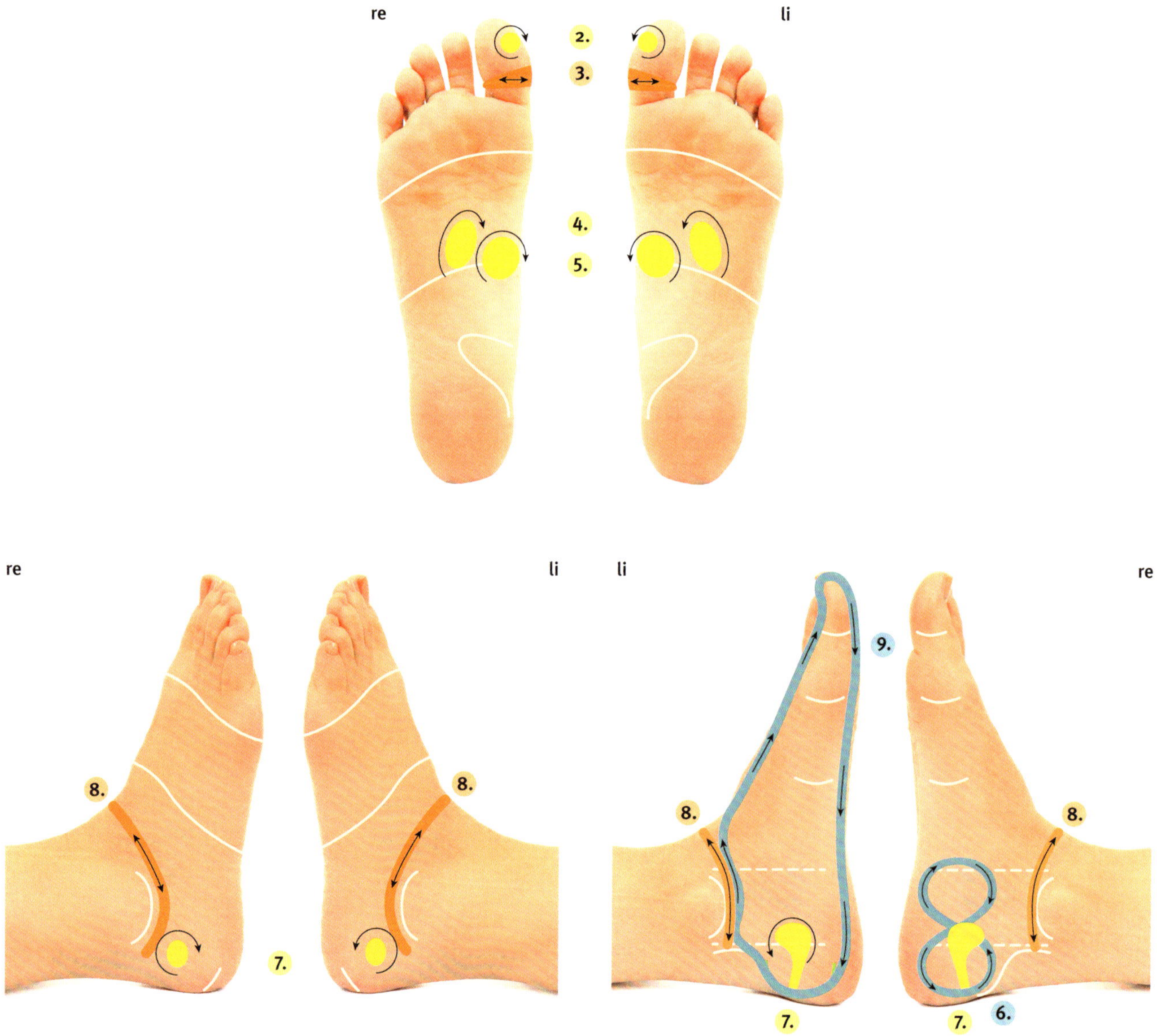

Zonenblatt: Stärkung nach Fehlgeburt oder unerwünschtem Kinderwunsch

Wechseljahre – Zeit der Veränderung

Die Wechseljahre stehen für eine Zeit des Wandels, der Veränderung und für einen kraftvollen Reifeprozess. Die körperlichen Auswirkungen können irritierend und belastend sein. Umso wichtiger ist es, den Fokus auf das eigene Wohlbefinden zu richten.

»Mit 50 fangen die besten Jahre unseres Lebens an.« Dieses Zitat stammt nicht von uns, sondern von Christiane Northrup, einer amerikanischen Frauenärztin, die uns in all ihren Veröffentlichungen sehr achtsam und liebevoll auf das Frau-Sein blicken lässt – und es feiert. Für sie sind die Wechseljahre so etwas wie eine »Wiedergeburt«.[33] Ihre Kollegin, die Neuropsychiaterin Louann Brizendine, bezeichnet diesen Lebensabschnitt sogar als »Update«, weil sie ihn als die »vitalste, selbstbewussteste und weiseste Phase ihres Lebens« erlebt hat.[34]

Nach der fruchtbaren Zeit, die geprägt ist von der Fürsorge um andere, um Familie, Freunde oder den Beruf, richtet sich der Blick jetzt wieder auf das eigene Selbst. Es geht darum herauszufinden, welche Wünsche ans Leben noch offen sind. Was macht uns Freude? Die Chance liegt darin, unsere Authentizität zu stärken und ein neues Gleichgewicht zu entwickeln.

Noch halten sich zwar Überzeugungen, dass es mit den Wechseljahren im Leben einer Frau nur noch bergab geht. Begründet wird diese These mit den mehr oder weniger stark empfundenen Beschwerden, die Frauen eine Zeit lang das Leben schwer machen. So leiden 85 Prozent aller Frauen in der Übergangsphase unter Hitzewallungen unterschiedlicher Ausprägung. Viele machen die Erfahrung, dass die Schleimhäute der Vagina dünner werden. Herzbelastungen wie ein zu hoher Puls oder Rhythmusstörungen können den Alltag beschweren. Wobei die Betonung bei allen Symptomen auf »kann« liegt. Einige Frauen erleben diesen Wechsel nur sanft oder gar nicht. Sie freuen sich einfach, wenn sich irgendwann ihre Mensis verabschiedet.

Tatsächlich mehren sich durch Studien die Erkenntnisse, dass der Umgang mit sich selbst bis vor der Menopause einen wesentlichen Einfluss auf das Erleben des Updates hat. So geht mit dem Grad der Erschöpfung, körperlich wie emotional, unter anderem eine Minderung der Funktionstüchtigkeit der Nebennieren einher. Sie gelten als zentrales Organ für unser Energiemanagement. Zudem haben der Ernährungsstatus und die innere Einstellung einen maßgeblichen Anteil daran haben, wie körperlich belastend das Klimakterium empfunden und erlebt wird.[35]

Noch einmal: Das Klimakterium ist keine Störung oder Krise. Es ist wie die Pubertät ein natürlicher Prozess im Leben einer Frau. Ausgelöst durch Veränderungen im Gehirn beginnt er bei manchen bereits im Alter von 40 Jahren, bei anderen erst Ende 50. Nach und nach verändert sich der Hormonhaushalt.

Durchschnittlich lässt bereits im Alter von Ende 30 bei Frauen zunächst die Produktion des Nebennierenhormons DHEA (verantwortlich für die Produktion von Vorstufen für Östrogen und Progesteron) nach. Gleichzeitig geht die Anzahl der in uns bei der Geburt angelegten reifungsfähigen Eier zurück. Es gibt also weniger Eisprünge. Und mit ihnen fehlt das in den Follikeln gebildete Östrogen. Um das auszugleichen, gibt das Gehirn den Impuls, das Gelbkörperhormon LH sowie FSH (follikelstimulierendes Hormon) zu erhöhen. Östrogen schnellt damit nach oben. Einen Eisprung allerdings kann es mangels Angebot nicht erzeugen. Eine Kontroverse, die Körper und Geist durchaus überfordern kann. Zumal bei alledem das eigentlich für Entspannung und Ausgleich sorgende Progesteron fehlt. Kein Wunder, dass wir zart besaitet bis überreizt sind. Alles staut sich im Körper, die Brüste werden empfindlicher. Die Zyklen können sich verlängern oder verkürzen. Man spricht von einer Östrogendominanz.

In der nächsten Phase kommt es weiter zu einer Verringerung des Östrogenspiegels. Wahrzunehmen ist das vielfach an einer vermehrten Trockenheit der Schleimhäute oder Hitzewallungen, die uns Tag und Nacht begleiten. Der Schlaf könnte ebenso gestört sein wie die Konzentration. Erschöpfung lässt sich nicht mehr wie bisher wegdrücken. Irgendwann kommt es zur letzten von den Eierstöcken gesteuerten Menstruationsblutung, Menopause.

Jetzt beginnt sich ein neues Gleichgewicht auf einem niedrigeren Niveau zu bilden. Die Aufgaben der Hormone im Körper verändern sich. Östrogen und Progesteron werden in mehreren Formen an unterschiedlichen Stellen, beispielsweise in den Nebennieren und im Fettgewebe, produziert. Da die beiden genannten Hormone bisher aber auch diverse Schutzaufgaben im Körper übernommen hatten, ist es jetzt mehr denn je an uns selbst, für ein gesundes Umfeld zu sorgen. Der Stoffwechsel benötigt mehr Unterstützung, ebenso die Leber. Deren Aufgabe besteht unter anderem darin, die Hormone abzubauen.

Wie können wir dies beeinflussen? Eine gesunde Ernährung und mehr Bewegung kurbeln den Stoffwechsel an und helfen, Stress abzubauen. Zusätzlich lässt sich so einer beginnenden Osteoporose entgegenwirken. Entspannung und Meditation beeinflussen unser mentales Gleichgewicht positiv und fördern einen besseren Schlaf. Beides ist wichtig für unsere Regeneration und Reparaturprozesse im Körper.

Auf der anderen Seite stellen sich auch Fragen zur Zukunft:

- Wie will ich meinen nächsten Lebensabschnitt beschreiten?
- Was unterstützt meine Frauenkraft?
- Was ist das für mich richtige Verhältnis zwischen Pausen und Aktivität?
- Was wünsche ich mir noch vom Leben?
- Wie ist meine Vision von meinem Leben in 5, 10 oder 20 Jahren?

Auch wenn das alles nach einer eher anstrengenden Zeit klingt, so ist sie notwendig, um eine neue Hormon-Balance in unserem Leben herzustellen. Wenn wir uns dessen bewusst sind, können wir kraftvoll und gestärkt in unseren nächsten

Lebensabschnitt hineintreten – die reife Frauenzeit.

Zyklusschwankungen

Zyklusschwankungen in jegliche Richtung oder belastende Hitzewallungen – diese zwei Themen können die Wechseljahre wesentlich prägen. Ganz bewusst sagen wir an dieser Stelle »können«. Beschwerden dieser Art zeigen uns zunächst, dass sich jetzt das Zusammenspiel der Hormone verändert und der Körper Unterstützung für ein neues Gleichgewicht benötigt. Erlaubst du dir einen bewussten Umgang mit dir und gehst auf die Signale deines Körpers ein, kannst auch du zu den Frauen gehören, die gestärkt durch diese Phase gehen.

Eine Phase, die durchschnittlich im Alter von Mitte 40 beginnt. Diese Prämenopause genannte Zeit macht sich vielfach dadurch bemerkbar, dass dein Zyklus plötzlich ausbleibt und dann unvermittelt wieder auftaucht. Zuweilen verkürzen sich die Zyklen auf gerade mal 21–26 Tage. Der Grund liegt in der abnehmenden Produktion von Sexualhormonen. Anfänglich ist das Östrogen noch recht stabil. Doch der Progesteronspiegel sinkt im Vergleich dazu deutlich. Das führt zu der sogenannten Östrogendominanz. Neben deutlicheren prämenstruellen Beschwerden können jetzt Menge und Art der Blutung ganz unterschiedlich ausfallen: mal schwach, aber dauerhaft, mal dunkel und durchsetzt von Klümpchen, mal nahezu blutsturzartig. Da besonders Letzteres für viel Verunsicherung sorgt, gehen wir etwas genauer darauf ein. Als Ursache für die extrem starken Blutungen werden in Studien mehrere Gründe genannt:[36]

- eine durch den Östrogeneinfluss zu stark entwickelte Gebärmutterschleimhaut, der das Progesteronsignal zum Abbau fehlt
- eine eingeschränkte Kontraktionsfähigkeit der Gebärmutter, etwa aufgrund von Myomen (gutartigen Wucherungen aus Bindegewebe und glatter Muskulatur), die durch ein hohes Östrogenniveau begünstigt werden
- Verschlechterung des allgemeinen Muskeltonus

Die Leber stärken

Du kannst das Geschehen positiv beeinflussen: Im Rahmen deiner Selbstbehandlung ist die Hormonregulation und die Stärkung deiner Nieren- und Leberkraft dabei ein wesentlicher Beitrag. Du fragst dich, warum die Leber? Als Entgiftungsorgan baut sie Hormone wie das Östrogen ab. Ist die Stoffwechselfunktion der Leber jedoch durch unterschiedliche Faktoren, wie einer eher unausgewogenen Ernährung (zu fettig, zu süß), Alkoholkonsum oder auch durch eine Schilddrüsenerkrankung, belastet,[37] kann es sein, dass die Sexualhormone ungenügend verstoffwechselt werden.

Spätestens wenn dir Hitzewellen um die Fünfzig anzeigen, dass du in der Peri- oder Postmenopause angelangt bist, kannst du sie mit der Stärkung der Leber in den Griff bekommen. Lange Zeit wurde vor allem der in dieser Phase sinkende Östrogenspiegel für die Temperatur-Achterbahnfahrten verantwortlich gemacht. Es deutet aber viel darauf hin, dass das Absinken des Sexualhormons vielmehr eine Insulinresistenz begünstigt.[38] Die Zellen reagieren nicht mehr so gut auf Insulin (das notwendig ist, um Zucker als Energie ins Blut einzuschleusen) und es kommt zu Blutzuckerspitzen. Die zu regulieren ist auch eine der Funktionen der Leber. Ist sie zu träge, kommt es nicht nur zu vermehrten Hitzewallungen. Auch eine erhöhte Entzündungsanfälligkeit besteht, die der Grund für Müdigkeit, Erschöpfung, Gehirnnebel und auch schwankende Blutungen sein kann.

Auf diese doch sehr deutlichen Signale des Körpers reagieren Frauen häufig nicht. Es geht weiter mit Vollgas. Dass dafür notwendige

Antriebsmittel, das Stresshormon Cortisol, sorgt allerdings ebenfalls für eine Anhebung der Körperkerntemperatur – so kommt es, dass T-Shirts Schweißflecken bekommen oder das Gesicht verschwitzt und gerötet ist.

Doch wer will das schon? Um den beruhigenden und stabilisierenden Anteil deines Nervensystems (vegetativ genannt) zu stärken, zeigen wir deshalb, wie du in deiner Selbstbehandlung mit Wohlfühlgriffen sowie mit anregenden Griffen für die Zone der Schädelbasis Besserung erzielen kannst. Gepaart mit ausreichend Schlaf, gesunder Ernährung und Aktivitäten, die dich durchatmen lassen, hast du über die Reflexzonenmassage ein Mittel an der Hand, den Körper bei diesem natürlichen Prozess des hormonellen Übergangs zu unterstützen.

Fußreflexzonentherapie Eine in Hanne-Marquardt-Fussreflex® ausgebildete Therapeutin oder Therapeut könnte die Eigenbehandlung wie folgt ergänzen:

- spezifische Regulation der Hormonbalance und des Stoffwechsels
- gezielte Behandlung der Gehirn-Zonen und des vegetativen Nervensystems
- Sphinkter-Behandlung zur Regulation der Stressachsen
- Förderung der Entspannung über Ausgleichs- oder eutonische Griffe
- Entlastung von Rücken und Becken durch die Behandlung der Beckenband-Zonen
- entstauende Lymphbehandlungen

Hilfe aus der Pflanzenwelt

- Mönchspfeffer und Frauenmantel – stärkend für die 2. Zyklushälfte bei Progesteronmangel, je 30 g als Teemischung plus Löwenzahn
- Rotkleeblüten, Traubensilberkerze (Cimicifuga – östrogenartige Wirkstoffe) unterstützen bei Hitzewallungen und Schlafstörungen, je 30 g als Teemischung plus Löwenzahn und Passionsblume.
- Wilde Möhre – Daucus comp. von Ceres (3 × 3 Tropfen) unterstützt die Zentrierung der Gedanken- und Lebenskräfte.

Unterstützung durch die Aromatherapie

- Bei starken Blutungen trage diese Roll-on-Mischung auf den Unterbauch auf und massiere sie langsam ein: 8 Tropfen Muskatellersalbeiöl, 6 Tropfen Lavendelöl, je 4 Tropfen Nelkenöl und Schafgarbe-/Granatapfelkernöl plus Trägeröl nach Wahl.
- Hitzewallungs-Löschspray je 7 Tropfen Muskatellersalbei-Öl und Pfefferminzöl, 5 Tropfen Geranienöl mit Hamameliswasser in einer kleinen Sprühflasche mischen. Bei Bedarf auf alle Stellen sprühen, an denen du Hitze empfindest.

Zonenblatt: Zyklusschwankungen

1. Sunshine – Solarplexus: Kreisen oder Haltegriff (Seite 95) Die Zone unseres Sonnengeflechts (lat. Solarplexus) liegt unterhalb der Großzehe um die 2. Querlinie herum. Dort breitet sich die Zone strahlenförmig sowohl in Richtung Zehen als auch in Richtung Ferse um etwa 1 Fingerbreit nach oben und unten aus. In diesem gesamten Gebiet kannst du weich und ruhig kreisen.

Probiere gerne aus, der Bewegung in Richtung Zehen etwas mehr Nachdruck zu geben – also am Ende der Kreisbewegung etwas stärker mit der Intensität zu werden. Vor allem nimm aber wahr, welche Richtung des Kreisens dir angenehm ist.

Vielleicht ist es jetzt sogar passender, mittig in die Zone mit dem Daumen aufzurollen und den Ruhegriff 10–20 Sekunden zu halten (Seite 95).

2. Hormonzentrum Gehirn: Raupengriff Setze den Daumen, vom Unterrand des Großzehennagels kommend, an der äußeren Zehenkante an und rolle in Richtung Fußsohle. Arbeite dort in der kleinen Zone mit dem Raupengriff. Alternative: Kreisen 10–20 ×.

3. Schädelbasis – vegetatives Zentrum: Raupengriff Gehe an das Zehenendgelenk deines großen Zehs an der Fußsohle. Arbeite dort mit dem Raupengriff über 2–3 Bahnen im und leicht oberhalb des Gelenkspaltes über die gesamte Breite des Zehs. Etwa 6 ×.

4. Schilddrüse – Raupengriff, Kreisen Taste mit den Daumen das Grundgelenk der Großzehe an der Fußsohle. Gehe dort mit dem Raupengriff maximal bis ans Ende der Verlängerung des 1. Zehs (2–3 Bahnen).

Wandere anschließend mit dem Zeigefinger entlang des Grundgelenks bis auf den Fußrücken. Kreise hier in der erbsengroßen Zone oberhalb des Gelenkspaltes in Richtung Großzehe – alternativ bimanuelles Kreisen. 8–10 ×.

5. Lebensfroh – Nebennieren & Nieren: Kreisen Setze deine Daumen jeweils an der Fußsohle auf die Zehengrundgelenklinie zwischen den Zehen 2 und 3 an. Streiche von dort mit den Daumen bis leicht oberhalb der 2. Querlinie des Fußes. Führe in diesem Gebiet kleine Kreise mit sanfter Betonung nach innen aus. 8–10 ×.

6. Hormonkick Eierstock & Gebärmutter (beschrieben im Zonenblatt: Hormonregulation, Seite 32)

7. Kreuzbein: Raupengriff Ertaste den Bereich der Kreuzbein-Zone (lies dazu im Kapitel »Entdeckungsreise Fuß«, Seite 30, nach). Arbeite mit dem Raupengriff. Findest du leicht knirschende oder schmerzhafte Punkte, dann arbeite sie gefühlvoll durch, bevor du dich dem nächsten Bereich annimmst. Maximal 30 Sekunden.

8. Leber: Raupengriff Teile an deiner rechten Fußsohle den Bereich zwischen der 1. und 2. Querlinie in 2 Hälften. Die untere Hälfte bis leicht über die 2. Querlinie steht für die Leber-Zone. Sie geht nach außen bis zur Verlängerung der Linie des 4. Zehs. Arbeite den gesamten Bereich mit dem Raupengriff durch. 15–20 ×.

9. Beckenwohl: Wohlfühlgriff (beschrieben im Kapitel »Wohlfühlgriffe«, Seite 28)

Schlafstörungen/Stimmungsschwankungen

Abends todmüde, morgens erschöpft, eben noch himmelhoch jauchzend und im nächsten

Sunshine – Solarplexus: Ruhegriff

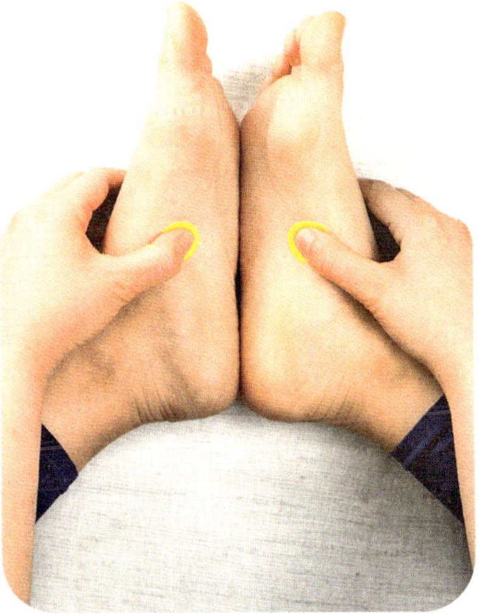

Leber: Raupengriff

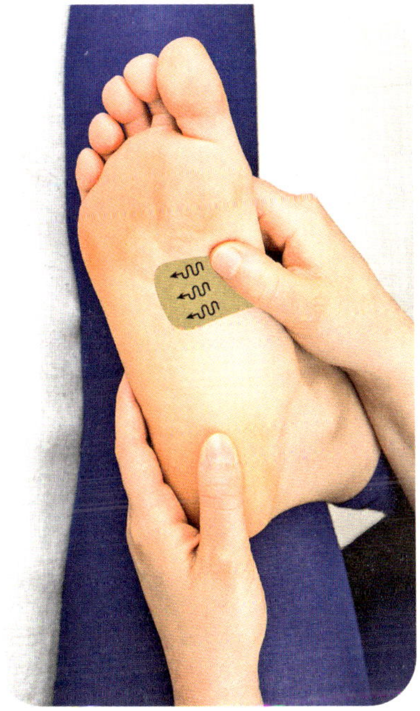

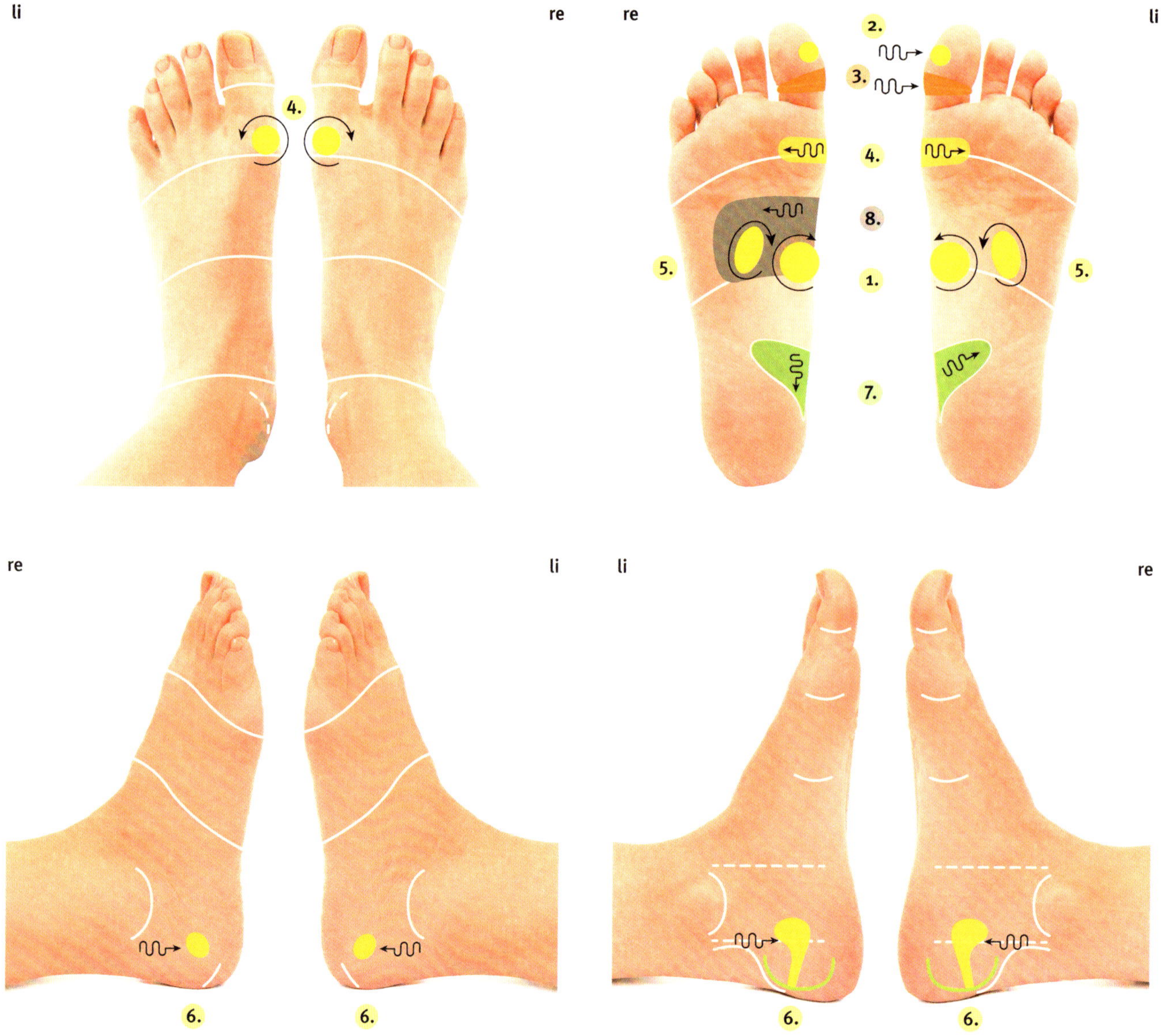
li
re
4.
re
li
2.
3.
4.
8.
5.
1.
5.
7.
re
li
6.
6.
li
re
6.
6.

Moment traurig, bedrückt oder gar angstvoll. Kennst du diese Momente in deinem Alltag? Bis zu 70 Prozent aller Frauen rund um die Menopause klagen über Stimmungsschwankungen und plötzlich auftretende Reizbarkeit. Jede zweite Frau wacht laut einer amerikanischen Studie in den Wechseljahren an mindestens vier Tagen in der Woche nicht erholt auf.[39] Angesichts solcher Zahlen mag es dir jetzt vielleicht unrealistisch erscheinen, über die Selbstbehandlung deiner Fußreflexzonen Einfluss nehmen zu können. Doch einen Versuch ist es wert.

Ein schlechter Schlaf oder Stimmungsschwankungen müssen nicht unbedingt etwas miteinander zu tun haben. Doch wir alle wissen, wie sehr unser Nervenkostüm leidet, wenn die Erholungsphasen fehlen. Deine Selbstbehandlungsstrategie ist deshalb ganz darauf ausgelegt, für Ausgleich zu sorgen. Dabei streichst du u. a. die Zone der Wirbelsäule und die Zehenbeeren als Zone der Gehirnareale sanft aus, bahnst deinem Atem den Weg oder bringst die Gewebsflüssigkeit (Lymphe) zum Fließen. Wir haben diese Techniken ausgewählt, um Spannungen auf allen Ebenen zu lösen. Vielleicht merkst du an deiner Nacken- und Kiefermuskulatur, dass du eigentlich von den Anforderungen des Alltags überreizt bist. Bei anderen rebelliert das Verdauungssystem oder der Kreislauf gerät ins Wanken.

« Zonenblatt: Zyklusschwankungen/ Hitzewallungen

Das Nervensystem stärken

Der gemeinsame Nenner hinter diesen Symptomen ist unser Nervensystem, in diesem Fall vor allem der vegetative Bereich. Der hier angesiedelte aktivierende Sympathikus sowie der beruhigende Parasympathikus sind für alle unbewusst ablaufenden Prozesse im Körper verantwortlich. Im Zusammenhang mit Stress – ganz gleich, ob wir ihn als positiv oder belastend empfinden – schafft das Vegetativum die Voraussetzungen für unsere Leistungsfähigkeit. Über Botenstoffe wie Adrenalin oder Cortisol werden Signale in den Körper gesendet, um die Muskelspannung und/oder Atemfrequenz zu erhöhen sowie die Durchblutung zu verbessern. Ist die Situation gemeistert, kehren Herzfrequenz und Atmung wieder auf Normalniveau zurück.

In unseren oftmals hektischen Zeiten kommt es allerdings häufig vor, dass der Cortisol-Spiegel zunächst dauerhaft erhöht bleibt, bis aufgrund einer Überlastung von dessen Produktionsort, der Nebenniere, nicht mehr ausreichend davon zur Verfügung gestellt werden kann. In beiden Phasen kommt es dadurch auch zu Irritationen bei der Produktion unseres Schlafhormons Melatonin, was zusätzlich zu Schlafstörungen beiträgt.

In den Wechseljahren kommen noch die Veränderungen der Sexualhormone hinzu. Das Absinken unseres Entspannungshormons Progesteron und der Wirkung auf die GABA-Rezeptoren, mit der Folge, weniger ausgeglichen zu sein, haben wir bereits im Kapitel »Die Zyklusphase« (Seite 18) erläutert.

Neu an dieser Stelle ist aber der Blick auf den sogenannten Neurotransmitter Serotonin. Er gilt als einer der Glückshormone, weil er einen positiven, ausgleichenden Einfluss auf unsere Gefühle und Bedürfnisse beziehungsweise Gelüste hat. Außerdem trägt Serotonin zur Steuerung unseres Schlaf-wach-Rhythmus bei. Das Problem ist jedoch, dass Östrogen eine wesentliche Rolle bei der Produktion von Serotonin spielt. Die schwankende Verfügbarkeit des Sexualhormons hat also einen Einfluss darauf, inwiefern wir unsere Gefühle regulieren und erholt schlafen können.

Schon deine Selbstbehandlung sorgt bei regelmäßiger Wiederholung für eine Stabilisierung des vegetativen Nervensystems. Mit zusätzlichen Maßnahmen wie Meditation, Achtsamkeitstraining oder allgemeinen Entspannungstechniken sowie Qi-Gong oder Yoga ist die Wahrscheinlichkeit, entspannter und gelassener durch den Tag zu gehen, ziemlich hoch (mehr dazu im Kapitel »Gezielte Übungen für Körper und Seele«, Seite 142). Mit mehr Bewegung und Sport werden die Stresshormone besser abgebaut und der Stoffwechsel angeregt. Cortisol-abbauend wirken sich zudem eine reichliche Versorgung mit Wasser, eine ausgewogene Ernährung und so viel Zeit in der Natur wie möglich aus. Eine gute Schlafhygiene bei wenig Licht mit hohem Blaulichtanteil (Energiesparlampen, Handy, Tablet etc.), ein ruhig gestalteter Schlafplatz sowie ein entspannender Duft von Lavendel runden den Tag gelungen ab. Dann kann auch die Regel greifen, dass wir so gut schlafen, wie wir während der Wachzeit mit uns umgegangen sind.

Fußreflexzonentherapie Eine in Hanne-Marquardt-Fussreflex® ausgebildete Therapeutin oder Therapeut könnte die Eigenbehandlung wie folgt ergänzen:

- Behandlung nach Erstbefund und therapeutische Einwirkung auf die Symptomatik
- gezielte Regulation des Hormon- und vegetativen Nervensystems
- Behandlung der Gehirn-Zonen zur Förderung des emotionalen Gleichgewichts
- Sphinkter-Behandlung zur Regulation der Übergänge im Verdauungssystem (krampflösend) sowie des vegetativen Nervensystems (stressregulierend)
- wohltuende Streichungen des Lymphsystems zum Entstauen und Ausgleich des Nervensystems

Hilfe aus der Pflanzenwelt

- Abends vor dem Schlafen ist ein beruhigender Heilpflanzentee ein wirkungsvolles und sinnliches Erlebnis: Melisse, Passionsblume, je 30 g, Lavendel sowie Baldrian je 20 g. Lass dich von dem Baldriangeruch nicht abschrecken, er wirkt zuverlässig.
- Wenn deine Stimmung auf Talfahrt ist, können auch unsere Empfehlungen im Kapitel »Stärkend nach Fehlgeburt« (Seite 87) helfen; lass dich in der Apotheke über ein gutes Johanniskraut-Präparat beraten.

Ätherische Öle

- Pfefferminz erfrischt und belebt.
- Allgemein wirken alle Zitrusöle stimmungsaufhellend und anregend. Besonders ans Herz lege ich dir Wild Orange (DoTerra), das Öl der Fülle. In Kombination mit Lavendel fördert es einen erholsamen Schlaf.
- Einen Tropfen von Copaiba oder Vetiver verbessern den Schlaf.

Zonenblatt: Schlafstörung/Stimmung

1. Wirbelsäulenfluss: Wohlfühlgriff
Hier arbeitest du mit der Technik der Wechselstreichung. Suche dir den Gelenkspalt des Großzehenendgelenks und lege dort an der Innenseite 2–3 Finger auf. Streiche im Übergang von Fußinnenseite zur Fußsohle nach unten bis zur Ferse. Lass die Finger dort liegen und führe mit der anderen Hand dieselbe Streichung von oben nach unten aus. Löse die 1. Hand, bevor die 2. den Endpunkt an der Ferse erreicht, und beginne erneut von oben. Wiederhole die fließende Abfolge 10–15 ×.

2. Gehirn-Zonen – Zehenbeeren: Wechselstreichung An allen Zehen können wir einen Bezug zu den Gehirn-Zonen aufnehmen. Lege deinen Fuß auf den gegenüberliegenden Oberschenkel. Stütze mit den Fingern den Fuß an der Rückseite, dabei liegen die Daumen auf den Zehenbeeren. Streiche jetzt im Wechsel mit den Daumen beider Hände die einzelnen Beeren aus. 8–10 ×.

» Zonenblatt: Schlafstörung/Stimmung

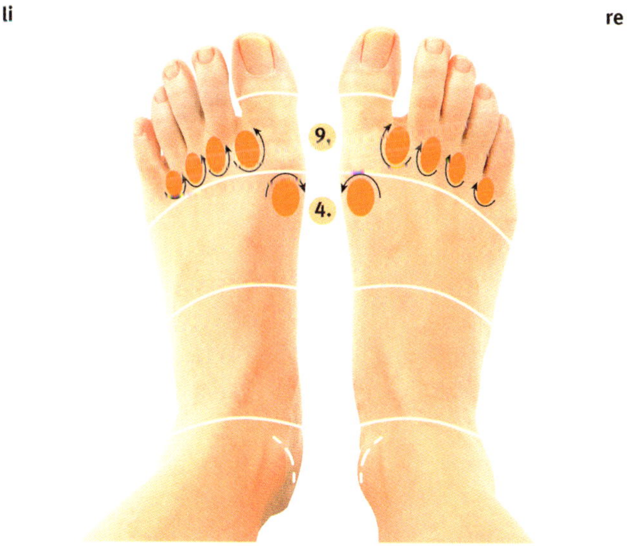
li
re
9.
4.

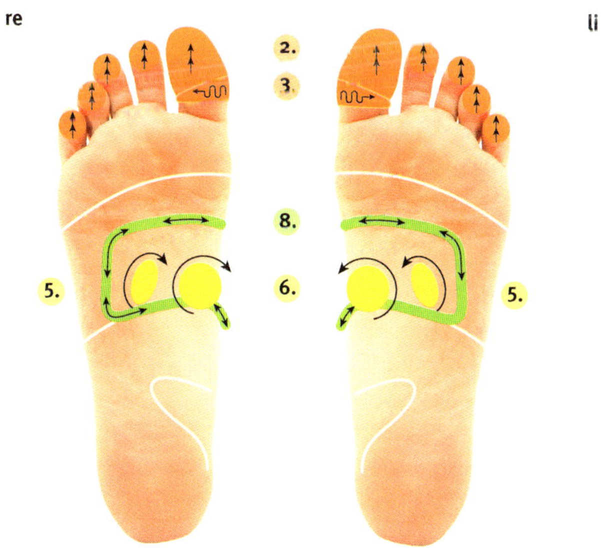
re
li
2.
3.
8.
5.
6.
5.

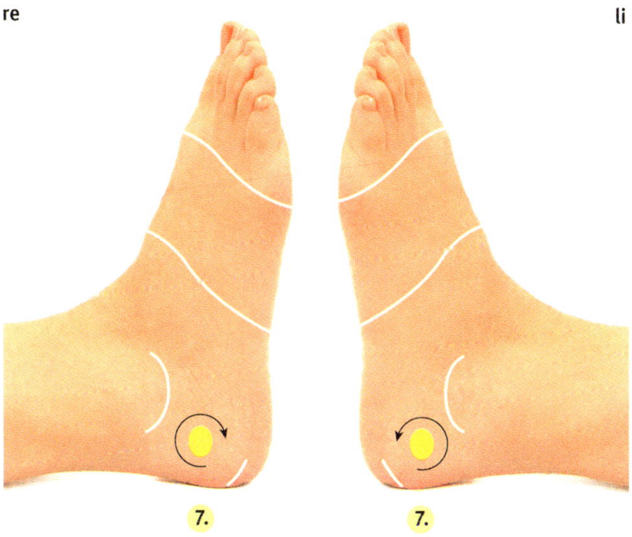
re
li
7.
7.

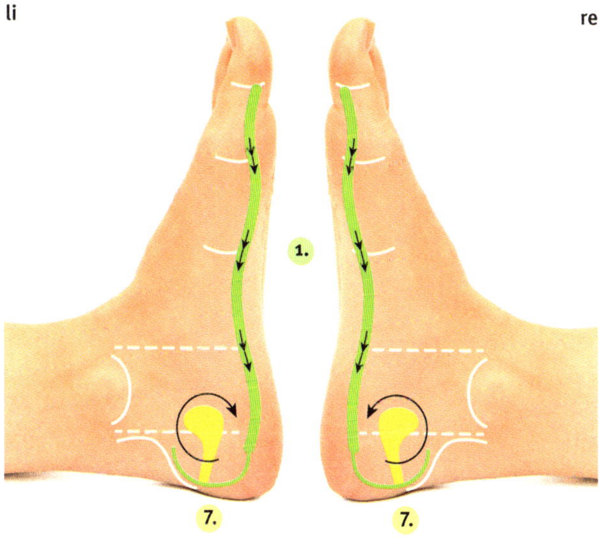
li
re
1.
7.
7.

3. Schädelbasis: Raupengriff Gehe an das Zehenendgelenk deines großen Zehs an der Fußsohle. Arbeite dort mit dem Raupengriff über 2–3 Bahnen leicht oberhalb des Gelenkspaltes über die gesamte Breite des Zehs. Etwa 6 ×.

4. Thymus-wake-up: bimanuelles Kreisen Suche dir beidseits an deinen Fußrücken das Großzehengrundgelenk und wandere auf dem Mittelfußknochen ½ Fingerbreit nach unten. Führe dort kleine Kreise in Richtung Fußinnenkante aus. Alternative: Klopfe leicht mit deinen Zeigefingern auf diese Stelle. 8–10 ×.

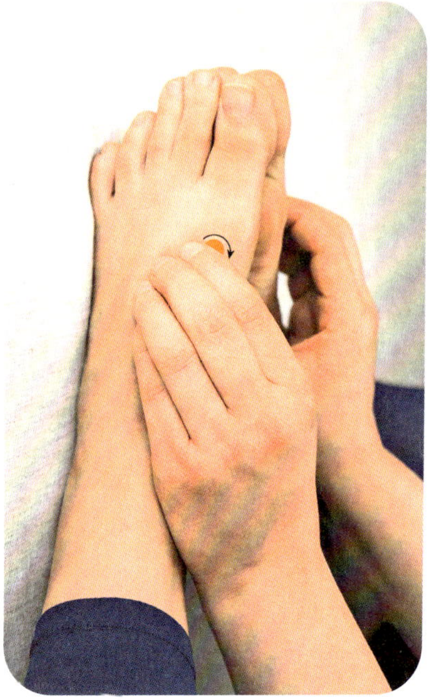

5. Lebensfroh – Nebennieren & Nieren: Kreisen Setze deine Daumen jeweils an der Fußsohle auf die Zehengrundgelenklinie zwischen die Zehen 2 und 3 an. Streiche von dort mit den Daumen bis leicht oberhalb der 2. Querlinie des Fußes. Führe in diesem Gebiet kleine Kreise mit sanfter Betonung nach innen aus. 8–10 ×.

6. Sunshine – Solarplexus: Kreisen (beschrieben im Kapitel »Massagegriffe«, Seite 26)

7. Hormonbalance Eierstock & Gebärmutter: bimanuelles Kreisen Ertaste den Hinterrand deines Außenknöchels und gehe bis zur Mitte der äußeren Ferse zur Eierstock-Zone. Den Bereich der Gebärmutter findest du mittig auf der Innenseite des Fersenbereichs. Kreise gleichzeitig in beiden Zonen von hinten nach vorne. 10–20 ×.

8. Atemöffner Zwerchfell: Dehngriffe (beschrieben im Kapitel »Massagegriffe«, Seite 26)

9. Lymphabfluss an allen Zwischenräumen: Kreisen Die Zonen befinden sich knapp oberhalb des Grundgelenks in den Zwischenräumen aller Zehen. Kreise sanft in Richtung Fußinnenkante. Du kannst diese Technik auch gleichzeitig an beiden Füßen anwenden. Maximal 6–8 ×.

« Thymus-wake-up: bimanuelles Kreisen

10. Umarmung: Wohlfühlgriff Lege eine Hand an die Fußsohle und die andere an den Fußrücken, als wolltest du diese umarmen. Die Daumen liegen sanft auf dem Großzehengrundgelenk. Halte diese Umarmung. Lass die Wärme der Hände in den gesamten Fuß fließen. 20–30 Sekunden.

Stoffwechselprobleme

Hast du auch manchmal den Eindruck, als würdest du neben der Kontrolle über die hormonelle Balance auch die über deine Figur verlieren? Viele Frauen 50 plus haben vielleicht nicht mehr so viel Lust auf Bewegung oder auch Gelenkbeschwerden. Nur allzu gerne führen wir dann Stoffwechselprobleme für die Veränderungen unseres Körpers an. Was hat es eigentlich damit auf sich?

Der Stoffwechsel umfasst alle biochemischen Prozesse, die in einem Lebewesen stattfinden. Der Metabolismus, so die wissenschaftliche Bezeichnung, ist verantwortlich für den Auf- und Umbau sowie die Erhaltung deiner Körpersubstanz und -funktion. Dafür benötigt der Körper Energie. Obwohl unser Gehirn nur zwei Prozent der Körpermasse ausmacht, verbraucht es fast 20 Prozent des Energiehaushalts. Den Treibstoff dafür gewinnt der Körper aus der Nahrung. Kohlenhydrate, Fette und Eiweiße werden entsprechend aufbereitet. Zudem sind Baustoffe für den Auf-, Ab- und Umbau unserer Zellen notwendig. Enzyme, Hormone, Abwehr- und Botenstoffe (Neurotransmitter) benötigen Vitamine und Mineralstoffe. Wichtig ist außerdem die ausreichende Zufuhr von Wasser.

Ballaststoffe tragen zur Regulierung des Stoffwechsels bei. Funktioniert der gut, wird jede Zelle versorgt und der Abtransport von verbrauchten Materialien und Toxinen läuft. Bei diesem Szenario wären wir fit und Gewichtszunahme wäre kein Thema.

Kommt es doch dazu, machen wir gerne das Alter dafür verantwortlich, da sich der Stoffwechsel bekanntlich mit der Zeit verändert. Ein Baby wandelt bis zu seinem ersten Lebensjahr fast die gesamte Nahrungsaufnahme in Energie um. Danach geht die Stoffwechselwechselrate bis zum 20. Lebensjahr um etwa 3 Prozent pro Jahr zurück. Bis zum Alter von 60 bleibt der Stoffwechsel unter optimalen Bedingungen relativ stabil. Erst danach verbraucht der Körper weniger Energie, vor allem aufgrund der Abnahme der Muskelmasse. Die Muskeln sind nämlich unser größtes Stoffwechselorgan. Schaffst du es, für möglichst viel Bewegung zu sorgen, bleiben dir die Extra-Kilos meist erspart.

Stoffwechselorgan Darm

Viele Frauen leiden in den Wechseljahren vermehrt unter Verstopfung, Blähungen, Völlegefühl, Sodbrennen oder Wasseransammlungen im Bauchbereich. Schon allein deshalb legen wir bei deiner Selbstbehandlung einen Schwerpunkt unter anderem auf Leber, Niere sowie Schilddrüse. Mit dabei ist auch die Zone des Darms. Lass uns einen Blick auf dessen Funktion werfen:

- Er nimmt Nährstoffe auf und verteilt sie in den Körper.
- Er produziert und reguliert Hormone und Neurotransmitter wie Serotonin und Melatonin (mehr dazu im Kapitel »Schlafstörungen und Stimmungsschwankungen«, Seite 95).
- Er hat einen Einfluss auf den Östrogenspiegel, weil er dieses Hormon ausscheidet.
- Es besteht eine Wechselwirkung mit dem Gehirn. Ist er irritiert, dann kann uns das gleichermaßen emotional aus der Bahn werfen.
- Er ist wesentlich für unser Immunsystem verantwortlich.[40]

Industriell verarbeitete und damit entzündungsförderliche Nahrungsmittel (mehr zur gesunden Ernährung im Kapitel »Gesunde Ernährung«, Seite 151) oder auch Stress wirken sich negativ auf unsere Darmgesundheit aus. Die veränderte Östrogenlage sorgt zudem für eine langsamere Verdauung. Dadurch können nicht nur Gase entstehen. Da im Dickdarm der zu verarbeitenden Masse vermehrt Flüssigkeit entzogen wird, kommt es zu Verstopfungen. Zudem veranlasst die Leber eine geringere Produktion von Gallensäften, die für eine Befeuchtung des Dünndarms und den Weitertransport des Nahrungsbreis wichtig sind. Auch deshalb stehen Leber und Darm im Zentrum deiner Selbstbehandlung. Das Absinken von Progesteron und Östrogen trägt zur Zunahme von Testosteron bei. Die Körperfettverteilung verändert sich – das unliebsame und nicht ungefährliche Bauchfett breitet sich aus.

Jetzt ist es an der Zeit, den Stoffwechsel wieder anzukurbeln. Weniger Zucker oder Weißmehlprodukte sowie mehr grünes Gemüse, Beerenobst, gesunde Öle und Ballaststoffe sollten nun den Speiseplan bereichern. Leber und Verdauungsorgane lieben Bitterstoffe wie Rucola oder Chicorée und bittere Gemüsesorten (Mangold und Artischocke) sowie passende Kräuter und Gewürze wie Kurkuma, Ingwer oder Galgant.

Fußreflexzonentherapie Eine in Hanne-Marquardt-Fussreflex® ausgebildete Therapeutin oder Therapeut könnte die Eigenbehandlung wie folgt ergänzen:

- Behandlung nach Erstbefund und therapeutisches Einwirken auf die Symptomatik
- Regulation des Hormonsystems und des Stoffwechsels
- gezielte Behandlung der Gehirn-Zonen und des vegetativen Nervensystems
- Sphinkter-Behandlung zur Regulation der Übergänge im Verdauungssystem (krampflösend) sowie des vegetativen Nervensystems (stressregulierend)
- Aktivieren der Wechselwirkung zwischen Wirbelsäule und Leber, Darm, Niere sowie Bauchspeicheldrüse

Hilfe aus der Pflanzenwelt: Einen Tee mit Bitterstoffen kannst du dir wie folgt mischen:

- Löwenzahn (40 g) – die Stoffwechselpflanze, da sie sowohl auf das Leber-Gallen-System wirkt als auch auf die Nieren, in Kombination mit:
- Schafgarbe – krampflösend (20 g), Hopfen – beruhigend und bitter (20 g), Wegwarte – verdauungsfördernd (20 g)

1 EL der Mischung mit 500 ml kochendem Wasser aufgießen, 5–8 Minuten ziehen lassen.

Wenn du keine Tee-Freundin bist, dann kannst du dir Bittertropfen, z. B. Bitterliebe besorgen.

Ätherische Öle

- Grapefruit zügelt den Heißhunger.
- Zitrone verlangsamt die Zuckeraufnahme im Blut.
- Ingwer und Pfefferminze stabilisieren den Blutzucker.
- Zimt fördert die antioxidative Aktivität im Körper.
- Pfefferminz erhöht die Leistungsfähigkeit.

Bei DoTerra gibt es diese Öle in einem ausgewogenen Verhältnis, gemischt in einem eigenen System, genannt Meta-PWR. Es regt nicht nur den Stoffwechsel an, sondern hat auch einen optimierenden Einfluss auf die Größe der Fettzellen.

Zonenblatt: Stoffwechselregulation

1. Wirbelsäulenfluss: Wohlfühlgriff (beschrieben im Kapitel »Wohlfühlgriffe«, Seite 28)

2. Schädelbasis: Raupengriff Gehe an das Zehenendgelenk deines großen Zehs an der Fußsohle. Arbeite dort mit dem Raupengriff über 2–3 Bahnen im und leicht oberhalb des Gelenkspaltes über die gesamte Breite des Zehs. Etwa 6 ×.

3. Schilddrüse: Raupengriff, Kreisen Taste mit den Daumen das Grundgelenk der Großzehe an der Fußsohle. Gehe von dort mit dem Raupengriff maximal bis ans Ende der Verlängerung des 1. Zehs (2–3 Bahnen).

Wandere anschließend mit dem Zeigefinger entlang des Grundgelenkes bis auf den Fußrücken. Kreise hier in der erbsengroßen Zone oberhalb des Gelenkspaltes in Richtung Großzehe – alternativ bimanuelles Kreisen. 8–10 ×.

4. Leber: Raupengriff Teile an der rechten Fußsohle den Bereich zwischen der 1. und 2. Querlinie in 2 Hälften. Die untere Hälfte bis leicht über die 2. Querlinie steht für die Leber-Zone. Sie reicht nach außen bis zur Verlängerung der Linie des 4. Zehs. Arbeite den gesamten Bereich mit dem Raupengriff durch. 15–20 ×.

5. Atemöffner: Dehngriffe (beschrieben im Kapitel »Massagegriffe«, Seite 26)

6. Niere: Raupengriff Gehe an der Fußinnenseite bis zur deiner 2. Querlinie. Rolle von dort den Daumen zur Fußsohle bis zur Verlängerung des 2. oder 3. Zehs. Arbeite etwas oberhalb und unter-

» Zonenblatt: Stoffwechselregulation

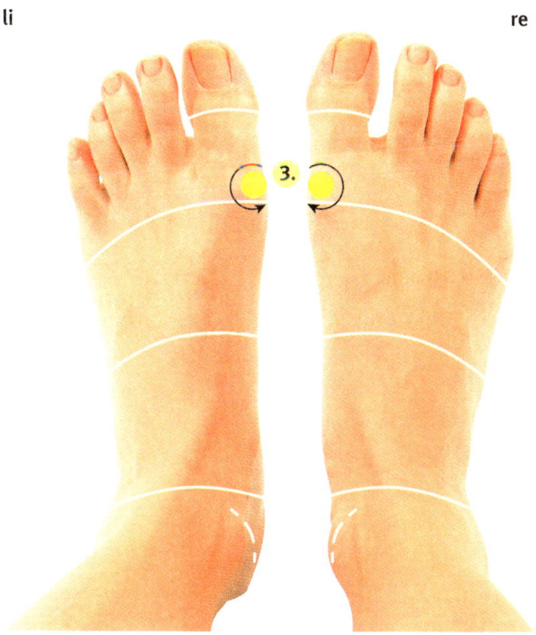
li
re
3.

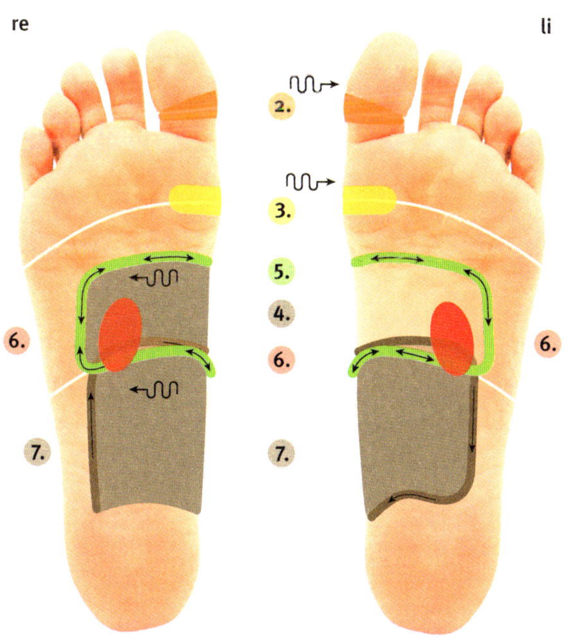
re
li
2.
3.
5.
4.
6.
6.
6.
7.
7.

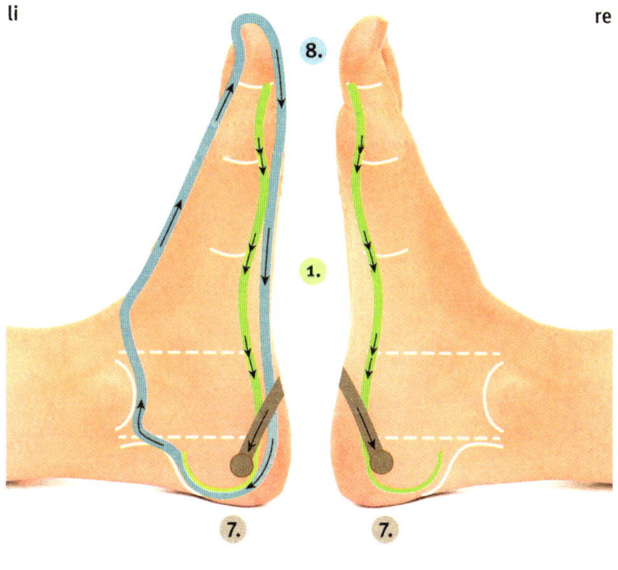
li
re
8.
1.
7.
7.

halb der Querlinie in mehreren Bahnen sanft mit dem Raupengriff.

7. Dünndarm & Dickdarm: Raupen- oder Dehngriffe In der Zeichnung siehst du, dass die Zone des Dünndarms knapp unter der 2. Querlinie beginnt und im Übergang zum Fersengebiet endet. In Richtung Außenkante des Fußes endet sie in der Verlängerung des 3. Zehenstrahls. Arbeite das gesamte Gebiet mit dem Raupengriff von innen nach außen in mehreren Bahnen durch. 10–20 ×.

Anschließend folgt die Dickdarm-Zone. Starte an der rechten Fußsohle in der Verlängerung des 4. Zehs im Übergang von der Ferse zum weichen Gewebe. Setze einen Dehngriff Richtung Zehen bis knapp über die 2. Querlinie an und dann weiter über einen Bogen Richtung Fußinnenseite (Seite 78).

Wechsele dann zum linken Fuß. Startpunkt ist wieder die 2. Querlinie, setze einen Dehngriff in einem aufsteigenden Bogen nach außen bis zur Verlängerung des 4. Zehs an. Fahre von hier in einer geraden Linie nach unten fort, bis das festere Fersengebiet beginnt, und von dort in einem Bogen wieder zur Innenseite der Ferse. Zielpunkt ist die Zone After an beiden Füßen. Alternative: Raupengriff für eine stärkere Aktivierung der Darmfunktion

8. Lebensquell: Wohlfühlgriff (beschrieben im Kapitel »Wohlfühlgriffe«, Seite 28)

Sehnenansatzbeschwerden

Morgendliche Steifheit, Muskelschmerzen oder Sehnenansatzreizungen wie bei einem Tennisellenbogen beziehungsweise Fersensporn – vielleicht machen Beschwerden dieser Art auch dir das Leben schwer. Probleme, die durchaus etwas mit den Veränderungen deines Hormonsystems zu tun haben können. Schließlich spielen die Sexualhormone auch für den Bewegungsapparat eine entscheidende Rolle.

Zu unserem Bewegungsapparat gehören Knochen und Gelenke – auf die kommen wir im Kapitel »Gelenkbeweglichkeit« (Seite 128) noch zu sprechen – sowie alle Bindegewebsstrukturen, die uns stützen oder aktiv sein lassen. Dazu zählt die Haut ebenso wie Muskeln, Bänder, Sehnen, Faszien oder Knorpel. Allen ist gemein, dass sie ihrer Aufgabe am besten dann nachkommen können, wenn sie elastisch und gut durchfeuchtet sind. Zu einem nicht unerheblichen Teil trägt genau dazu Östrogen bei. Es ist unter anderem für die Herstellung von Gelenkflüssigkeit verantwortlich. Gleichzeitig regt es den Aufbau von Kollagen an, einem Eiweißbaustein, der aus Hautpflegeprodukten bekannt sein dürfte. Kollagen sorgt außer der Elastizität auch für die Stabilität unserer Muskeln, die zu 10 Prozent aus diesem Protein bestehen. Unter dem Einfluss des sinkenden Anteils von Östrogen rund um die Menopause verringert sich nicht nur die Muskelmasse, die Strukturen verhärten sich ebenfalls.

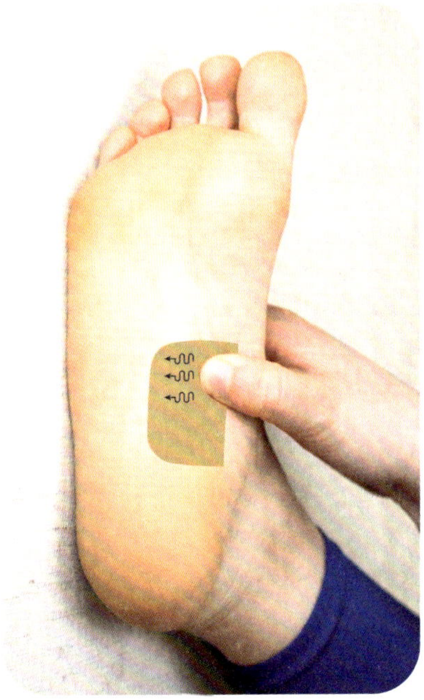

« Dünndarm & Dickdarm: Raupengriff

Faszien als Chance

An dieser Stelle müssen wir kurz auf das Thema Faszien zu sprechen kommen. Mittlerweile wissen wir, dass diese viel mehr zu unserer Beweglichkeit beitragen als die Muskelfasern selbst. Faszien umhüllen sämtliche Muskeln, Gelenke und Organe, verbinden damit alles mit allem. Gelingt es uns beispielsweise nicht mehr, den Kopf komplett nach rechts und links zu drehen, dann sind in den meisten Fällen nicht die Nackenmuskeln zu kurz, sondern die Faszien drumherum verklebt. Das kann durch eine einseitige Haltung kommen. Auch Rauchen oder die Ernährung mit einem hohen Anteil an industriell verarbeiteten Lebensmitteln können eine Rolle spielen.

Wie eine amerikanische Studie gezeigt hat,[41] führt in der Perimenopause der Östrogenabfall zu einer Freisetzung von sogenannten Inflammasomen (Zellen, die Entzündungen auslösen) aus den Eierstöcken. Diese Zellen können einen Dominoeffekt auslösen: Zunächst stören sie die Durchblutung und den Lymphfluss, sodass eine Reizung des Gewebes länger andauert. Das wiederum erschwert die Reparaturvorgänge in den Zellen und führt zu angespannten Rezeptoren in der Muskulatur. Diese reagieren gereizt, was zur erhöhten Produktion eines körpereigenen Klebstoffs in den umgebenen Faszienschichten führt. Sie verkleben und es kommt zu der beschriebenen Steifigkeit und zu Schmerzen im Bindegewebe. So dramatisch das klingt, so verdeutlichen diese Forschungsergebnisse aber, dass du über Dehnungen und Gelenkmobilisation Einfluss nehmen kannst (lies dazu auch im Kapitel »Gezielte Übungen für Körper und Seele«, Seite 142, nach). Schon wenn du dir angewöhnst, dich regelmäßig zu räkeln und zu strecken, wirst du über kurz oder lang Veränderungen spüren. Die Selbstbehandlung umfasst neben der Wirbelsäulen- und Schultergürtel-Zone auch Zonen wie den Ellenbogen sowie Stellen, die den Fuß direkt betreffen. Dazu zählen die Ferse und der Achillessehnenansatz.

Faszienstrukturen sind von einer Vielzahl von Nerven durchzogen. Deshalb reagieren sie mit Reizung auf das bei Stress ausgeschüttete Adrenalin oder Cortisol. Mit allen entspannenden oder lockernden Maßnahmen kannst du ebenfalls zur Linderung deiner Beschwerden beitragen. Gleichzeitig kompensierst du damit die in den Wechseljahren geringere Ausschüttung von schmerzstillenden Glückshormonen wie Serotonin und Dopamin.

Integrierst du zudem noch eine ausgewogene Ernährung und deine an den Symptomen orientierte Selbstbehandlung in den Alltag, kannst du das Altern zwar nicht wegzaubern, aber deutlich verzögern. Es lohnt sich also, aktiv zu werden.

Fußreflexzonentherapie Eine in Hanne-Marquardt-Fussreflex® ausgebildete Therapeutin oder Therapeut könnte die Eigenbehandlung wie folgt ergänzen:

- Behandlung nach Erstbefund und therapeutische Einwirkung auf die Symptomatik
- gezielte Akutbehandlung
- Hormon- und Stoffwechselanregung
- Beckenband-Behandlung
- lymphatische Entlastung
- Behandlung der Funktionszusammenhänge von Wirbelsäule und Stoffwechselorganen

Hilfe aus der Pflanzenwelt

- Teufelskralle – ein afrikanischer Wurzelstock, der stark entzündungshemmend, schmerzlindernd und abschwellend wirkt, als Fertigpräparat aus der Apotheke empfohlen.
- Kurkuma, ein entzündungshemmender Bitterstoff, ist in Verbindung mit schwarzem Pfeffer wirkungsvoller.
- Weihrauch wird in Indien traditionell zur Schmerzlinderung angewendet. In Deutschland ist er nur als Nahrungsergänzungspräparat zugelassen. Lass dich in deiner Apotheke beraten.
- Arnika und Beinwell – beispielsweise in Traumeel-Salbe – oder auch Johanniskrautöl können

lokal Entzündungen und Reizungen entgegenwirken.

- Ackerschachtelhalm enthält viel Kieselsäure, sie unterstützt die Gelenke und Gewebeschichten, z. B. Equisetum-Urtinktur von Ceres.
- Magnesium phosphoricum D6 als »Heiße 7« der Schüßler-Salze, abends eingenommen, wirkt es Krämpfen entgegen.
- Basenbäder, Basen- sowie Quarkwickel können entzündete Gelenke entlasten und verringern Schwellungen.

Ätherische Öle

- Bei akuten Schmerzen: 1 Tropfen Majoranöl auf die betroffene Stelle auftragen und maximal 15 Minuten einen Eispack auflegen.
- Öle, die Entzündungen hemmen können: Wintergrün, Kampfer, Pfefferminz, Ylang Ylang, Echte Kamille, Strohblume und Osmanthus (alle enthalten in der »Lindernden Mischung« von DoTerra).

Zonenblatt: Sehnenansatzbeschwerden

Solltest du akute Beschwerden an Gelenken oder Sehnen haben, so empfehlen wir, in diesem Zonengebiet lediglich mit weichen, kreisenden Griffen oder bei Entzündungen mit dem Ruhegriff zu arbeiten.

1. Wirbelsäule: Raupengriff Da bestimmte Wirbelsäulenabschnitte den Gelenken zugeordnet sind, lohnt es sich, diese Zone mit dem Raupengriff an beiden Füßen durchzuarbeiten. Die Wirbelsäulen-Zone befindet sich an der Innenseite des Fußes im Übergang zur Fußsohle und ist 1–2 Finger breit. Starte am inneren Fersengebiet fußsohlennah und arbeite mit dem Raupengriff Richtung Großzehe. Die Bahn endet am Gelenkspalt zwischen beiden Teilen des großen Zehs. 8–10 ×.

2. Nacken: Dehngriffe (Seite 108) (beschrieben im Zonenblatt: Kopfschmerzen, Seite 64)

3. Schultergürtel & Schultergelenk: Raupengriff (Seite 108) Der gesamte Zehenballen an der Fußsohle über die Grundgelenkslinie von innen nach außen entspricht deinem Schultergürtel. Diesen Bereich kannst du gut mit dem Raupengriff durcharbeiten. Auf der Grundgelenkslinie des 4. und 5. Zehs erreichst du zudem die Schultergelenk-Zone. Du kannst sie sowohl an der Fußsohle als auch am Fußrücken mit dem Raupengriff behandeln. 10–20 ×.

4. Ellbogen: Raupengriff Taste am Fußrücken den Bereich unter deinem kleinen Zeh bis zur 2. Querlinie. Hier kannst du meist eine sehr deutliche Kante, das Ende deines 5. Mittelfußknochens, spüren. Bearbeite die Zone mit dem Raupengriff entsprechend der Abbildung.

5. Fersenbereich A) Ferse/Fußsohle: Dehngriffe oder Raupengriff: Suche dir an der Fußsohle den Übergang vom weichen Gewebe zur Ferse. Dieses Gebiet kannst du mit beiden Daumen von innen und außen entweder mit dem Raupengriff oder mit Dehnungen in alle Richtungen bearbeiten.

B) Achillessehnenansatz: bimanuelle Dehngriffe: Stell den Fuß vor dir auf. Lege die Finger beider Hände innen und außen an den hinteren, oberen Fersenbeinrand (Ansatz der Achillessehne) und die Daumen an den vorderen Unterschenkel. Dehne mit den Fingern das Gebiet im Wechsel 2–3 cm nach oben und nach unten. 8–10 ×.

Du arbeitest hier nicht in einer Reflexzone, sondern unmittelbar im betroffenen Gewebe.

6. Leber: Raupengriff Teile an der rechten Fußsohle den Bereich zwischen der 1. und 2. Querlinie in 2 Hälften. Die untere Hälfte bis leicht über die 2. Querlinie steht für die Leber-Zone. Sie reicht nach außen bis zur Verlängerung der Linie des 4. Zehs. Arbeite den gesamten Bereich mit dem Raupengriff durch. 15–20 ×.

» Zonenblatt: Sehnenansatzbeschwerden

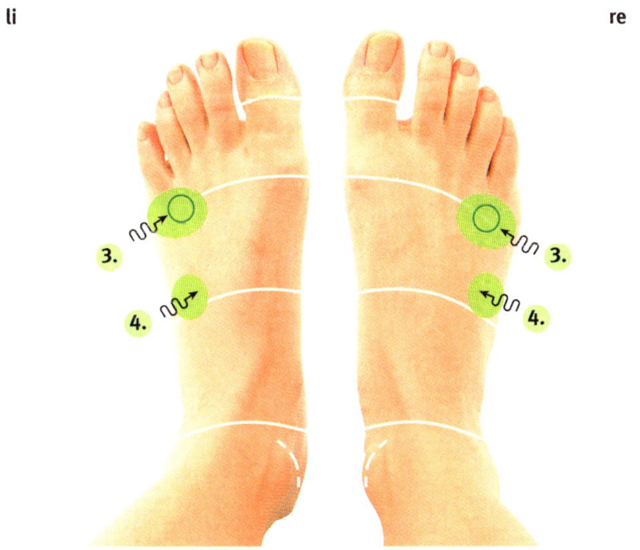
li
re
3.
4.
3.
4.

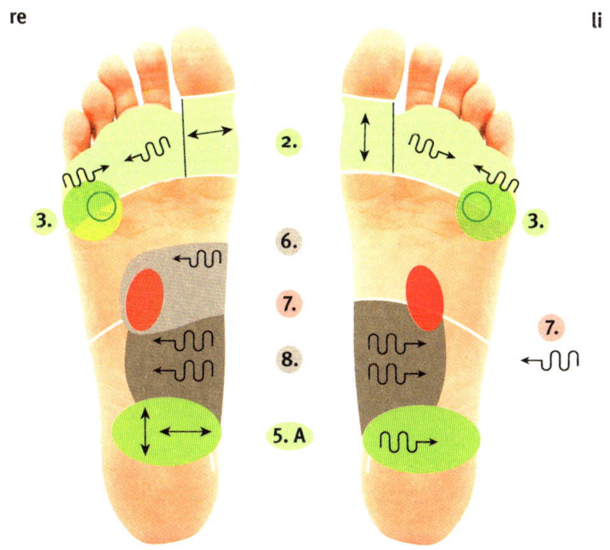
re
li
2.
3.
3.
6.
7.
7.
8.
5. A

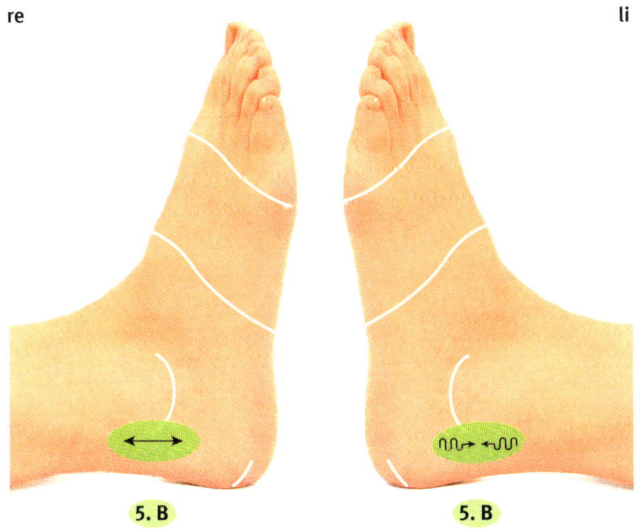
re
li
5. B
5. B

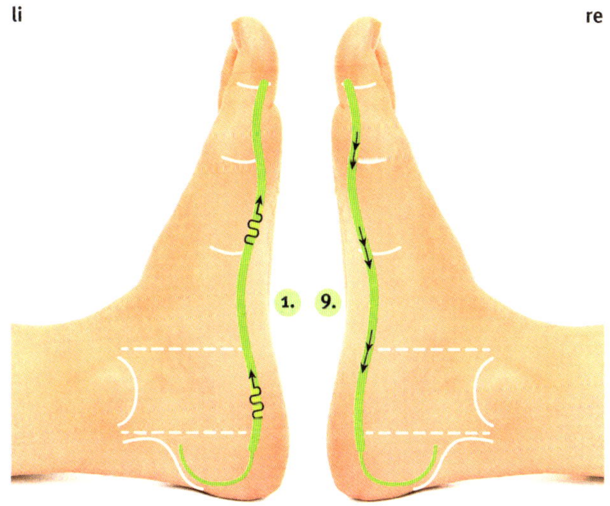
li
re
1.
9.

7. Niere: Raupengriff (beschrieben im Zonenblatt: lymphatische Regulation, Seite 40)

8. Dünndarm: Raupengriff (beschrieben im Zonenblatt: Kopfschmerzen, Seite 64)

9. Wirbelsäulenfluss: Wohlfühlgriff (beschrieben im Kapitel »Wohlfühlgriffe«, Seite 28) Die Durchführung der beschriebenen Hormonregulation (Seite 32) kann einen positiven Einfluss auf deinen Hormonhaushalt haben.

Nacken: Dehngriffe

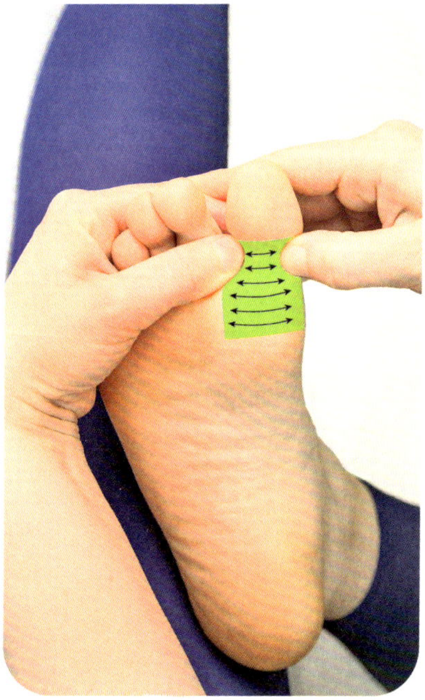

Schulter: Raupengriff

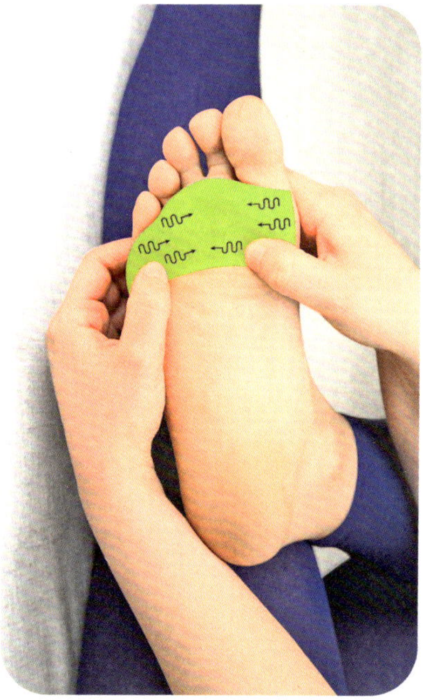

Trockene, gereizte Schleimhäute

Irritationen im Scheidenbereich sind etwas sehr Intimes. Da bedarf es selbst unter uns Frauen sehr vertrauter Momente, um uns darüber auszutauschen. Fast scheint es, als würden wir Brennen, Jucken und Trockenheit bis hin zu Blutungen als gegeben hinnehmen. Veränderungen zeichnen sich oftmals auch bei Liebesdingen ab. Sie werden vielfach mühsamer. Es sinkt nicht nur die Libido. Mal wird die Scheide trockener, mal deren Inneres und dies kann Schmerzen beim Liebesspiel nach sich ziehen. Ganz zu schweigen von der Erfahrung, anschließend oder wiederholt einen Blasen- oder Vaginalinfekt zu bekommen oder von verstärktem Harndrang geplagt zu sein.

Dabei wirken sich derartige Beschwerden statistisch gesehen bei mehr als der Hälfte aller Frauen negativ auf ihr Wohlbefinden aus.[42] Seit 2014 haben die Symptome sogar in der Medizin einen Namen bekommen. Wurden die genannten Probleme bisher unter »Scheidentrockenheit« oder »vaginaler Atrophie« zusammengefasst, wird jetzt der etwas sperrige Begriff »urogenitales Menopausensyndrom« verwendet. Lass also auch uns anfangen, offen darüber zu sprechen.

Tatsächlich sind so gut wie alle Frauen irgendwann von den Veränderungen ihrer Genitalien betroffen. Mit dem Absinken der Hormone, speziell des Östrogens, bilden sich nicht nur unsere äußeren Schamlippen etwas zurück, auch die Klitoris wird kleiner. Außerdem verlieren Haut und Schleimhäute an Elastizität und Spannkraft. Im Gesicht sind die Fältchen ein deutliches Zeichen dafür, die immer reichhaltigeren Cremes in unserem Badezimmer ebenso. Im Vaginalbereich wird die Haut indessen glatter, dünner und nahezu durchscheinend. Schon das führt zu einer größeren Empfindlichkeit. Gleichzeitig verändert sich aber auch der pH-Wert in der Scheide, was einen Verlust der schützenden, feuchten Säuerungsflora bedeutet (das kannst du im Kapitel »Die weibliche Anatomie«, Seite 15, noch einmal nachlesen). Die gesunden Döderlein-Bakterien werden deutlich weniger – ein Grund für die möglicherweise immer wiederkehrenden Infekte. Wiederholte Behandlungen mit Antipilz-Präparaten schwächen das Milieu dann zusätzlich.

Pflegebedürftige Schleimhäute

Es ist also höchste Zeit für eine gute Pflege der Schleimhaut. Sie profitiert von allem, was die Durchblutung anregt. Dazu gehören:

- Selbstbehandlung der Zonen des Hormonsystems, außerdem der anregende Sägegriff für die Beckenboden-Zone; die Aktivierung der Zonen des Nasen-Rachen-Raums zur Unterstützung der dortigen Schleimhäute, die jetzt ebenfalls vermindert versorgt werden und in Wechselwirkung zur Kleinbeckenregion stehen; außerdem eine Selbstbehandlung mit Wohlfühlgriffen, die deine Lebenskräfte ins Fließen bringen.
- Tanzen, Zumba, Bauchtanz – sie wecken deinen Schoßraum auf und geben ihm Kraft.
- Massagen der Kreuzbeinregion, beispielsweise mit der Kupfersalbe rot von Wala.
- »Ja« zur Lust sagen. In den meisten Fällen lassen sich mit einem biologischen Gleitgel die mechanischen Belastungen reduzieren. Denn wie die Naturheilärztin Heide Fischer erklärt, ist beim Älterwerden vor allem der Mechanismus »Ich bin erregt und ich werde feucht« außer Kraft gesetzt. Demgegenüber steht die positive Auswirkung von sexueller Aktivität und damit die Ausschüttung von Glückshormonen außer Frage. Das wiederum führt zu einer verbesserten Durchblutung und Nährstoffversorgung.[43]

So wie du deine trockenen Lippen mit einem Pflegestift versorgst, könntest du auch deinen Schamlippen mit einer sanften und wohltuenden Pflege etwas Gutes tun. Von ärztlicher Seite wird dir vielleicht eine Salbe mit Estriol empfohlen. Das Stoffwechselprodukt des Östrogens hat die Aufgabe, Schleimhäute zu stabilisieren. Es gibt auch Erkenntnisse, dass Präparate mit DHEA, der Vorstufe von Östrogen und Testosteron, zu einer großen Erleichterung führen können.[44] Hochwertiges Oliven-, Nachtkerzen- oder Granatapfelkernöl, Tinkturen und/oder ätherische Öle bieten sich als hormonfreie Alternativen an. Vermeide parfümierte Duschlotionen und benutze eher sparsam eine pH-neutrale Bioseife oder einfach nur Wasser.

Vor allem aber erlaube und gönne dir für den Intimbereich die gleiche Aufmerksamkeit und Zugewandtheit wie für den Rest deines Körpers – auch indem du darüber sprichst, was dir guttut.

Fußreflexzonentherapie Eine in Hanne-Marquardt-Fussreflex® ausgebildete Therapeutin oder Therapeut könnte die Eigenbehandlung wie folgt ergänzen:

- Behandlung nach Erstbefund und therapeutische Einwirkung auf die Symptomatik
- gezielte hormonelle Regulation
- spezifische Behandlung der Beckenbänder und Becken-Nerven-Punkte
- Behandlung des Nasen-Rachen-Raums und weitere Funktionszusammenhänge mit den Schleimhäuten, wie dem Darm
- Entlastung über Stoffwechselorgane
- Überprüfung und Behandlung von Bauch- und Beckenboden-Narben

Hilfe aus der Pflanzenwelt:
Pflegende Rezepturen:

- Intimpflegeöl von Heide Fischer mit den Ölen aus dem Granatapfel, der Nachtkerze, der Sanddornfrucht, dem Muskatellersalbei
- Rosenzäpfchen nach Margret Madejsky

- Niendorfs Ölmischung aus der Löwen-Manufaktur, »Wenn die Weisheit die Liebe umarmt«
- natürliche Intimpflegeprodukte der Firma Cobagin

Ätherische Öle Vorschlag für ein natürliches Gleitmittel nach Dr. Mariza Snyder:[45]

120 ml fraktioniertes Kokosöl mit 120 ml Aloe Vera, 1 TL Vitamin-E-Öl und 3–5 Tropfen ätherischer Öle der Wahl (z. B. Weihrauch, Lavendel, Rose, Römische Kamille, Muskatellersalbei) vermischen und vor dem Geschlechtsverkehr auf die Vaginalschleimhaut auftragen

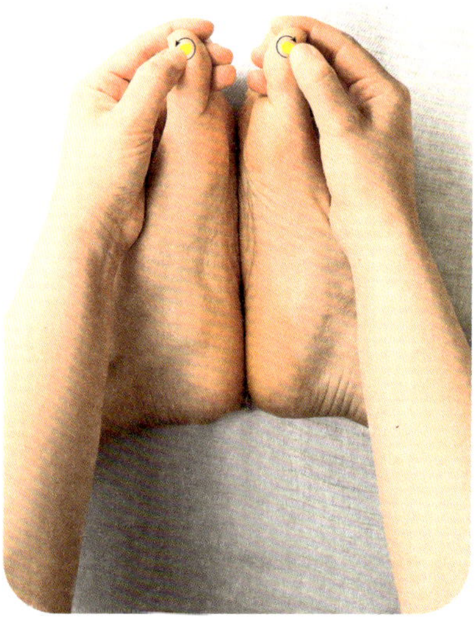

Zonenblatt: trockene, gereizte Schleimhäute

1. Umarmung: Wohlfühlgriff (beschrieben im Zonenblatt: zu starke Regelblutung, Seite 56)
Lege eine Hand an die Fußsohle und die andere an den Fußrücken, als wolltest du diesen umarmen. Die Daumen liegen dabei sanft auf dem Großzehengrundgelenk. Halte diese Umarmung. Lass die Wärme der Hände in den gesamten Fuß fließen.

2. Hormonzentrum Gehirn: Kreisen
Setze den Daumen, vom Unterrand des Großzehennagels kommend, an der äußeren Zehenkante an und rolle in Richtung Fußsohle. Arbeite dort in der kleinen Zone mit dem Raupengriff. Alternative: Kreisen. 10–20 ×.

3. Nasen-Rachen-Raum: Dehngriff
Zwischen den Schleimhäuten des Nasen-Rachen-Raums und denen des Kleinbecken-Gebiets besteht eine Wechselwirkung.

Ertaste am Fußrücken deiner Großzehe den Gelenkspalt zwischen den beiden Zehengliedern und arbeite über die gesamte Breite des Zehs 1 Bahn oberhalb und 2 Bahnen unterhalb mit Dehngriffen. 10–15 ×.

« Hormonzentrum Gehirn: Kreisen

4. Lebensfroh – Nieren & Nebennieren: Raupengriff Setze deine Daumen jeweils an der Fußsohle auf die Zehengrundgelenklinie zwischen die Zehen 2 und 3 an. Streiche von dort mit den Daumen bis leicht oberhalb der 2. Querlinie des Fußes. Arbeite das Gebiet mit dem Raupengriff durch. 8–10 ×.

5. Leber: Raupengriff Teile an deiner rechten Fußsohle den Bereich zwischen der 1. und 2. Querlinie in 2 Hälften. Die untere Hälfte bis leicht über die 2. Querlinie steht für die Leber-Zone. Sie reicht nach außen bis zur Verlängerung der Linie des 4. Zehs. Arbeite den gesamten Bereich mit dem Raupengriff durch. 15–20 ×.

6. Hormonkick Eierstock & Gebärmutter: bimanueller Raupengriff
Ertaste den Hinterrand deines Außenknöchels und gehe bis zur Mitte der äußeren Ferse zur Eierstock-Zone. Den Bereich der Gebärmutter findest du mittig auf der Innenseite des Fersenbereichs. Behandle beide Zonen gleichzeitig mit dem Raupengriff. 10–20 ×.

7. Beckenboden-Power (Seite 26)
Lege einen Fuß auf den Oberschenkel der anderen Seite ab. Umfasse mit der gegenüberliegenden Hand das

» Zonenblatt: trockene, gereizte Schleimhäute

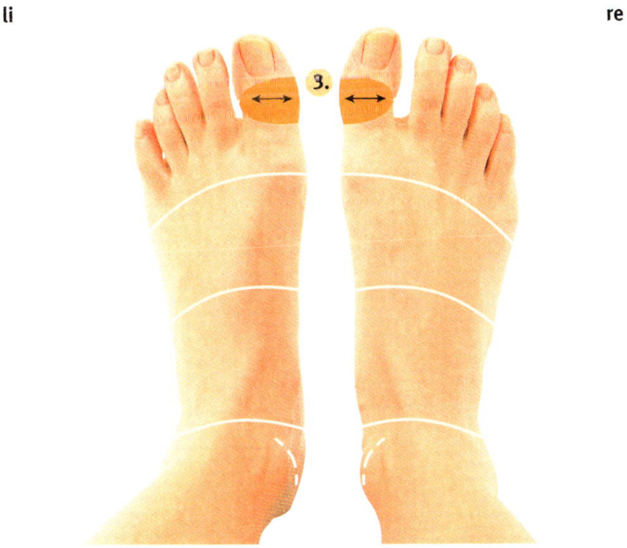
li
re
3.

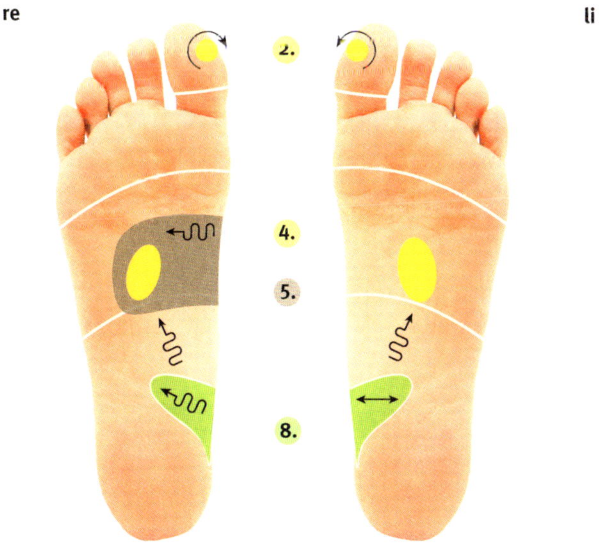
re
li
2.
4.
5.
8.

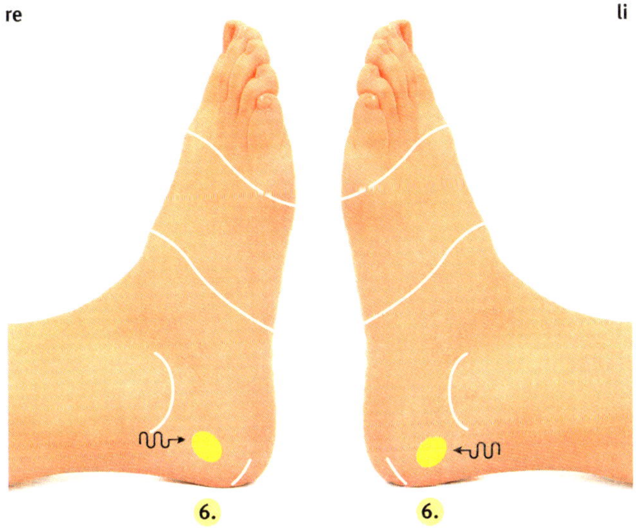
re
li
6.
6.

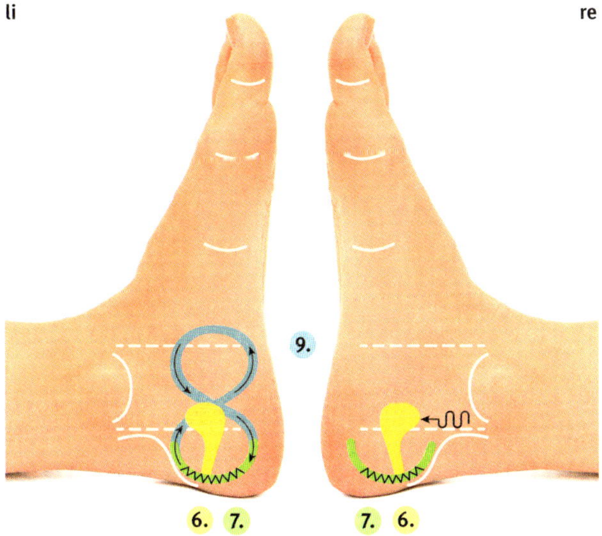
li
re
9.
6. 7.
7. 6.

Fersenbein, sodass der Daumen an der Außenseite liegt. Die übrigen Finger sind gebeugt und umschließen den inneren Fersenrand.

Bewege jetzt den gebeugten Zeigefinger an der hinteren Fersenbeinkante auf und ab. Durch das Endgelenk des Zeigefingers entsteht ein reibender, kraftvoller Impuls. Bleibe am Hinterrand der inneren Ferse und arbeite auf diese Weise die Zone des gesamten Beckenbodens durch. 20–30 Sekunden

8. Kreuzbein: Dehngriffe, Raupengriff (beschrieben im Zonenblatt: unregelmäßiger Zyklus, Seite 50)

9. Beckenschwung: Wohlfühlgriff (beschrieben im Kapitel »Wohlfühlgriffe«, Seite 28)

Blasenschwäche

Du verlierst ein paar Tropfen Urin beim Lachen oder Laufen? Du kennst jede einfach zu erreichende Toilette in der Stadt? Kurzum, du leidest unter einer Blasenschwäche? Die gute Nachricht vorweg: In den allermeisten Fällen kannst du aktiv etwas dagegen tun.

Es gibt etliche Formen von Harninkontinenz. Doch wir gehen hier nur auf die beiden ein, die am häufigsten vorkommen.

Belastungsinkontinenz

Da ist zunächst die Belastungsinkontinenz. Sie tritt immer dann auf, wenn die Muskulatur um die Blase herum dem Druck von außen nicht standhält. Je nach Grad der Belastung werden drei Schweregrade unterschieden. Geht etwas Urin beim Lachen, Husten, Niesen oder Heben ab, handelt es sich um Grad eins. Tröpfelt es beim Treppensteigen, Aufstehen oder Hinsetzen liegt Grad zwei vor. Grad drei beschreibt den Urinverlust in Ruhe ohne Aktivität. Eine der Hauptursachen ist ein geschwächter oder auch zu verspannter Beckenboden. Auf ihn und seinen Zusammenhang mit dem Zwerchfell gehen wir im Kapitel »Beckenbodensenkung« (Seite 120) genauer ein.

Im Klimakterium kommt erschwerend der sinkende Östrogenspiegel hinzu. Die Strukturen, die die Blase und Harnröhre aktiv wie passiv halten, werden schwächer und es kann zu einer Blasen- oder Gebärmuttersenkung kommen. Im Fokus deiner Selbstbehandlung sollte daher die Aktivierung der Zonen deines Halteapparates stehen. Die Anregung der Blase mit dem Raupengriff und ein Extra-Kick für dein Hormonsystem sowie Wohlfühlgriffe können deine Massageeinheit abrunden.

Dranginkontinenz

Eher beruhigend sollte die Behandlung dieser Zonen wirken, wenn du unter einer sogenannten Dranginkontinenz leidest. Sie zeichnet sich dadurch aus, sehr häufig – auch nachts – auf die Toilette zu müssen. Kurzum, deine Blase ist überaktiv. Besonders lästig ist vor allem das Gefühl, von jetzt auf gleich ein Örtchen finden zu müssen. Du hast zudem kaum Einfluss darauf, ob Urin abgeht oder nicht. Der Mechanismus, diesen Drang unterdrücken zu können, ist gestört. Die Gründe dafür gehen aber meist mit neurologischen Erkrankungen einher.

Wesentlich häufiger für eine Harninkontinenz ist eine überempfindliche Blase (Reizblase). Dabei kommt es zu einer fehlerhaften Übertragung von Informationen zwischen Gehirn und Blase. Auch bei längst nicht voller Blase wird das Signal gegeben, Wasser lassen zu müssen. Das muss dann schnell geschehen, sonst passiert mit der kleinsten Menge Urin ein Malheur. Zu den vielfältigen Ursachen gehören unter anderem häufige Blasen- und Harnleiterentzündungen oder Blasensteine. Erkrankungen, die durch den abfallenden Östrogenspiegel in der 2. Lebenshälfte bei Frauen begünstigt werden. Die Beanspruchung des Bindegewebes aufgrund von Schwangerschaften tragen ebenfalls zur Irritation bei. Wie wir im Kapitel »Trockene, gereizte

Schleimhäute« (Seite 108) erklärt haben, können in einigen Fällen auch hormonell bedingte Schleimhautveränderungen dazu führen, dass es zu Undichtigkeiten zwischen der Blase und der Harnröhre kommt.

Unter Umständen lassen auch Stress, Sorgen oder Ängste deine Blase gereizter reagieren. Von daher können Entspannungstechniken ebenso zur Linderung beitragen wie eine Umstellung von Lebens- oder Ernährungsgewohnheiten. Ein gut angeleitetes Beckenbodentraining unterstützt dich in jedem Fall.

Fußreflexzonentherapie Fußreflex-Pionierin Hanne Marquardt hat schon vor Jahrzehnten erkannt, dass sich Narben zu Störfeldern entwickeln können. Das kann geschehen, wenn der entsprechende Heilprozess nicht so optimal verläuft, wie es die körpereigenen Kräfte eigentlich möglich machen. Eine Stress- oder sonstige Belastungssituation oder eine Immunschwäche sind denkbare Ursachen. Möglicherweise verklebt die Narbe dann zu stark mit dem umliegenden Gewebe, sodass es zu Stauungen, lokalen Durchblutungsstörungen, Meridianflussstörungen oder Bewegungseinschränkungen kommt. Auch starke emotionale Erlebnisse rund um die Narbenentstehung können die Regulation im Organismus stören und zu psychosomatischen Belastungen führen. Irgendwann sind die Verletzungen dann äußerlich verheilt. An manche Narbe erinnern wir uns lange Zeit gar nicht mehr – obwohl sie im Hintergrund die ganze Zeit für eine Schwächung von Prozessen im Körper sorgt. Kommt es dann zu Erkrankungen, die nicht auf eine Behandlung ansprechen oder immer wiederkehren, dann lohnt es sich, auch auf diesem Gebiet auf Spurensuche zu gehen. Vor allem Narben auf der Mittellinie des Körpers können ursächlich mit Inkontinenz zusammenhängen. Da denken wir vor allem an die Geburtsnarben wie Dammschnitt oder Kaiserschnittnarbe. Eine in Hanne-Marquardt-Fussreflex® ausgebildete Therapeutin oder Therapeut könnte die Eigenbehandlung wie folgt ergänzen:

- Behandlung nach Erstbefund und therapeutische Einwirkung auf die Symptomatik
- Sphinkter-Behandlung mit dem Ziel der Entspannung im Nervensystem, aber auch aktivierend für die Schließmuskeln im Becken
- eutonische Griffe (speziell der »Brotschieber-Griff« wirkt im Beckenbereich)
- Eingehen auf die Meridianzusammenhänge
- spezifische Behandlung von Narben
- Behandlung der Beckenbänder und Beckennerven-Punkte
- Überprüfen der neurologischen Zusammenhänge

Hilfe aus der Pflanzenwelt:

- Ackerschachtelhalm ist strukturstärkend und Goldrute regt die Niere an, wirkt zudem entzündungshemmend und leicht antibakteriell, je 50 g als Tee-Kur, 1 EL auf 250 ml Wasser, 2 Tassen pro Tag.
- Kürbissamenextrakt (Arzneikürbis, z. B. Tabletten von Dr. Böhm) hat eine kräftigende Wirkung.
- Cranberrymuttersaft oder -extrakt stärkt die Blasenschleimhaut.

Ätherische Öle Bereite dir eine Füllung für einen Roller zu: aus 10 Tropfen Wacholderbeerenöl, 10 Tropfen Grapefruitöl und einem Trägeröl deiner Wahl. Roll damit zur Unterstützung deiner Gesundheit von Blase und Harnwegen 2–3 × täglich über den unteren Bauch.

Zonenblatt: Blasenschwäche

1. Lebensquell: Wohlfühlgriff Lege die Fersen aneinander und beginne an beiden Füßen gleichzeitig mit den Daumen oder den Fingerbeeren im Bereich der Beckenboden-Zone: Ziehe von hier eine Bahn unterhalb des Innenknöchels in Richtung Fußrücken. Streiche dann im Übergang der Fußinnenseite zum Fußrücken über den Nagelrand zur Großzehenspitze und anschließend in einer sanften Linie am Übergang von der Fußinnenseite zur Fußsohle zur Beckenboden-Zone. Beginne dann wieder von vorn mit dem Weg um die Ferse herum. Führe diese Streichung 10–15 × aus.

2. Hormonzentrum Gehirn: Raupengriff Setze den Daumen, vom Unterrand des Großzehennagels kommend, an der äußeren Zehenkante an und rolle in Richtung Fußsohle. Arbeite dort in der kleinen Zone mit dem Raupengriff. 10–20 ×, Alternative: Kreisen.

3. Atemöffner: Dehngriffe Ziehe für die Zone des Zwerchfells eine etwa halbkreisartige Bahn. Dabei liegt

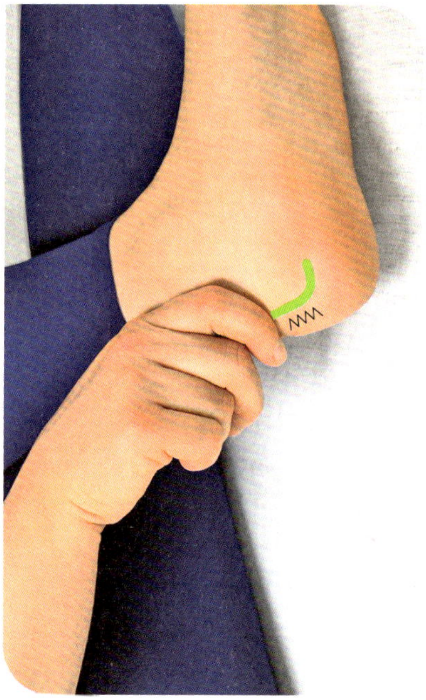

der Daumen ungefähr 2 Fingerbreit unter dem Grundgelenk des großen Zehs an der Innenseite des Fußes. Streiche von hier parallel zur Zehengrundgelenklinie nach außen bis kurz vor die Verlängerung des kleinen Zehs. Streiche dann 2–3 Fingerbreit nach unten bis zur 2. Querlinie. Von dort verläuft die Zone über die Fußsohle wieder zur Innenseite des Fußes am höchsten Punkt des Fußgewölbes. Beende den Halbkreis ca. 1 Fingerbreit unter dem höchsten Gewölbepunkt mit einer kleinen Ausstreichung in Richtung der Zone Lendenwirbelsäule. 8–10 ×.

4. Niere: Raupengriff Gehe an der Fußinnenseite bis zur 2. Querlinie. Rolle von dort mit dem Daumen zur Fußsohle bis zur Verlängerung des 2. und 3. Zehs. Arbeite etwas oberhalb und unterhalb der Querlinie in mehreren Bahnen sanft mit dem Raupengriff. 8–12 ×.

5. Beckenboden-Power Lege einen Fuß auf dem Oberschenkel ab. Umfasse mit der gegenüberliegenden Hand das Fersenbein, sodass der Daumen an der Außenseite liegt. Die übrigen Finger sind gebeugt und umschließen den inneren Fersenrand. Bewege jetzt den gebeugten Zeigefinger an der hinteren Fersenbeinkante auf und ab. Durch das Endgelenk des Zeigefingers entsteht ein reibender, kraftvoller Impuls. Bleibe am Hinterrand der inneren Ferse und arbeite auf diese Weise die Zone des gesamten Beckenbodens durch. Bei Belastungsinkontinenz: 20–30 Sekunden, bei Dranginkontinenz: 15–20 Sekunden oder alternativ Dehngriffe (6–8 ×).

6. Blase: Raupengriff, Kreisen Taste an der Innenseite des Fußes 1 Fingerbreit unter dem Hinterrand des Knöchels die Oberkante des Fersenbeins. Daran schmiegt sich die Blasen-Zone mit der Harnröhre an (oberes Drittel der Ferse). Arbeite sie mit dem Raupengriff durch. Bei Belastungsinkontinenz: 8–12 ×, bei Dranginkontinenz: Kreisen, 8–12 ×.

7. Hormonkick Eierstock & Gebärmutter: Raupengriff (beschrieben im Zonenblatt: Kinderwunsch, Seite 72)

8. Beckenschwung: Wohlfühlgriff (beschrieben im Kapitel »Wohlfühlgriffe«, Seite 28)

« Beckenboden-Power

» Zonenblatt: Blasenschwäche

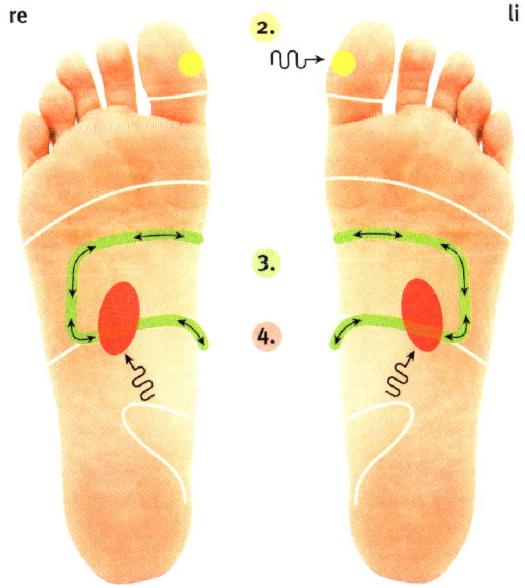
re
li
2.
3.
4.

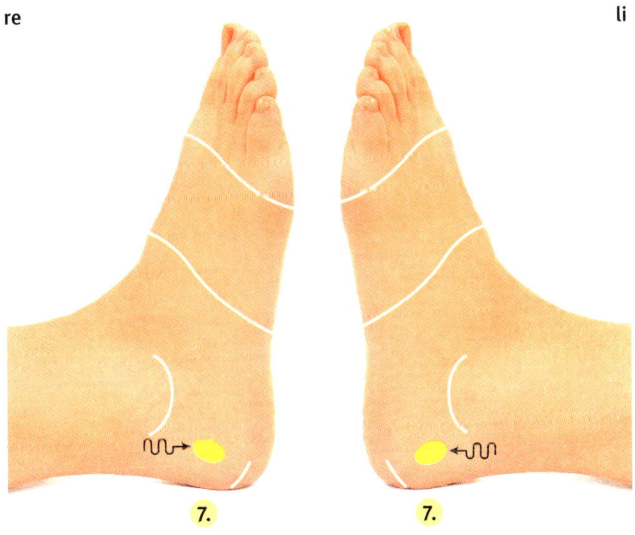
re
li
7.
7.

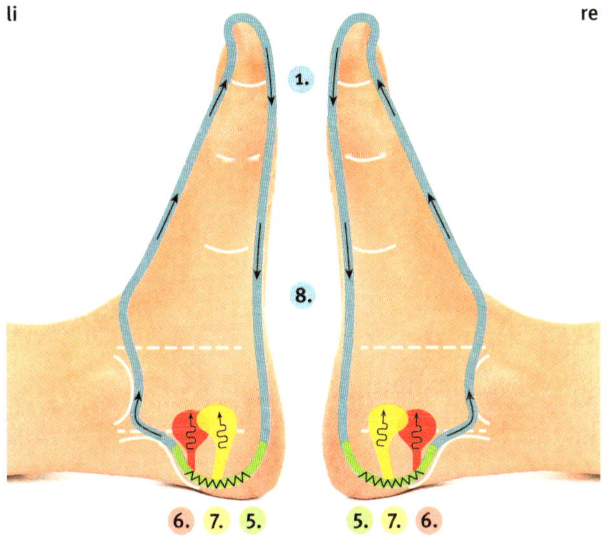
li
re
1.
8.
6. 7. 5.
5. 7. 6.

Gesund altern – Interview mit Heide Fischer

»Mehr aus dem Moment heraus leben«, so lautet die Devise, die Heide Fischer, Ärztin und Spezialistin für Frauen-Naturheilkunde, für das Alter ausgibt. Die in Freiburg lebende 70-Jährige weiß aus eigener Erfahrung, wie wirksam es ist, dem Körper die richtige Unterstützung zu geben, die er braucht.

Macht es für Sie einen Unterschied, den 60. oder den 70. Geburtstag zu feiern? Im Prinzip ist es nach wie vor so, wie ich es schon seit den Wechseljahren beobachte: Der Körper braucht mehr Aufmerksamkeit. In jüngeren Jahren meinen viele, alles funktioniert einfach automatisch. Es macht nichts aus, ein paar Stunden Schlaf weniger zu bekommen oder sich ein üppiges Abendessen zu gönnen. Heute weiß ich von mir und dem Austausch mit Frauen meines Alters, dass der Körper anders reagiert, er nicht mehr einfach alles wegsteckt.

Welche Faktoren tragen für Sie maßgeblich dazu bei, gesund zu altern? Ich halte Ruhephasen für enorm wichtig. Damit meine ich die Bereitschaft, zu lernen, die eigenen Grenzen anzuerkennen. Mittlerweile merke ich, dass mich beispielsweise auch ein emotional fordernder Nachmittag anstrengt. Deshalb lasse ich eine Erholungszeit anschließend zu, um wieder in Balance zu kommen. Dazu kommen die üblichen Verdächtigen wie eine sorgfältige, biologische, vegetarisch betonte Ernährung, aber auch viel Freundlichkeit mit Falten, Dellen und Pölsterchen, die sich im Alter unweigerlich einstellen.

Was können wir noch tun? Körperliche Bewegung ist die beste Demenzprophylaxe. Da kann kein Sudoku und kein Kreuzworträtsel mithalten. Körperliche Aktivität ist zudem das Beste, was wir für den Stoffwechsel und die Knochengesundheit tun können. Ich habe in den Gesprächen mit Frauen in meiner Praxis immer versucht herauszufinden, wie mehr Sport in den Alltag einzubauen wäre. Das ist natürlich sehr individuell zu sehen. Ist die Frau ein Vereinstyp oder eher eine Lonely Riderin, die zu jeder Tages- und Nachtzeit lostraben möchte? Aber an Ausdauersport führt ebenso wenig vorbei wie an der Förderung der Beweglichkeit und der Kraft. So schön beispielsweise Schwimmen auch sein mag, es trägt so gut wie nicht dazu bei, den Knochenabbau zu verlangsamen.

Und wenn wir schon bei den Knochen und den Gelenken sind, dann sind wir auch bei der Ernährung. Ich persönlich kann nur sagen, mein Körper macht es nicht mehr mit, wenn ich abends zu viel esse. Dann schlafe ich schlecht. Also tue ich gut daran, früh und leicht zu essen. Achte ich dann noch auf basenbildende Lebensmittel, vermeide ich auch eine Übersäuerung meines Körpers. Das ist ein weiterer Baustein zu meiner Knochengesundheit. Wir wissen, wenn wir den Sahnetörtchen und den Steaks allzu sehr nachgeben, werden die Entzündungsmarker nach oben getrieben. Ich habe so häufig erlebt, dass sich Gelenkschmerzen drastisch reduzieren, wenn jemand bereit ist, seine Ernährung umzustellen. Aber Genuss darf und soll auch dabei sein. Achtzig Prozent Korrektheit reichen vollkommen aus.

Gibt es weitere Faktoren, die uns stärken? Was ich für uns Frauen einfach für absolut wichtig halte, sind Netzwerke. Wir sind die sozialen Wesen. Ich bin gesegnet mit großartigen Menschen in meinem Umfeld. Wir finden es gerade sehr spannend, zusammen alt zu werden und zu beobachten, welche Themen plötzlich auftauchen. Wie die Frage nach der Alterssicherung oder der Entscheidung, was man noch arbeiten will oder muss. Ich selbst durfte meine Praxis vor anderthalb Jahren an eine wunderbare Nachfolgerin abgegeben. Das geschah Schritt für Schritt. Ich hatte und habe den schönsten Beruf der Welt. Viele Frauen haben mir in den vergangenen Jahren ihre Geschichten erzählt. Aber irgendwann war es interessant zu merken, dass ich mein Wissen mittlerweile lieber in Seminaren statt in Einzelgesprächen weitergebe. Auf jeden Fall aber bleibt mir das tiefe Bedürfnis nach Sinnhaftigkeit erhalten. Nur mit dem Schnippeln von Rosen wäre das für mich nicht zu erreichen.

Zu den Netzwerken gehört auch die Partnerschaft. Bei aller Vertrautheit gilt es anzuerkennen, dass wir unterschiedlich sind. Wenn die eine Seite am Wochenende auf dem Sofa gut aufgehoben ist, muss das für den Partner nicht das Richtige sein. Hier gilt es, ein gutes Miteinander zu finden. Das geht nicht unbedingt konfliktfrei. Deshalb gehört aus meiner Sicht auch eine gute Streitkultur zum gesunden Altern dazu.

Und noch ein Punkt erscheint mir wichtig: Ab 50 plus rutscht die Endlichkeit des Lebens auch näher. Das Bewusstsein für die Kostbarkeit des Lebens wächst. Es wird wichtiger, im Moment zu sein und Dinge nicht mehr aus Pflichtgefühl zu machen.

Welche Tipps beziehungsweise Maßnahmen aus der Pflanzenwelt würden Sie jemandem für ein gesundes Altern mit auf dem Weg geben? Das kann man so allgemein nicht sagen. Mein erster Tipp ist, wie gesagt, sich vernünftig zu ernähren – nach dem Motto: Eure Nahrung soll eure Medizin sein. Wenn eine Frau aber beispielsweise über ihre schmerzenden Knie jammert, dann könnte sie auf eine entzündungshemmende Ernährung achten und begleitend Präparate mit Weihrauch oder Teufelskralle einnehmen. Für die Knochengesundheit sind Pflanzen wie Ackerschachtelhalm, Brennnessel oder Schafgarbe wichtig – gerne auch als Kur.

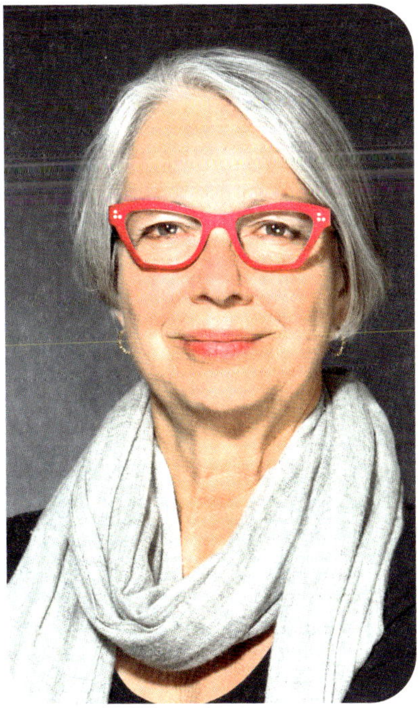

Für die Stärkung des Immunsystems ist immer auch die Darmgesundheit gefragt, deshalb sollten regelmäßig Bitterstoffe in die Nahrung integriert werden. Die Belastbarkeit des Herzens wird mit Weißdorn gestärkt, die Gelassenheit mit Melisse unterstützt, der Nachtschlaf mit Hopfen gefördert.

Allgemein lässt sich sagen, dass es bei heilenden Pflanzen gilt, genau hinzuschauen. Was braucht die betroffene Person? Das ist sehr individuell. Nicht umsonst heißt es Pflanzen-Heilkunde. Da sind kundige Unterstützende gefragt.

Vielen Dank für das Gespräch.

Gesund altern

Wir alle altern, das lässt sich nicht ändern. Aber wir können aktiv beeinflussen, auf welche Weise wir alt werden, und einiges dafür tun. Ein Plus an Achtsamkeit, Fürsorge und körperlicher Betätigung halten Körper und Seele im Gleichgewicht.

Eine Zahl ist eine Zahl, ist eine Zahl, ist eine Zahl … Mit 16 kann es uns gar nicht schnell genug gehen, älter zu werden. Irgendwann steht dann eine Fünf, eine Sechs oder gar eine Acht an erster Stelle und aus dem Älterwerden ist ein Altern geworden. Gewohnheitsmäßig mag das noch immer mit Verlust, Verfall und Krankheit gleichgesetzt werden. Doch das Leben lehrt uns schon lange etwas anderes. Die Zahl der Hundertjährigen – fast zwei Drittel davon Frauen – steigt stetig an. Die Berichte von aktiven Menschen mit 90 plus mehren sich. Und wie ist es bei dir? Überrascht es dich immer wieder, dass dein gefühltes Alter jünger ist als es dein Ausweis zeigt? Sorgen Tage mit genügend Bewegung, vergnügten Gesprächen oder ausreichend Schlaf nicht auch bei dir für ein Gefühl von Vitalität und Lebendigkeit? Fakt ist sicher, dass wir an unserem Alterungsprozess nicht vorbeischauen können. Doch es ist an uns, ihn positiv zu beeinflussen.

Alterungsprozess positiv beeinflussen

Um besser einschätzen zu können, an welchen Stellen wir uns mehr Achtsamkeit schenken sollten, lass uns einmal kurz auf den Alterungsprozess eingehen. Vereinfacht gesagt, haben alle im Laufe des Lebens spür- und sichtbaren Veränderungen etwas mit Schäden an den Zellen und Geweben zu tun. Mit zunehmendem Alter häufen sie sich und können vom Körper nicht mehr vollständig repariert werden.[46] Abgesehen von Falten durch den Verlust von Kollagen, Elasten und Hyaluronsäure in der Haut, reicht die Palette an körperlichen Anzeichen von weniger geschmeidigen Gelenken, Kraftverlust und einer reduzierten Ausdauer bis hin zu Organproblemen.

Ähnlich wie bei einem Beipackzettel sind das aber alles Kann-Faktoren. Ob, wann und in welchem Ausmaß all dies eintritt, hängt von unserem Lebensstil und der Einstellung zu unserer Gesundheit ab. »Ich bin 70, also in meiner Blütezeit, und genauso fühle ich mich«, empfindet Autorin und Influencerin Greta

Silver das Alter als großes Glück und kann gar nicht genug davon bekommen, es jeden Tag zu feiern.[47] Diese Lebensfreude ist aber fraglos auch verbunden mit einer nicht zu leugnenden Erkenntnis: Wenn du in den 60ern bist, dann liegen statistisch gesehen noch 20 Jahre, also 7.300 Tage Leben vor dir. Erinnere dich jetzt an die vergangenen zwei Jahrzehnte. Ist es nicht enorm, was in dieser Zeit alles geschehen ist? Warum soll das in den nächsten 20 Jahren nicht auch der Fall sein?

Wie kann es gelingen? Einen hohen Stellwert haben dabei immer die Themen Ernährung und Bewegung (lies dazu das Kapitel »Das tut auch noch gut«, ab Seite 141). Dabei empfiehlt es sich, regelmäßige Spaziergänge mit einem gezielten und deiner Belastbarkeit angepassten Training der Muskulatur zu ergänzen. Jede Form von Gleichgewichts- und Koordinationstraining dient der Sturzprophylaxe und wirkt intensiv auf die Tiefenmuskulatur (mehr dazu im Kapitel »Gezielte Übungen für Körper und Seele«, Seite 142). Momente der Muße sollten dabei allerdings nicht fehlen.

Sinnhafte Beschäftigung

Enorm positiv auf alle Aspekte deiner Gesundheit kann sich eine sinnhafte Beschäftigung wie ein Ehrenamt oder die Weiterführung deiner dich beglückenden beruflichen Tätigkeit gemäß deiner Belastbarkeit auswirken. Bestes Beispiel ist für uns Hanne Marquardt. Sie hat mit Anfang 80 beschlossen, nur noch innerhalb von Europa und nicht mehr weltweit Seminare anzubieten. Das hat die inzwischen 92-Jährige dann noch einige Jahre in die Tat umgesetzt. Zu solch einem Schritt passt es, die eigenen Grenzen auszuloten. Wann ist es Zeit, egoistisch in den Rückzug zu gehen und ein »Nein« zu einem »Ja« für dich selbst zu machen? Es kann enorm befreiend sein, sich von selbst auferlegten oder lange installierten Limitierungen zu befreien.

Gleichzeitig wissen wir, dass die Zellgesundheit von Körper und Gehirn enorm davon profitiert, etwas Neues, wie eine Sprache, zu lernen oder andere Herausforderungen in Angriff zu nehmen.

Bestehende Kontakte wollen gehegt und gepflegt werden. Vielleicht traust du dich aber auch erstmals so richtig, dem Bedürfnis nach Begegnungen außerhalb der Familie Raum zu geben. Wenn dich beispielsweise singen erfreut, dann wäre das möglicherweise der richtige Moment für den Versuch, einem Chor beizutreten.

Mittlerweile konnte sogar wissenschaftlich bewiesen werden, wie wichtig gute Beziehungen für Gesundheit und Wohlbefinden sind. So hat Robert Waldinger, Leiter der Harvard Adult Development Study, gezeigt, »dass Leute, die sozial verbunden sind, mit ihrer Familie, mit Freunden, mit der Gemeinschaft, glücklicher und gesünder sind und länger leben als Leute, die weniger gute Beziehungen haben«,[48] und dies unter anderem mit den gemessenen Blutwerten und Stresshormonen der Probanden untermauert. Eine Langzeitstudie der Gerontologin und Epidemiologin Becca Levy konnte zudem zeigen, dass Menschen mit einer positiven Erwartungshaltung an das Älterwerden im Durchschnitt sieben Jahre länger leben als Menschen, die weniger positiv denken.[49]

Oft sind es kleine Schritte, die viel bewirken. Hauptsache, der Spaß kommt nicht zu kurz. Ja, Alter darf Spaß machen. Lachen ist schließlich die einfachste Art und Weise, zellschützende Glückshormone auszuschütten.

Eine positive Einstellung hilft auch, sich mit der Frage nach der Endlichkeit des Lebens auseinanderzusetzen. Damit einher geht vielfach die Befürchtung, wie lange es noch möglich ist, autonom zu leben. Auch wenn das unbequeme Fragen sind, kann es entlastend sein, dies frühzeitig mit Angehörigen oder Vertrauten zu besprechen und die notwendigen Schritte in die Wege zu leiten. Derart vorbereitet lässt es sich mit Zuversicht auf das Älterwerden blicken.

Beckenbodensenkung

Wasserstrahl anhalten, Vagina wie einen imaginären Aufzug nach oben in den Körper ziehen – mit dieser Form von Beschäftigung mit dem Beckenboden machen wir in diesem Kapitel Schluss. Freu dich stattdessen auf einen neuen Zugang zu diesem enorm wichtigen Körperteil und die Aussicht auf ein vitales Körper- und Lebensgefühl.

Mit einem schwachen Beckenboden werden Themen wie Inkontinenz oder die Senkung von Gebärmutter, Blase oder Darm in Verbindung gebracht. Vielleicht leidest du selbst darunter, dass die Struktur aus Bändern, Bindegeweben und Muskeln deinen inneren Organen nicht genügend Halt gibt oder du sie nicht bewusst ansteuern kannst. Möglicherweise versuchst du, Husten, Niesen oder Lachen zu vermeiden, weil diese Drucksteigerung im Bauchbereich zu unkontrolliertem Harnverlust, Schmerzen oder einem Fremdkörpergefühl führt.

Voll funktionsfähig könnte dir der Beckenboden ähnlich einem straff, aber elastisch gespannten Trampolin Halt geben und auf der anderen Seite auch nachgeben. Das gelingt, obwohl diese Gewebestruktur Öffnungen hat: Harnröhre, Scheide (Vagina) und Enddarm haben hier ihre Ausgänge.

Doch der Beckenboden hat weitaus mehr Funktionen:

- Er verstrebt unser Becken, sprich die beiden Beckenschaufeln, das Schambein und das Kreuzbein und macht es so zu einem gleichzeitig beweglichen wie stabilen Bauteil.
- Er verbindet das Becken mit der Bauch-, Rücken- und Hüftmuskulatur, womit er auf jede Bewegung von Kopf bis Fuß sowie auf unser Gleichgewicht Einfluss hat.
- Er sorgt für eine Entlastung der Hüftgelenke und des unteren Rückens.
- Er trägt wesentlich zu unserer Körperhaltung im Sinne der Aufrichtung bei.
- Er gibt dem Körper zusammen mit dem Zwerchfell und dem Mundboden (das Gewebe zwischen den Kieferbögen) Halt wie die Bretter eines Regals. Deshalb gehören diese Strukturen zu deiner Selbstbehandlung.
- Er hat als Gegenspieler zum Zwerchfell eine Auswirkung auf die Atmung und das Lungenvolumen. Indirekt führt das zu einer verbesserten Balance für unser Nervensystem.
- Er spielt für unsere Sexualität und damit die Entfaltung von positiver Lebensenergie eine wesentliche Rolle. Nicht umsonst wird er auch »Liebesmuskel« genannt.

Den Beckenboden aktivieren

Kurzum, ein aktiver Beckenboden kann uns unter anderem vor Rückenschmerzen genauso bewahren wie vor einer Hüftarthrose, Fußfehlstellungen, Kieferproblemen oder Sodbrennen. Um all das leisten zu können, hat sich die Natur eine raffinierte Konstruktion aus drei Schichten einfallen lassen:

Die innerste Schicht (anatomisch Levator ani genannt) kannst du dir wie einen hochkant gestellten Fächer vorstellen, dessen Griff am Steißbein befestigt ist. Die Fächerblätter (jeweils 5 Muskelpaare) strahlen zu mehreren Ansatzstellen im Becken aus. Gleichzeitig besteht eine bindegewebige Verbindung zur Blase, zur Vagina und zu dem Afterschließmuskel.

Die mittlere Schicht verbindet die Sitzhöcker und die Schambeinäste quer miteinander und verschließt den vorderen Bereich des Beckens. Sie hält das Becken in seiner

V-Form. Zudem bildet diese, auch Blasen-Diaphragma genannte Lage den Blasenschließmuskel.

Die äußerste Schicht verläuft längs zwischen Scham- und Steißbein. Drei Muskeln umgeben in Form einer liegenden Acht Vagina und Anus. Diese Muskeln helfen dir unter anderem, den Urin zu halten.

Nur alle Schichten im Verbund können die Wirkung erzielen, die wir uns vom Beckenboden wünschen. Eine ohne die andere ist nichts. Deswegen leuchtet dir sicher ein, warum du Schluss mit den eingangs genannten Übungen machen sollst. Sie wirken nur isoliert und sind unphysiologisch. Aktiviere die Funktionen so wie sie gedacht sind – als dynamisches Öffnen und Schließen. Stell dir zum Beispiel beim Einatmen vor, wie sich der Fächer in deinem Becken weitet. Legst du dabei deine Finger an die Sitzbeinhöcker, kannst du wahrnehmen, wie sie auseinandergehen und sich beim Ausatmen wieder annähern. Und schon hast du eine Übung zur Hand, die dich den ganzen Tag unbemerkt begleiten kann, und das am besten ab sofort. Im Kapitel »Yoga, Beckenboden- und Atemübungen« (Seite 143) findest du weitere Anregungen. Willst du mehr wissen, kannst du dich im Internet über das Eric-Franklin-Konzept, die Spiraldynamik oder die Cantienica-Methode informieren.

Du fragst dich, warum wir auch diesmal bei der Selbstbehandlung das Hormonsystem einfließen lassen? Die Hormone sind gerade in dieser Lebensphase mit der reduzierten Verfügbarkeit mehr denn je als wichtiger Übermittler von Informationen gefragt, um zu einem besseren Ansprechverhalten der Muskeln beizutragen.

Fußreflexzonentherapie Eine in Hanne-Marquardt-Fussreflex® ausgebildete Therapeutin oder Therapeut könnte die Eigenbehandlung wie folgt ergänzen:

- Behandlung nach Erstbefund und therapeutische Einwirkung auf die Symptomatik
- Eingehen auf Störfelder durch Narben wie nach Dammschnitt oder Unterleibsoperationen (mehr dazu im Kapitel »Blasenschwäche«, Seite 113)
- aktivierende Behandlung der Beckenbänder, um den Beckenbandstrukturen wieder Tonus zu geben
- Berücksichtigung des segmentalen Bezugs zur Zone von Kreuzbein und Lendenwirbelsäule
- gezielte Behandlung aller Diaphragmen
- Unterstützung des Hormonsystems

Hilfe aus der Pflanzenwelt

- Goldrute und Ackerschachtelhalm als Teemischung können gewebestärkend wirken (mehr dazu im Kapitel »Blasenschwäche«, Seite 113).
- Senecio comp. Globuli von Wala wirken vitalisierend auf das Bindegewebe und werden bei Senkungsbeschwerden und Reizblase eingesetzt. 3 × 5 täglich Globuli über 2–3 Monate.

Ätherische Öle Beckenbodenstärkende Bademischung à la Dr. Mariza Snyder: 2 Tropfen Lavendelöl, je 1 Tropfen Eukalyptus-, Pfefferminz-, Rosmarinöl und 500 g Bittersalz ins Badewasser geben. Höchstens 20 Minuten baden, dabei entspannen und atmen. Anschließend viel Wasser trinken.

Zonenblatt: Beckenbodensenkung

1. Beckenschwung: Wohlfühlgriff
Lege die Fußsohlen aneinander oder einen Fuß auf den Oberschenkel des anderen Beins. Finde für dich eine Position, in der du gut an den inneren Fersenbereich kommst.

Streiche mit Zeige- oder Mittelfinger einer Hand sanft und flächig die Form einer liegenden Acht in das gesamte Gebiet der inneren Ferse. Der Kreuzungspunkt der Acht liegt in etwa der Mitte der Zone der Kleinbeckenorgane. Alternativ kannst du die Streichung über beide Fersen durchführen. 10–15 ×.

2. Hormonzentrum Gehirn: Raupengriff Setze den Daumen, vom Unterrand des Großzehennagels kommend, an der äußeren Zehenkante an und rolle in Richtung Fußsohle. Arbeite dort in der kleinen Zone mit dem Raupengriff. 10–20 ×, Alternative: Kreisen.

3. Mundboden: Raupengriff Ertaste am Fußrücken an deiner Großzehe den Gelenkspalt zwischen den beiden Zehengliedern. Arbeite unterhalb der Linie in etwa 2 Bahnen die Zone mit dem Raupengriff durch.10–15 ×.

4. Schilddrüse: Raupengriff, Kreisen Ertaste mit den Daumen das Grundgelenk der Großzehe an der Fußsohle. Arbeite von dort mit dem Raupengriff in 2–3 Bahnen maximal bis ans Ende der Verlängerung des 1. Zehs. Wandere anschließend mit dem Zeigefinger entlang des Grundgelenkes bis auf den Fußrücken. Kreise hier in der erbsengroßen Zone oberhalb des Gelenkspaltes in Richtung Großzehe – alternativ: bimanuelles Kreisen. 8–10 ×.

5. Lebensfroh – Nebennieren & Nieren: Raupengriff Setze die Daumen jeweils an der Fußsohle auf die Zehengrundgelenklinie zwischen die Zehen 2 und 3 an. Streiche von dort mit den Daumen bis leicht oberhalb der 2. Querlinie deines Fußes. Arbeite das Gebiet mit dem Raupengriff durch. 8–10 ×.

6. Atemöffner Zwerchfell: Dehngriffe Ziehe auf der Zwerchfell-Zone eine etwa halbkreisartige Bahn. Dabei liegt der Daumen ungefähr 2 Fingerbreit unter dem Grundgelenk des großen Zehs an der Innenseite des Fußes. Dehne von hier das Gewebe parallel zur Zehengrundgelenklinie nach außen, bis kurz vor die Verlängerung des kleinen Zehs. Anschließend führt die Dehnung 2–3 Fingerbreit nach unten bis zur 2. Querlinie. Von dort verläuft die Zone über die Fußsohle wieder zur Innenseite des Fußes an den höchsten Punkt des Fußgewölbes. Beende den Halbkreis mit einer kleinen Ausstreichung in Richtung der Lendenwirbelsäulen-Zone. 8–10 ×.

Schilddrüse: Raupengriff

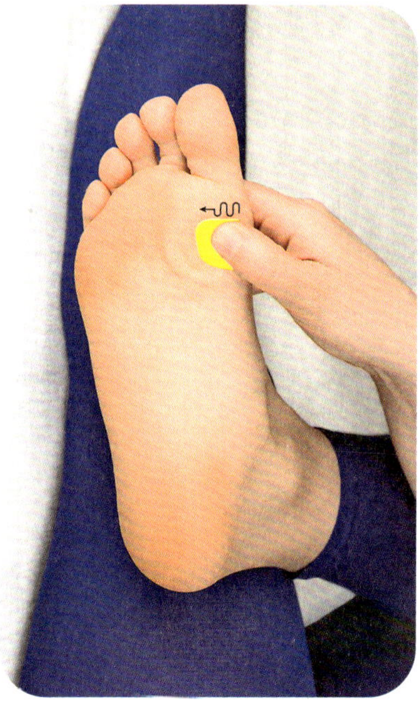

Schilddrüse: Kreisen

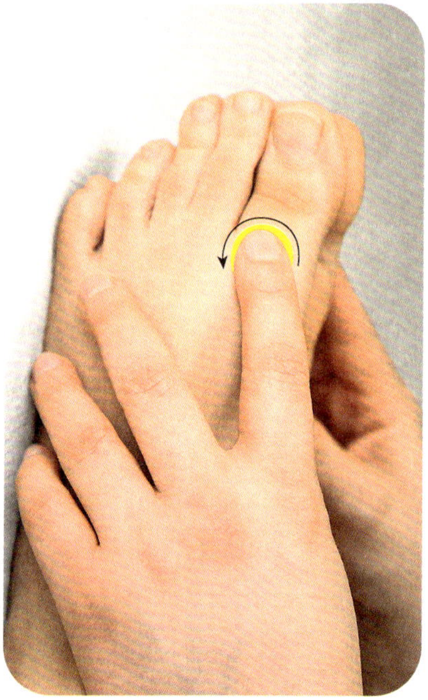

» Zonenblatt: Beckenbodensenkung

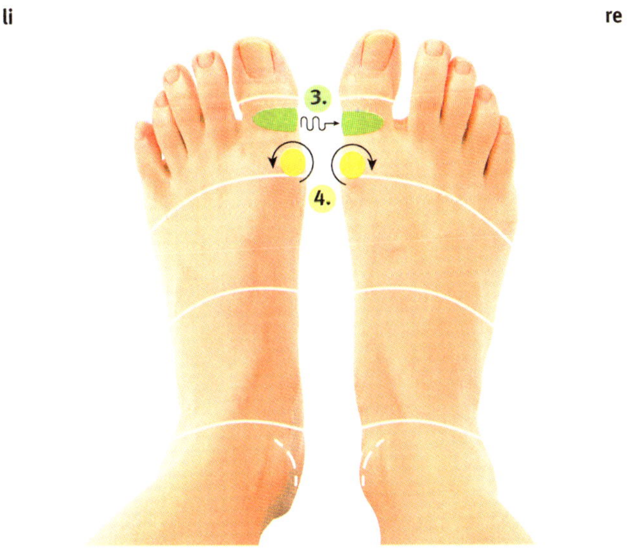
li
re
3.
4.

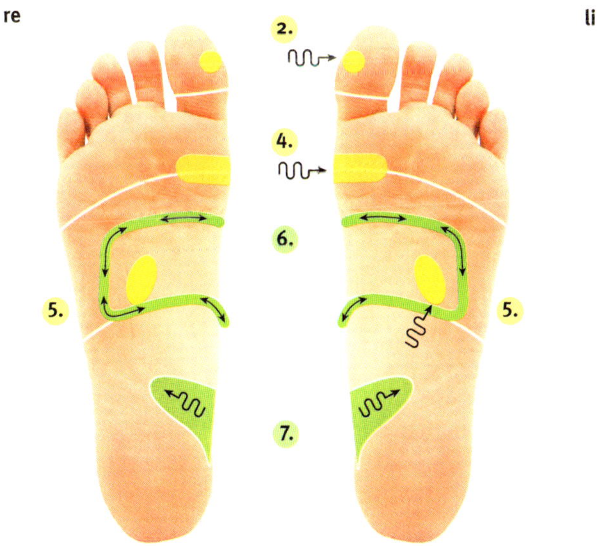
re
li
2.
4.
6.
5.
5.
7.

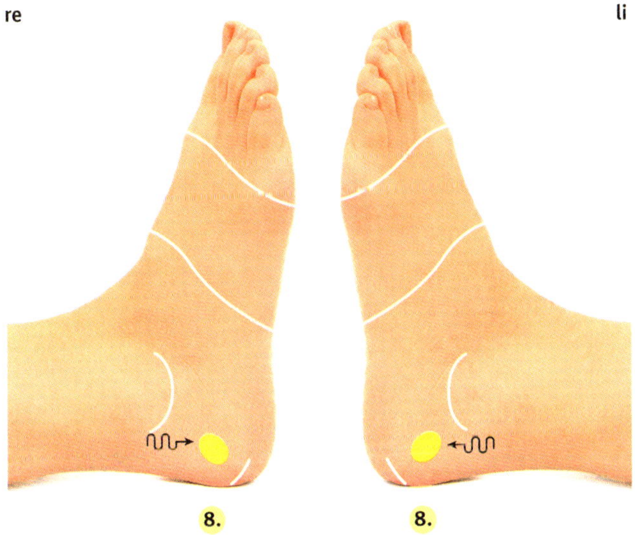
re
li
8.
8.

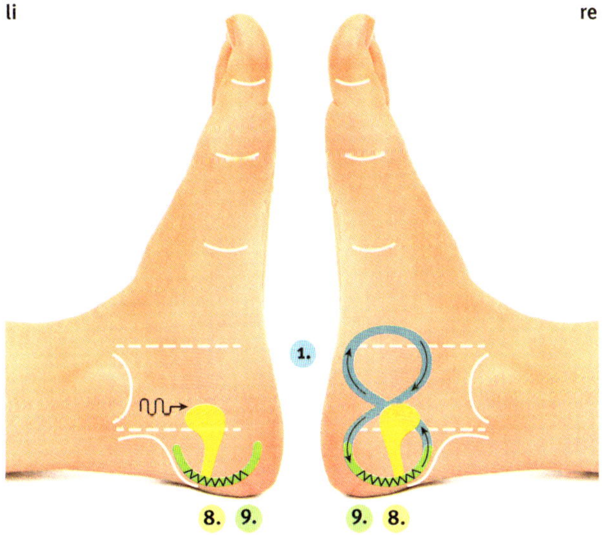
li
re
1.
8. 9.
9. 8.

7. Kreuzbein: Raupengriff (beschrieben im Zonenblatt: Kinderwunsch, Seite 74)

8. Hormonkick Eierstock & Gebärmutter: Raupengriff (beschrieben im Zonenblatt: Kinderwunsch, Seite 72)

9. Beckenboden-Power (beschrieben im Kapitel »Massagegriffe«, Seite 26)

Osteoporose

Stopp – tu dir den Gefallen und blättere nicht über dieses Kapitel hinweg, nur weil du meinst, von Osteoporose nicht betroffen zu sein. Das geht nämlich ganz vielen Frauen so, obwohl der Verlust der Knochendichte bereits fortgeschritten ist. Erst wenn es ohne wirklichen Anlass zu einer Fraktur kommt, chronische Rückenbeschwerden auftreten oder die Körpergröße sichtbar nachlässt, fangen viele an, sich mit dieser Stoffwechselerkrankung zu beschäftigen. Schließlich gibt es, anders als bei der Krebsvorsorge, bisher ja auch kein allgemeingültiges Screening-Verfahren. Wichtig wäre es allemal, denn je früher wir uns mit unserem Skelett beschäftigen, desto eher sind Erkrankungen dort zu erkennen. Osteoporose lässt sich nämlich durchaus gut behandeln und wir können aktiv und fit damit leben. Allerdings nur unter der Voraussetzung, dass du selbst möglichst frühzeitig die Initiative ergreifst. Im Ranking der Therapiemöglichkeiten steht der eigene Lebensstil mit einer ausgewogenen Ernährung, viel Bewegung und der Vermeidung von Risikofaktoren vor einer medikamentösen Behandlung.[50]

Schätzungen zufolge sind 6 Millionen Personen in Deutschland von Osteoporose betroffen. Der Frauenanteil daran liegt bei etwa 80 Prozent.[51] Einer der Gründe dafür ist unsere hormonelle Steuerung und ihre Auswirkung auf die permanent stattfindenden Umbauprozesse im Knochen. Tagtäglich sorgen in ihm einerseits Zellgruppen (Osteoblasten) für neues Material und seinen Aufbau. Auf der anderen Seite entfernen die sogenannten Osteoklasten altes, verbrauchtes Gewebe. Die bereits in der Jugend angelegte Knochendichte bleibt unter anderem deshalb erhalten, weil Östrogen für ein ausgewogenes Verhältnis zwischen beiden Systemen sorgt und Progesteron den Knochenaufbau unterstützt. Mit der geringer werdenden Tätigkeit der Eierstöcke und des damit sinkenden Hormonspiegels kippt das Verhältnis. Es wird mehr Knochenmasse ab- als aufgebaut.

Verschärfend kommt hinzu, dass es mit dem Hormonmangel zu einer reduzierten Kalziumaufnahme im Darm, einem zunehmenden Kalziumverlust über den Urin sowie einer schlechteren Durchblutung des Knochengewebes kommt.[52] In der Folge wird vor allem das Innere des Knochens poröser. Da sich die Erkrankung zunächst symptomlos entwickelt, kann dir nur eine Knochendichtemessung Aufschluss darüber geben, wie es um deine Knochengesundheit bestellt ist.

Mit dem Grad der Abweichung vom Normalzustand wächst das Risiko eines Knochenbruches. Im fortgeschrittenen Stadium führen manchmal schon geringe Anlässe zu einer Fraktur des Oberschenkelhalses oder einem Einbruch der Wirbel. Damit einher gehen dann nicht nur Schmerzen und eine Zeit der eingeschränkten Selbstständigkeit. Es steigt auch die Sorge, wann es das nächste Mal dazu kommt.

Unterstützung für gesunde Knochen

Doch bevor es soweit ist, wenden wir uns lieber dem zu, was deine Knochenstabilität unterstützt:

- Eine Selbstbehandlung ist vor allem auf die Zonen Schilddrüse, Nebenniere und Niere, Leber und Dünndarm ausgerichtet, ganz im Zeichen der Hormonregulation und der Stoffwechselunterstützung.
- Sorge für so viel Bewegung wie möglich, insbesondere kräf-

tigende Aktivitäten (lies dazu das Kapitel »Kraft tanken«, Seite 132).
- Ernähre dich kalziumreich. Da Milchprodukte den Körper eher übersäuern, wähle davon eher die gesäuerte Form, etwa Buttermilch oder Joghurt. Hirse, Buchweizen, Nüsse, Sesam, Gemüse, Früchte, Eier und kalziumhaltige Mineralwässer sind weitaus empfehlenswerter.[53] Lies dazu auch im Kapitel »Gesunde Ernährung« (Seite 151) nach.
- Versuche, dich so viel wie möglich dem Tageslicht auszusetzen. Das dabei entstehende Vitamin D trägt zur Knochenstabilität bei. Vor allem in der dunklen Jahreszeit kann es sinnvoll sein, das Vitamin über entsprechende Präparate zuzuführen. Wir empfehlen dir, ärztlichen Rat für die Bestimmung der notwendigen Dosierung einzuholen.
- Reduziere Risikofaktoren wie Rauchen oder hohen Alkoholkonsum.

Eine ärztliche Begleitung ist insbesondere ratsam, wenn du über längere Zeit Kortisonpräparate oder sogenannte Protonenpumpenhemmer, wie sie bei Reflux und Magenproblemen als Magenschutz verordnet werden, verwendet hast. Das gilt auch bei Diabetes, nach einer Unterleibsoperation mit Entfernung der Eierstöcke oder einer Aromatase-Therapie nach Krebserkrankung.

Fußreflexzonentherapie Eine in Hanne-Marquardt-Fussreflex® ausgebildete Therapeutin oder Therapeut könnte die Eigenbehandlung wie folgt ergänzen:
- therapeutische Einwirkung auf die Symptomatik sowie aller Wechselwirkungen und Funktionszusammenhänge deiner Beschwerden
- Stoffwechselorgane und Hormon-Zonen überprüfen und behandeln.
- Berücksichtigung von Störfeldern wie Narben oder Zahnzusammenhängen
- statische Ausrichtung über die Beckenbänder und Becken-Nervenpunkte
- lymphatische Entlastung

Hilfe aus der Pflanzenwelt

- Moringa – entzündungshemmend, entgiftend und viele Mineralien wie Vitamin C, B-Vitamine, Magnesium, Zink, Kalium. Diese wirken auf die Knochen und Muskulatur. Enthält viele Antioxidanzien. Achtung, das Teewasser sollte nicht heißer als 70–80 Grad sein, und es sollten nur rückstandsgeprüfte Produkte verwendet werden.
- Hagebuttenpulver – entzündungshemmend und viel Vitamin C, B_1 und B_2, in Kombination mit Brennnessel und Teufelskralle (Reformhaus)
- Beinwell (Symphytum) bei Verletzungen
- Ackerschachtelhalm (mehr dazu im Kapitel »Blasenschwäche«, Seite 113)

Ätherische Öle

- Gewürznelke – schmerzlindernd, entgiftend
- Geranie – Heilmittel bei Frakturen, entspannend
- Pfefferminze – kühlend, lindernd, antientzündlich

Wirbelsäule: Raupengriff

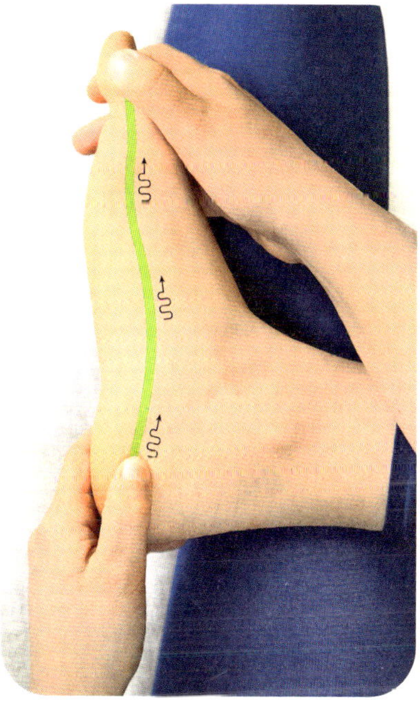

Zonenblatt: Osteoporose

1. Wirbelsäule – von der Ferse zur Großzehe: Raupengriff (Seite 125) Starte am Ende der Wirbelsäulen-Zone im inneren Fersengebiet. Arbeite mit dem Raupengriff von der Ferse im Übergang der Fußinnenseite zur Fußsohle bis zum Gelenkspalt zwischen den beiden Großzehengliedern. Wiederhole diese Bahn an jeder Seite 3–4 ×.

2. Schilddrüse: Raupengriff, Kreisen Taste mit den Daumen das Grundgelenk der Großzehe an der Fußsohle. Gehe von dort mit dem Raupengriff maximal bis ans Ende der Verlängerung des 1. Zehs (2–3 Bahnen).
Wandere anschließend mit dem Zeigefinger entlang des Grundgelenks bis auf den Fußrücken. Kreise hier in der erbsengroßen Zone oberhalb des Gelenkspalts in Richtung Großzehe – alternativ bimanuelles Kreisen. 8–10 ×.

3. Lebensfroh – Nebennieren & Nieren: Raupengriff Setze die Daumen jeweils an der Fußsohle auf die Zehengrundgelenklinie zwischen den Zehen 2 und 3 an. Streiche von dort mit den Daumen bis leicht oberhalb der 2. Querlinie des Fußes. Arbeite das Gebiet mit dem Raupengriff durch. 8–10 ×.

4. Leber: Raupengriff Teile an der rechten Fußsohle den Bereich zwischen der 1. und 2. Querlinie in 2 Hälften. Die untere Hälfte bis leicht über die 2. Querlinie steht für die Leber-Zone. Sie reicht nach außen bis zur Verlängerung der Linie des 4. Zehs. Arbeite den gesamten Bereich mit dem Raupengriff durch. 15–20 ×.

5. Dünndarm: Raupengriff In der Zeichnung siehst du, dass die Zone des Dünndarms knapp unter der 2. Querlinie beginnt und im Übergang zum Fersengebiet endet. In Richtung Außenkante des Fußes endet sie in der Verlängerung des 3. Zehenstrahls. Arbeite das gesamte Gebiet mit dem Raupengriff von innen nach außen in mehreren Bahnen durch. 10–20 ×.

6. Kreuzbein: Raupengriff Suche dir den Bereich der Kreuzbein-Zone (wie das geht, erfährst du im Kapitel »Entdeckungsreise Fuß«, Seite 30) und bearbeite ihn mit dem Raupengriff. Findest du leicht knirschende oder schmerzhafte Punkte, dann arbeite sie gefühlvoll durch, bevor du dich dem nächsten Bereich annimmst. Maximal 30 Sekunden.

7. Sunshine – Solarplexus: Kreisen (beschrieben im Zonenblatt: vegetative Regulation, Seite 38)

8. Wirbelsäulenfluss: Wechselstreichung Ertaste den Gelenkspalt des Großzehenendgelenks. Lege dort an der Innenseite 2–3 Finger auf und streiche im Übergang von Fußinnenseite zur Fußsohle nach unten bis zur Ferse. Lass die Finger dort liegen und beginne mit der anderen Hand von oben mit der gleichen Streichung nach unten. Bevor diese den Endpunkt an der Ferse erreicht, löse die erste Hand und beginne damit erneut von oben. Wiederhole die fließende Abfolge 10–15 ×.

» Zonenblatt: Osteoporose

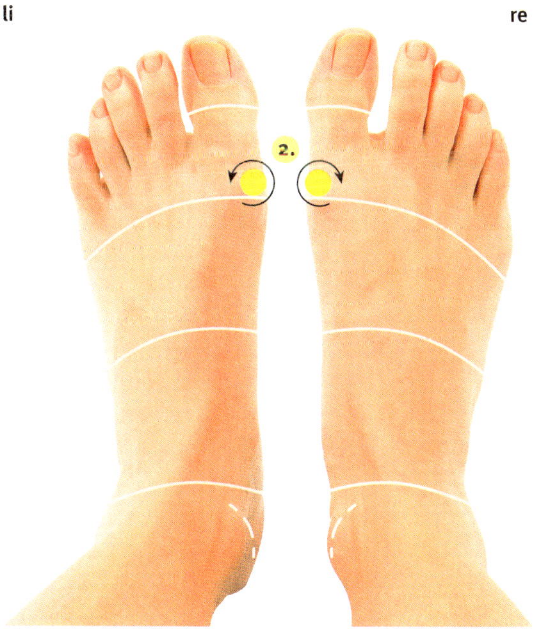
li
re
2.

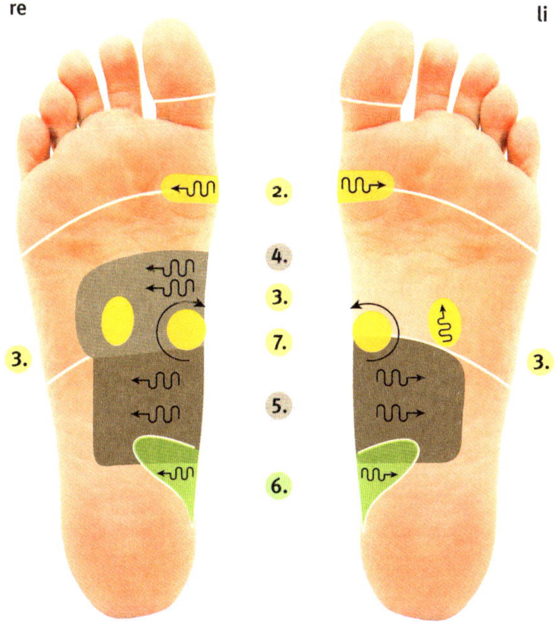
re
li
2.
4.
3.
7.
3.
3.
5.
6.

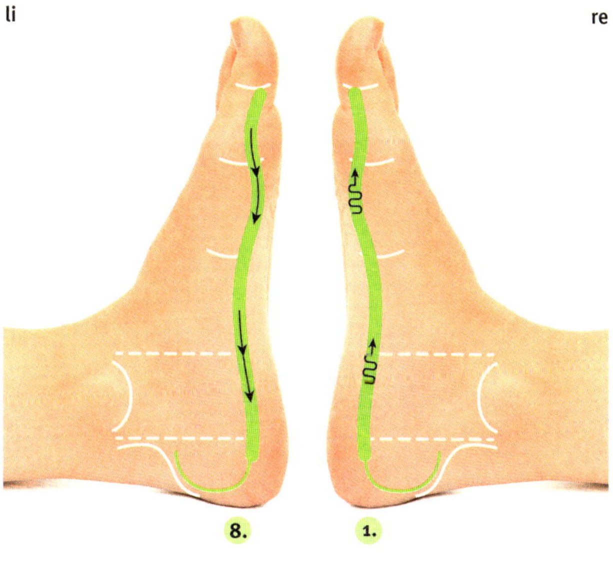
li
re
8.
1.

Neuer Schwung für die Gelenke

Du machst den BH lieber vorne zu und drehst ihn dann nach hinten, weil so beim Anziehen deine Schultern weniger schmerzen? Ausflüge wählst du danach aus, dass du möglichst wenige Treppen bewältigen musst, um so dem Stechen in den Knien aus dem Weg zu gehen? Morgens fühlen sich dein Nacken, deine Finger und Handgelenke steif und geschwollen an? Schon das sind alles Gründe genug, um sich mit der Gesundheit deiner Gelenke zu beschäftigen. Und die Lektüre dieses Buches zeigt dir zudem sehr deutlich, wie gut und wie wichtig es ist, auch im fortgeschrittenen Alter noch an deine Füße zu kommen.

Du meinst, das ist Arthrose, da kann man nichts mehr machen? Warum eigentlich, wenn der Körper doch über enorme Regenerationskräfte verfügt? Was er dafür von uns verlangt, ist ein bewusster Umgang mit ihm. Schließlich verzeiht er uns allzu oft ein gegenteiliges Verhalten. Die Waage zeigt schon lange nicht mehr das Idealgewicht an. Stress, Süßigkeiten, tierische Fette, Fertigprodukte und die dadurch ausgelöste chronische Übersäuerung setzen den Gelenken bereits zu. Statt den Körper zu bewegen, legen wir ihn lieber auf die Couch. Wenn wir uns dann doch aufraffen, meinen wir es oft zu gut und überfordern ihn. Das mag überzeichnet sein. Doch es soll dir Zuversicht geben, dass es in gewissem Umfang immer eine Chance gibt, Einfluss zu nehmen. Wir dürfen Zeichen wie Steifigkeit und Schmerz durchaus als Aufforderung verstehen, uns um unseren Körper zu kümmern.

Regeneration des Körpers unterstützen

Deine Fußreflexzonen können deinen Körper bei seiner Regeneration unterstützen. Die aktivierenden und dehnenden Griffe für Wirbelsäule, Schultergürtel sowie Hüfte und Knie haben zum Ziel, diese Gelenke besser zu durchbluten und mit Feuchtigkeit zu versorgen. Schließlich liegt einer der Gründe für die eingeschränkte Beweglichkeit und die damit verbundenen Schmerzen in mangelhafter Versorgung der Knorpel. Diese unterschiedlich dicke Schicht aus Kollagenfasern liegt auf beiden Seiten eines Gelenks auf. Damit sind die Knochen geschützt und haben einen Stoßdämpfer. Auf der anderen Seite ermöglichen die Knorpel in Verbindung mit der Gelenkflüssigkeit – gebildet von Schleimhäuten und Fasern rund um das Gelenk (Kapsel) –, dass sich die beiden Knochenteile gegeneinander bewegen können. Kommt es altersbedingt oder durch Fehlbelastung zu einer Reduzierung des Knorpelstoffwechsels, wird der betroffene Knorpel stärker ab- als aufgebaut. Ähnlich einem Schwamm, der austrocknet, wird das Gewebe fester und weniger nachgiebig. Erschwerend kommt hinzu, dass aufgrund der reduzierten Östrogenproduktion im Alter auch der Impuls, Gelenkflüssigkeit zu bilden, nachlässt.

Ein Grund mehr, die Zone des Hormonzentrums Gehirn bei deiner Behandlung zu berücksichtigen. Kompensiert der Körper den fehlenden Knorpelschutz mit dem Aufbau von stabilisierendem Knochenmaterial, spricht man von Arthrose. Eigentlich ist das keine entzündliche Erkrankung, auch wenn das gerne so vermittelt wird. Dazu kommt es erst, wenn abgeriebenes Knorpelgewebe Schwellungen und Schmerzen auslöst.[54] Gerade in diesen Phasen sind Wohlfühlgriffe wie die Umarmung und der Lebensquell äußerst entlastend. Atemöffner und Beckenboden-Power geben dir die Kraft, trotz aller Einschränkung wieder aktiv zu sein.

Denn genau das ist es, was unser Knochen- und Knorpelgewebe liebt: wohldosiert mit angemessenem Kraftaufwand bewegt zu werden. Am liebsten täglich und in jedem Gelenk. So übernimmst du selbst das »Schmieren« zwischen den Knochen. Bei Entzündungen helfen

Quarkumschläge. Eine Massage mit Aconit-Schmerzöl oder Johanniskrautöl können zur Linderung von Schmerzen beitragen. Meist werden bei entzündlichen Prozessen Abreibungen mit einem Eisbeutel empfohlen. Doch in der Praxis berichten viele Betroffene, dass eine milde feuchte Wärme auf den angrenzenden Muskelpartien ebenso wohltuend ist. Über basische Bäder – als Voll- oder Fußbad – mit Kaisernatron leistest du einen Beitrag zur Entsäuerung und damit zur Entlastung des Gewebes. Mit einer antientzündlichen Ernährung kannst du dein Programm abrunden (weitere Information dazu findest du im Kapitel »Gesunde Ernährung«, Seite 151).

Sollte es aber keine andere Wahl als einen Gelenkersatz geben, dann warte damit nicht, bis auch angrenzende Gelenke Schaden genommen haben. Und gönne dir im Vorfeld physiotherapeutische oder osteopathische Behandlungen, um nach der Operation wieder schneller fit zu werden.

Fußreflexzonentherapie Eine in Hanne-Marquardt-Fussreflex® ausgebildete Therapeutin oder Therapeut könnte die Eigenbehandlung wie folgt ergänzen:

- Behandlung nach Erstbefund und therapeutische Einwirkung auf die Symptomatik
- Stoffwechselorgane und Hormon-Zonen überprüfen und behandeln.
- Einbeziehung der Meridiane, v. a. des Gallenblasenmeridians, da dieser alle großen Gelenke versorgt (Gallenblasen-Zone überprüfen).
- Berücksichtigung von Störfeldern wie Narben oder Zahnzusammenhänge
- statische Ausrichtung über die Beckenbänder und Becken-Nervenpunkte
- lymphatische Entlastung

Hilfe aus der Pflanzenwelt

- Ackerschachtelhalm und Silicea enthalten viel Kieselsäure, das unterstützt die Gelenke und Gewebeschichten, z. B Equisetum Urtinktur von Ceres 3 × 5 Tropfen.
- Hagebuttenpulver – entzündungshemmend und viel Vitamin C, Vitamine B_1 und B_2 (mehr dazu im Kapitel »Osteoporose«, Seite 125)

Ätherische Öle Bei schmerzenden Gelenken wirkt ein Roll-on aus je 3 Tropfen Pfefferminz-, Eukalyptus- und Rosmarinöl vermischt mit 1 TL Trägeröl in Verbindung mit einer Eiskühlung häufig lindernd.

Zonenblatt: Gelenkbeweglichkeit

1. Umarmung: Wohlfühlgriff (beschrieben im Zonenblatt: zu starke Regelblutung, Seite 56)

Lege eine Hand an die Fußsohle und eine Hand an den Fußrücken, als wolltest du diese umarmen. Die Daumen liegen sanft auf dem Großzehengrundgelenk. Halte diese Umarmung. Lass die Wärme der Hände in den gesamten Fuß fließen.

2. Wirbelsäule – von der Ferse zur Großzehe: Raupengriff (beschrieben im Zonenblatt: Osteoporose, Seite 126)

Hüftbereich: Raupengriff

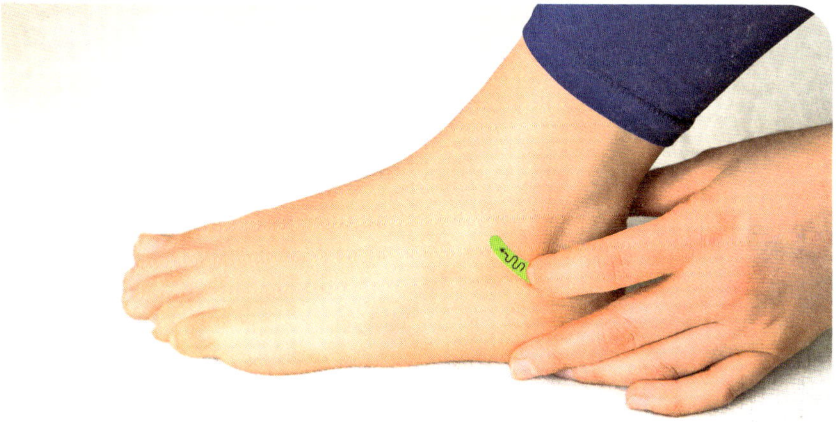

3. Hormonzentrum Gehirn: Raupengriff Setze den Daumen, vom Unterrand des Großzehennagels kommend, an der äußeren Zehenkante an und rolle in Richtung Fußsohle. Arbeite dort in der kleinen Zone mit dem Raupengriff. 10–20 ×, Alternative: Kreisen.

4. Schultergürtel & Nacken: Raupengriff Der gesamte Zehenballen an der Fußsohle über die Grundgelenklinie von innen nach außen entspricht deinem Schultergürtel. Diesen Bereich kannst du gut mit dem Raupengriff durcharbeiten.

Auf der Grundgelenkslinie des 4. und 5. Zehs erreichst du zudem die Schultergelenk-Zone. Du kannst sie sowohl von der Fußsohle als auch vom Fußrücken her mit dem Raupengriff behandeln. 10–20 ×.

5. Atemöffner: Dehngriffe (beschrieben im Kapitel »Massagegriffe«, Seite 26)

6. Kreuzbein: Raupengriff Ertaste den Bereich der Kreuzbein-Zone (lies dazu im Kapitel »Entdeckungsreise Fuß«, Seite 30, nach) und bearbeite ihn mit dem Raupengriff. Findest du leicht knirschende oder schmerzhafte Punkte, dann arbeite sie gefühlvoll durch, bevor du dich dem nächsten Bereich annimmst. Maximal 30 Sekunden.

7. Beckenboden-Power (beschrieben im Kapitel »Massagegriffe«, Seite 26)

8. Hüftbereich: Raupengriff (Seite 129) Stelle einen Fuß vor dir auf und ertaste die Rundung des Außenknöchels. Umrunde diesen in mehreren Bahnen von hinten nach vorne mit dem Raupengriff. Alternativ kannst du auch in mehreren Bahnen vom Knöchelrand nach unten arbeiten. 10–15 ×.

9. Kniebereich: Dehngriffe Eine Handbreit über der Verbindungslinie zwischen Innen- und Außenknöchel liegt die Zone des Kniegelenks. Stütze deine Daumen hinten an der Wade ab und dehne das Gewebe mit Mittel- und Ringfinger flächig und mit festem, aber angenehmem Druck vor und zurück. 10–15 ×.

10. Lebensquell: Wohlfühlgriff Lege die Fersen aneinander und beginne an beiden Füßen gleichzeitig mit den Daumen oder Fingerbeeren im Bereich der Beckenboden-Zone. Ziehe von hier eine Bahn unterhalb des Innenknöchels in Richtung Fußrücken. Streiche dann im Übergang der Fußinnenseite zum Fußrücken über den Nagelrand zur Großzehenspitze und anschließend weiter in einer sanften Linie am Übergang von der Fußinnenseite zur Fußsohle wieder zur Beckenboden-Zone. Beginne dann wieder mit dem Weg um die Ferse herum. Führe diese Streichung 10–15 × aus.

Kniebereich: Dehngriffe

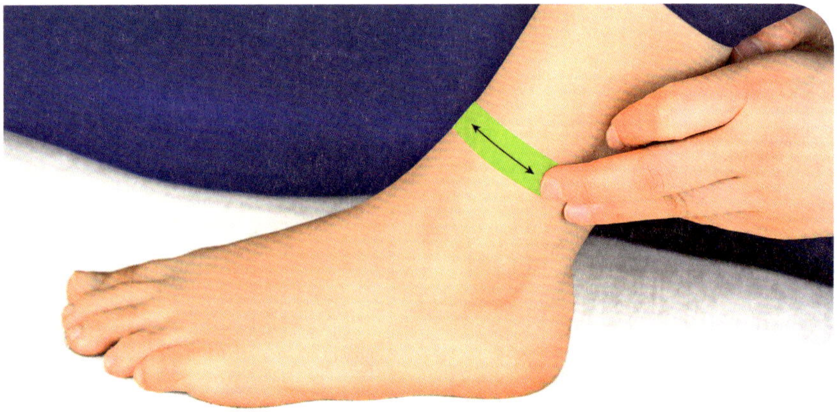

Zonenblatt: Gelenkbeweglichkeit

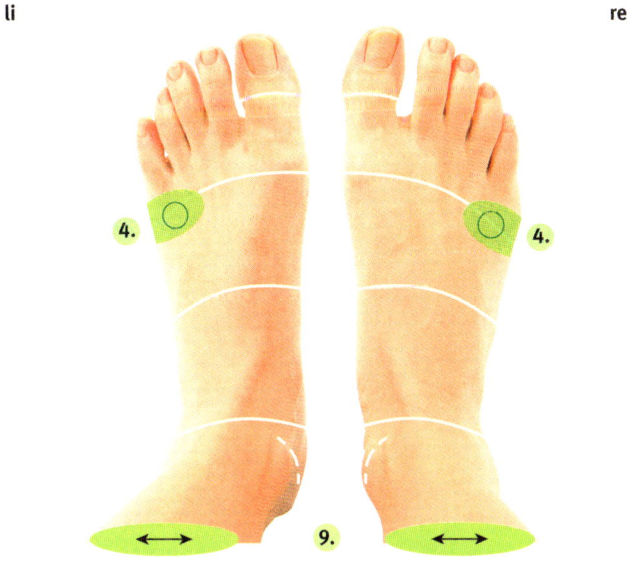

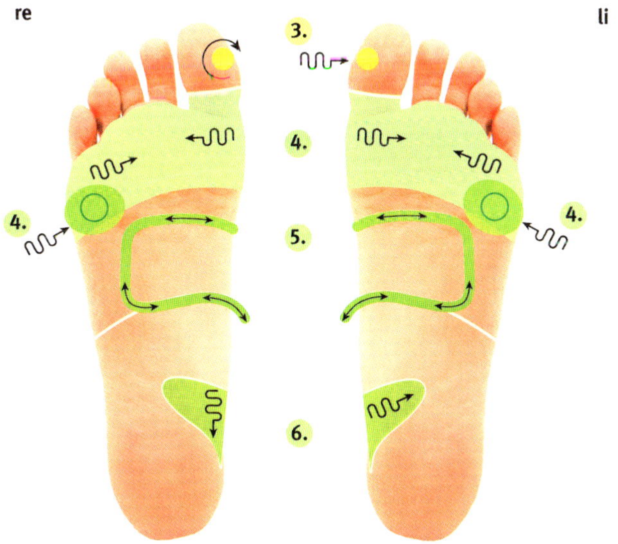

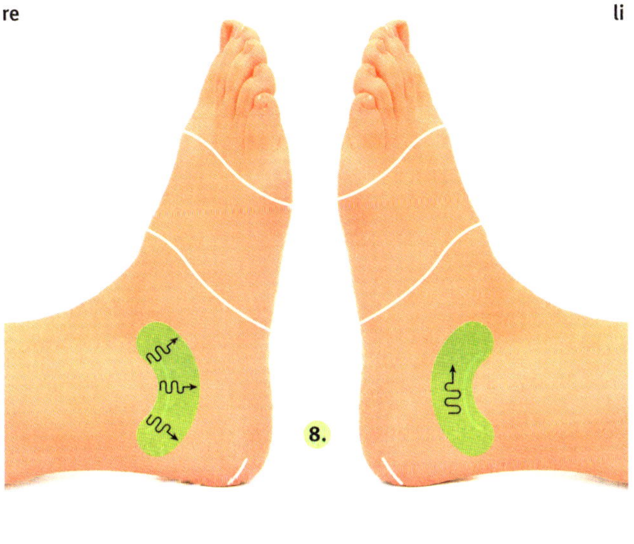

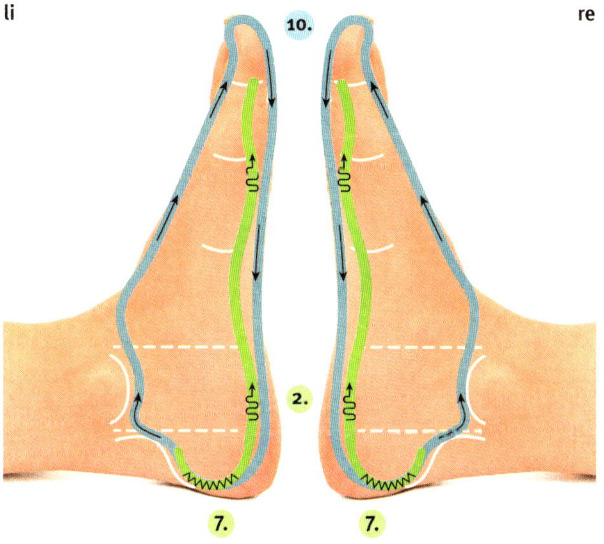

Gesund altern

Kraft tanken

Eines ist klar, es geht nicht ohne Bewegung. Die WHO empfiehlt für Personen ab 65 Jahren ein moderates Ausdauertraining von mindestens 150 Minuten pro Woche. Das sind an fünf Tagen jeweils 3 zehnminütige Einheiten. Klingt machbar, oder nicht? Ein flotter Spaziergang zählt ebenso wie die Entscheidung fürs Treppensteigen. So stärkst du schon mal dein Herz-Kreislauf-System. Zudem kannst du es bei deiner Selbstbehandlung über die Fußreflexzonen unterstützen. Das Kreisen im Solarplexus (Sunshine) oder die Massage der Nebennieren- und Nieren-Zone geben dir die Energie, längere Sitzphasen gezielt mit Aktivität zu unterbrechen.

Zum Erhalt deiner Eigenständigkeit im Alltag ist vor allem Muskelkraft gefordert. Muskulatur, die häufig nicht mehr zur Verfügung steht. Viele 80-Jährige haben im Laufe der Jahre bereits 40 Prozent ihrer Muskelmasse verloren. Da wundert es nicht, dass das Öffnen von Flaschen und Marmeladengläsern immer schwerer fällt oder der Spaziergang mit Steigung vermieden wird.

Hinzu kommen häufig chronische Entzündungsvorgänge sowie eine verminderte Fähigkeit des Körpers, Eiweiße (Protein) aus dem Essen für den Muskelaufbau zu nutzen. Wenn überhaupt genügend Eiweiß zu deiner Ernährung gehört. Eine typische Alterserscheinung ist Appetitmangel. Auf Dauer können die reduzierten und oftmals einseitigen Mahlzeiten zu einer verminderten Versorgung mit wesentlichen Vitaminen, Spurenelementen, Mineralien und vor allem Proteinen führen. Im schlimmsten Fall kann das eine sogenannte Sarkopenie, einen übermäßigen Verlust an Muskelmasse, auslösen.[55] Da im Alter die Ausschüttung der Hormone, die für den Muskelaufbau verantwortlich sind, geringer werden, kann eine Hormonregulation (Seite 132) deine Selbstbehandlung zusätzlich unterstützen.

Muskelkraft stärken

Von der gezielten Stärkung der Muskelkraft profitieren Knochengesundheit, Reaktionsfähigkeit und Gleichgewicht gleichermaßen. Du bist besser vor Stürzen und Knochenbrüchen geschützt. Sind Bizeps und Co gut trainiert, sind sie zudem die Energieverbrenner schlechthin. Ein verbesserter Stoffwechsel wirkt unnötigen – oder im Fall von Bauchfett sogar gefährlichen – Fetteinlagerungen entgegen.

Für die bewusste Aktivierung deiner Muskeln eignen sich Übungen wie aktives Drücken der Ellbogen gegen deine Stuhllehne oder der Fersen in den Boden (mehr dazu im Kapitel »Gezielte Übungen für Körper und Seele«, Seite 142). Bei einem regelmäßigen und moderaten Training in einem Sportstudio bekommst du zudem eine individuelle Anleitung und schaffst eine wirkungsvolle Routine. Besonders wirksam ist alles, was dein Gleichgewicht herausfordert, da dann deine tiefe Bauch- und Rückenmuskulatur stimuliert wird. Stelle beispielsweise deine Füße in Schrittstellung direkt voreinander und bleibe 3–4 Atemzüge so stehen, wechsle dann die Schrittfolge. Gemäß einer Studie zur motorischen Leistungsfähigkeit solltest du im Alter zwischen 70 und 79 Jahren gut 20 Sekunden lang auf einem Bein stehen bleiben können.[56] Du könntest Hosen und Strümpfe solange es geht im Stehen anziehen oder dich beim Kochen immer mal wieder im Seitenwechsel auf ein Bein stellen.

Beim Thema Kraft tanken darf auch die Entspannung und die Beruhigung des Nervensystems nicht fehlen. Wohlfühlgriffe wie Umarmung oder Ruhekissen sorgen während deiner Selbstbehandlung dafür. Einige Atemzüge im Stand, am besten am offenen Fenster, richten dich von innen heraus auf (mehr dazu im Kapitel »Yoga, Beckenboden- und Atemübungen«, Seite 143). Das Gehen in der Natur weckt die Lebensgeister und sorgt für gute Laune. Klopfst du zwischendurch deine Arme und Beine mit den Fingerspitzen ab, durchfeuchtest du dein Bindegewebe (Faszien) und fühlst dich lockerer. Bürstungen mit einer weichen Stielbürste haben einen ähnlichen Effekt. Handarbeiten bringen dich auf andere Gedanken und fördern gleichzeitig deine Feinmotorik. Und gönne es dir, dich behandeln zu lassen. Berührung sorgt für die Ausschüttung von Oxytocin, ein Hormon mit gesundheitsförderlicher Wirkung wie zum Beispiel der Stärkung des Immunsystems.[57]

In Verbindung mit dem Plus an Bewegung sorgst du auf diese Weise sowohl für eine höhere Ausschüttung an Glückshormonen als auch für eine verbesserte Schlafqualität. Sie gibt Gehirn und Körper die Chance, in den Erholungsmodus zu schalten. Die grundsätzlich im Alter langsamer gewordenen Reparatur- und Regenerationsprozesse werden so umfassend unterstützt.

Fußreflexzonentherapie Eine in Hanne-Marquardt-Fussreflex® ausgebildete Therapeutin oder Therapeut könnte die Eigenbehandlung wie folgt ergänzen:

- Behandlung nach Erstbefund und therapeutische Einwirkung auf die Symptomatik
- Akutproblematik
- differenzierte Behandlung der Gehirn-Zonen
- Einwirken auf das Hormonsystem
- Stoffwechselanregung
- Überprüfung der Zahn-Zonen auf energetische Störfelder. Eine schlechter werdende Zahngesundheit (Paradontitis, wurzelbehandelte Zähne) kann eine negative Auswirkung auf den gesamten Organismus haben.

Hilfe aus der Pflanzenwelt Adaptogene Heilpflanzen (physische und psychische Stärkung):

- Taigawurzel – sibirischer Ginseng – wirkt immunmodulierend.
- Weißdorn – stärkt Herz/Kreislauf.
- Ashwagandha – sorgt für Stressregulation, wirkt schlaffördernd.
- Rosenwurz – hebt die Stimmung und den Serotoninspiegel.
- Baldrian – fördert Schlaf und Ruhe.
- Löwenzahn und Mariendistel verbessern den Stoffwechsel, wirken Erschöpfung und Müdigkeit entgegen.

Ätherische Öle

- bei Muskelschmerzen: Deep Blue, Mischung aus Wintergrün, Lavendel, Pfefferminze, Weihrauch, Koriandergrün, Römische Kamille, Majoran, Basilikum, Rosmarin
- Zur Tonisierung: 1–2 Tropfen Birken-, Zypressen-, Wintergrün- und Majoranöl mit 2–4 Tropfen Trägeröl vermischen und auf die Muskeln auftragen.

Zonenblatt: Kraft tanken

1. Ruhekissen: Wohlfühlgriff (beschrieben im Zonenblatt: Kopfschmerzen, Seite 64) Lege deine Handballen von vorne und hinten um das Grundgelenk deines großen Zehs. Verschränke die Finger über den Zehen und lass die Wärme deiner Handflächen wirken. Verbleib so lange, wie es dir guttut, und wechsele dann zur anderen Seite.

2. Hormonzentrum Gehirn: Kreisen Setze den Daumen, vom Unterrand des Großzehennagels kommend, an der äußeren Zehenkante an und rolle in Richtung Fußsohle. Führe sanfte Kreise in der kleinen Zone aus. 10–20 ×.

3. Schädelbasis: Kreisen beschrieben im Kapitel »Massagegriffe«, Seite 26

4. Herz: Kreisen (Seite 135) Auf der Innenseite der Fußsohle, etwa knapp 1 Fingerbreit unter dem Großzehengrundgelenkspalt findest du die Herz-Zone. Am linken Fuß reicht sie bis in die Verlängerung der Linie des 2. Zehs, am rechten Fuß endet sie bereits in der Verlängerung der Linie zwischen 1. und 2. Zeh. Führe in der Zone weich anregende Kreise aus. 10–15 ×.

5. Lebensfroh – Nebennieren & Nieren: Kreisen Setze die Daumen

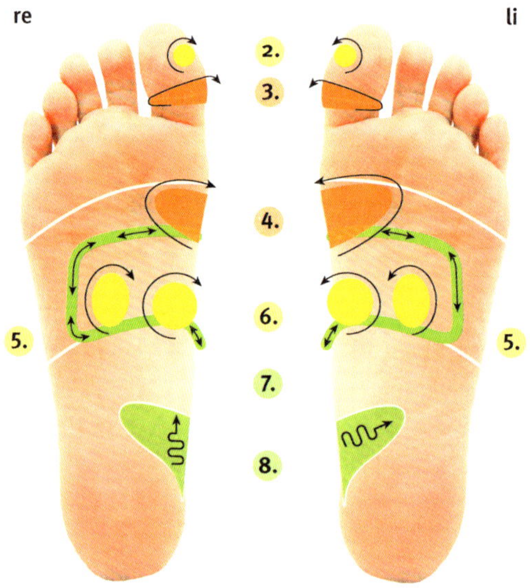
re
li
2.
3.
4.
5.
6.
5.
7.
8.

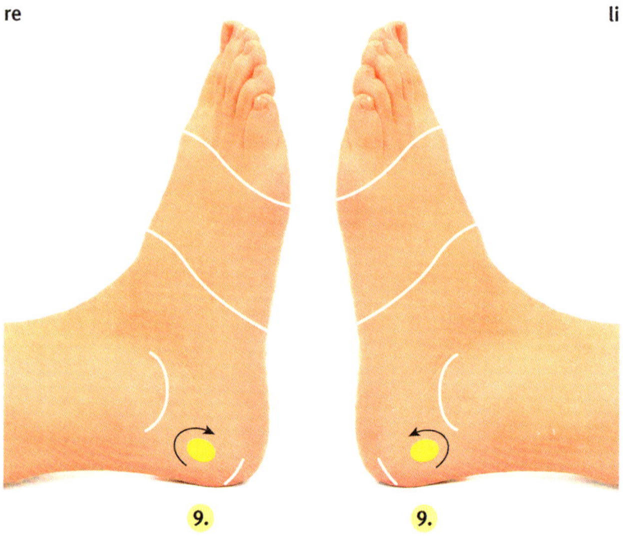
re
li
9.
9.

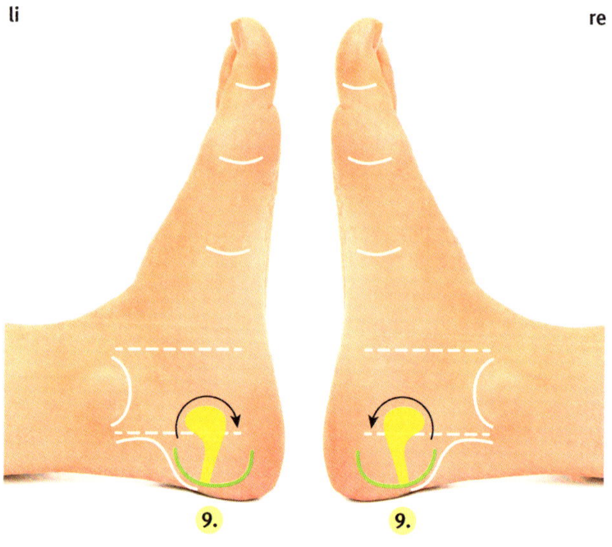
li
re
9.
9.

jeweils an der Fußsohle auf die Zehengrundgelenklinie zwischen den Zehen 2 und 3 an. Streiche von dort mit den Daumen bis leicht oberhalb der 2. Querlinie des Fußes. Führe in diesem Gebiet kleine Kreise mit sanfter Betonung nach innen aus. 8–10 ×.

6. Sunshine – Solarplexus: Kreisen (beschrieben im Zonenblatt: vegetative Regulation, Seite 38)

7. Atemöffner: Dehngriffe Ziehe auf der Zwerchfell-Zone eine etwa halbkreisartige Bahn. Dabei liegt der Daumen ungefähr 2 Fingerbreit unter dem Grundgelenk des großen Zehs an der Innenseite des Fußes. Dehne von hier das Gewebe parallel zur Zehengrundgelenklinie nach außen bis kurz vor die Verlängerung des kleinen Zehs. Anschließend führt die Dehnung 2–3 Fingerbreit nach unten bis zur 2. Querlinie. Von dort verläuft die Zone über die Fußsohle wieder zur Innenseite des Fußes an den höchsten Punkt des Fußgewölbes. Beende den Halbkreis mit einer kleinen Ausstreichung in Richtung der Lendenwirbelsäulen-Zone. 8–10 ×.

8. Kreuzbein: Raupengriff (beschrieben im Zonenblatt: unregelmäßiger Zyklus, Seite 50)

« Zonenblatt: Kraft tanken

9. Hormonbalance Eierstock & Gebärmutter: Kreisen Ertaste den Hinterrand des Außenknöchels und gehe in einer Linie bis zur Mitte der äußeren Ferse. Jetzt bist du in der Zone des Eierstocks. Den Bereich der Gebärmutter findest du mittig auf der Innenseite des Fersenbereichs. Kreise in beiden Zonen weich von hinten nach vorne. 10–15 ×.

10. Umarmung: Wohlfühlgriff (beschrieben im Zonenblatt: zu starke Regelblutung, Seite 56)

Balance für Körper und Seele

Es gibt diese Tage, die grauer erscheinen als andere. An denen die Themen des Lebens schwerer auf der Seele liegen und uns die Lebensfreude abhanden kommt. Dann scheint es kaum möglich, sich an die Tage zu erinnern, an denen wir voller Tatkraft, Elan und Zuversicht den Moment genießen, das Leben umarmen und es großartig finden, auf der Welt zu sein. Wie Tag und Nacht gehören beide Seiten dieses Empfindens zum Leben. Es ist an uns, die richtige Balance zwischen guten und schlechten Tagen zu finden.

Achtung: Solltest du eine Herzschwäche haben, dann arbeite in der Herz-Zone sanft.

»Zwischen Reiz und Reaktion liegt ein Raum. In diesem Raum liegt unsere Macht zur Reaktion. In unserer Reaktion liegen unser Wachstum und unsere Freiheit.«[58] Dieses berühmte Zitat, das gerne dem österreichischen Neurologen und Psychiater Viktor Frankl (1905–1997) zugeordnet wird, aber ursprünglich von dem amerikanischen Autor, Hochschullehrer

Herz: Kreisen

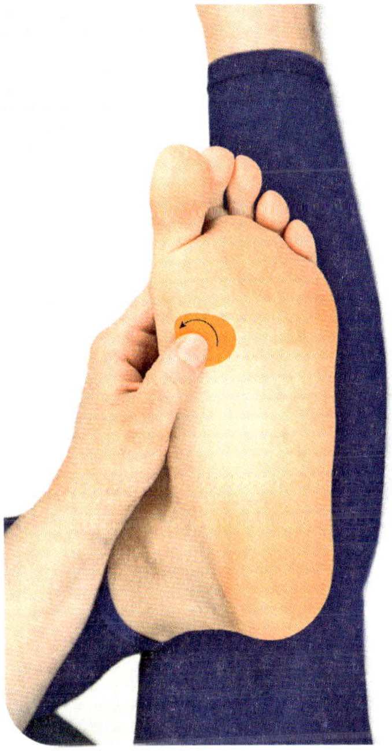

und Prediger Stephen R. Covey stammt, beschreibt mit wenigen Worten, dass wir immer wieder die Wahl haben. Die durchaus verständliche Sehnsucht nach innerem und äußerem Gleichgewicht ist sicherlich nicht immer einfach zu erfüllen. Die Diagnose einer schweren Krankheit oder die Trauer um einen geliebten Menschen machen es unfassbar schwer, positiv nach vorne zu schauen. Und doch entscheiden wir letztlich immer selbst, was aus den jeweiligen Situationen des Lebens wird. Sehen wir lediglich das Negative oder erkennen wir den kleinen Schimmer der Hoffnung in der Dunkelheit? Wir haben die Wahl zwischen Lebensfreude und Kummer, Vertrauen und Angst, Neugier und Frustration. Das ist ein gleichermaßen herausfordernder wie tröstender Gedanke.

Das Unterbewusstsein entscheidet

Wobei »entscheiden« in Wahrheit relativ ist. Bereits 2008 konnten Neurowissenschaftler herausfinden, dass unser Unterbewusstsein schon bis zu 10 Sekunden, bevor wir etwas tun, eine Reaktionsweise vorbereitet.[59] Bis zu 95 Prozent unserer Entscheidungen fällen wir demnach unbewusst, wie es so schön heißt »aus dem Bauch heraus«. Das, was da sitzt, sind Erfahrungen – gute wie schmerzliche –, Prägungen aus dem Elternhaus und unserer Umgebung, Überzeugungen, die sich festgesetzt haben, Erwartungen an uns selbst und andere sowie vieles mehr. All das prägt unser Weltbild und unsere Art und Weise, mit dem Leben umzugehen. Doch nach dem Motto des französischen Schriftstellers Francis Picabia: »Der Kopf ist rund, damit das Denken seine Richtung ändern kann«,[60] können wir unsere Gedanken auch infrage stellen. Letztlich sind sie es ja, die unser Fühlen und Handeln beeinflussen.

Dankbarkeit Vielleicht ist es jetzt an der Zeit, dich mit Schicksalsschlägen oder Erfahrungen zu versöhnen, die dir noch immer nachhängen. Das kann dir auch nach vielen Jahren noch gelingen. Einen großen Beitrag leistet dabei das Gefühl der Dankbarkeit. Mittlerweile ist erwiesen, dass diese Bewusstseinsqualität Dopamin und Serotonin im Gehirn ausschüttet,[61] Hormone, die nachhaltig zum Stressabbau beitragen. Wenn wir entspannt sind, dann können wir auch wieder klarer denken. Du kannst deiner Situation gerade gar nichts Gutes abgewinnen? Versuche es dennoch, denn schon allein die Suche nach Gründen lässt dich in positivere Szenarien eintauchen. Und aus dieser Haltung heraus schau noch einmal auf die Momente, die dir so schwer im Magen liegen. Du wirst sehen, da taucht auch das eine oder andere Positive auf, so etwas wie ein bislang verborgenes Geschenk. Freue dich darüber und nimm es dankbar an. Je mehr wir unseren Fokus auf Dankbarkeit lenken, desto entspannter können wir auf Dauer mit den herausfordernden Situationen des Lebens umgehen. Dankbarkeit stärkt im wahrsten Sinne des Wortes unser psychisches Immunsystem – neudeutsch Resilienz genannt.

Achtsamkeit Dankbarkeit hat außerdem noch eine Schwester: die Achtsamkeit. Mit ihr kannst du die oben erwähnte Lücke zwischen Reiz und Reaktion füllen. Achtsamkeit bedeutet beispielsweise, Situationen, Reaktionen, Gefühle oder auch Gedanken nicht unmittelbar und automatisch als »gut« oder »schlecht« einzuordnen. Den Augenblick einfach so zu nehmen, wie er ist und kein vorschnelles Urteil zu fällen, bietet dir den Raum, dich für neue Erfahrungen zu öffnen. Unser Vorschlag deshalb: Führe die Griffe deiner Selbstbehandlung mit offenen Sinnen durch. Sei es die Umarmung oder der Beckenschwung, die Dehngriffe für die Zonen von Solarplexus, Schädelbasis sowie Zwerchfell oder das sanfte Kreisen in den Zonen von Nebenniere und Nieren sowie der weiblichen Organe – lass deine

Finger wirken und beobachte, wie dein Körper dir antwortet.

Eines ist uns zu guter Letzt aber ganz wichtig: Wenn die Wolken dauerhaft tief über deinem Alltag hängen, dir jeglicher Antrieb fehlt und dir die Sinnhaftigkeit deines Lebens verloren gegangen ist, dann lass dich von vertrauten Menschen unterstützen und/oder hole dir therapeutische Hilfe.

Fußreflexzonentherapie Eine in Hanne-Marquardt-Fussreflex® ausgebildete Therapeutin oder Therapeut könnte die Eigenbehandlung wie folgt ergänzen:

- Behandlung nach Erstbefund und therapeutische Einwirkung auf die Symptomatik
- Akutbehandlung
- differenzierte Aktivierung der Gehirn-Zonen
- gezieltes Einwirken auf das Hormonsystem
- Sphinkter-Behandlung zum vegetativen Ausgleich

Hilfe aus der Pflanzenwelt Pflanzen zur Balance von Körper und Seele:

- Passionsblume – schenkt Herzensruhe und fördert den Schlaf.
- Baldrian – der große Beruhiger
- Lavendel – stimmungsaufhellend
- Johanniskraut – das Lichtmittel
- Rosmarin – bringt bei niedrigem Blutdruck den Kreislauf und das Lebensfeuer in Schwung.

Ätherische Öle

- Geranie – das Öl der Liebe, des Vertrauens, »die emotionale Heilerin«
- Lemongrass – Öl der Reinigung und Entgiftung auf emotionaler und mentaler Ebene
- Basilikum – hilfreich bei Erschöpfungszuständen, Ängsten und Verzweiflung, lässt uns optimistischer nach vorne blicken.

Zonenblatt: Balance für Körper und Seele

1. Umarmung: Wohlfühlgriff (beschrieben im Zonenblatt: zu starke Regelblutung, Seite 56)

2. Sunshine – Solarplexus: Kreisen Die Zone unseres Sonnengeflechts (lat. Solarplexus) liegt unterhalb der Großzehe um die 2. Querlinie herum. Dort breitet sich die Zone strahlenförmig sowohl in Richtung Zehen als auch in Richtung Ferse um etwa 1 Fingerbreit nach oben und unten aus. In diesem gesamten Gebiet kannst du weich und ruhig kreisen.

Probiere gerne aus, der Bewegung in Richtung Zehen etwas mehr Nachdruck zu geben – also am Ende der Kreisbewegung etwas stärker mit der Intensität zu werden. Vor allem nimm aber wahr, welche Richtung des Kreisens dir angenehm ist.

3. Alle Zehenbeeren – Gehirn: Wechselstreichung An allen Zehen können wir einen Bezug zu den Gehirn-Zonen aufnehmen. Lege deinen Fuß auf den gegenüberliegenden Oberschenkel und stutze ihn mit den Fingern an der Fußrückseite. Dabei liegen die Daumen auf den Zehenbeeren. Jetzt kannst du im Handwechsel mit den Daumen die einzelnen Beeren in Richtung Zehenspitze ausstreichen. 8–10 ×.

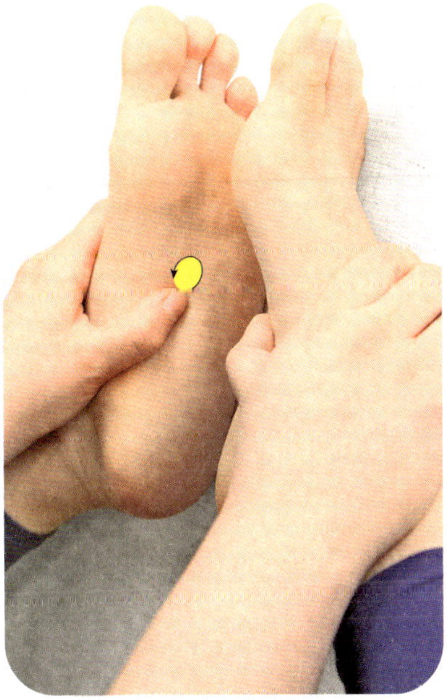

Lebensfroh – Nebennieren & Nieren: Kreisen

4. Schädelbasis: Dehngriffe Gehe an das Zehenendgelenk deines großen Zehs an der Fußsohle. Arbeite dort mit dem Raupengriff für 2–3 Bahnen im und leicht oberhalb des Gelenkspaltes über die gesamte Breite des Zehs. Etwa 6 ×.

5. Lebensfroh – Nebennieren & Nieren: Kreisen (Seite 137; beschrieben im Zonenblatt: Kraft tanken, Seite 133)

6. Atemöffner: Dehngriffe (beschrieben im Kapitel »Massagegriffe «, Seite 26)

7. Hormonbalance Eierstöcke & Gebärmutter: Kreisen (beschrieben im Zonenblatt: Stärkung nach Fehlgeburt, Seite 89)

8. Leiste: Dehngriffe (beschrieben im Zonenblatt: stärkend nach Fehlgeburt, Seite 89) Arbeite mit beiden Händen gleichzeitig an einem Fuß. Die Fingerbeeren der Mittel- und Ringfinger liegen dabei hinter dem Innen- und Außenknöchel. Streiche damit weich mit gleichbleibender Stärke nach vorne in Richtung Fußrücken, wo sie sich mittig treffen, und von dort wieder zum Ausgangspunkt zurück. Wiederhole diese Dehnung 10–20 ×. Wechsle dann zum anderen Fuß.

9. Beckenschwung – bimanuell über beide Fersen: Wohlfühlgriff Lege die Fußsohlen aneinander und streiche mit Zeige- und Ringfinger einer Hand sanft und flächig die Form einer liegenden Acht in das gesamte Gebiet der inneren Fersen. Der Kreuzungspunkt der Acht liegt zwischen den Fersen. 10–15 ×.

10. Lebensquell: Wohlfühlgriff (beschrieben im Kapitel »Wohlfühlgriffe«, Seite 28)

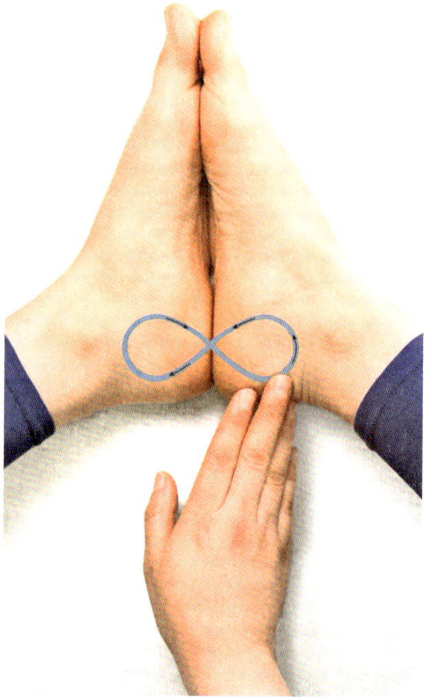

Beckenschwung: Wohlfühlgriff

Zonenblatt: Balance für Körper und Seele

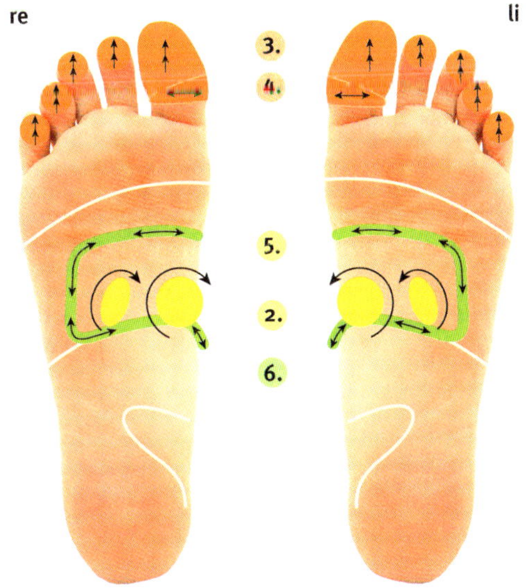
re
li
3.
4.
5.
2.
6.

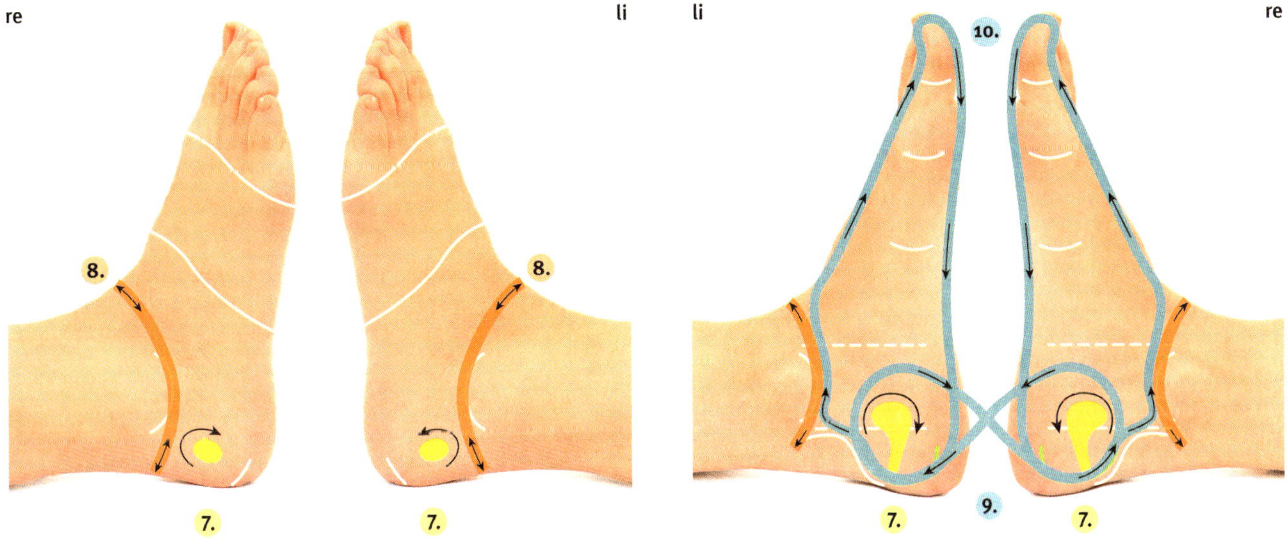
re
li
8.
8.
7.
7.
li
re
10.
7.
9.
7.

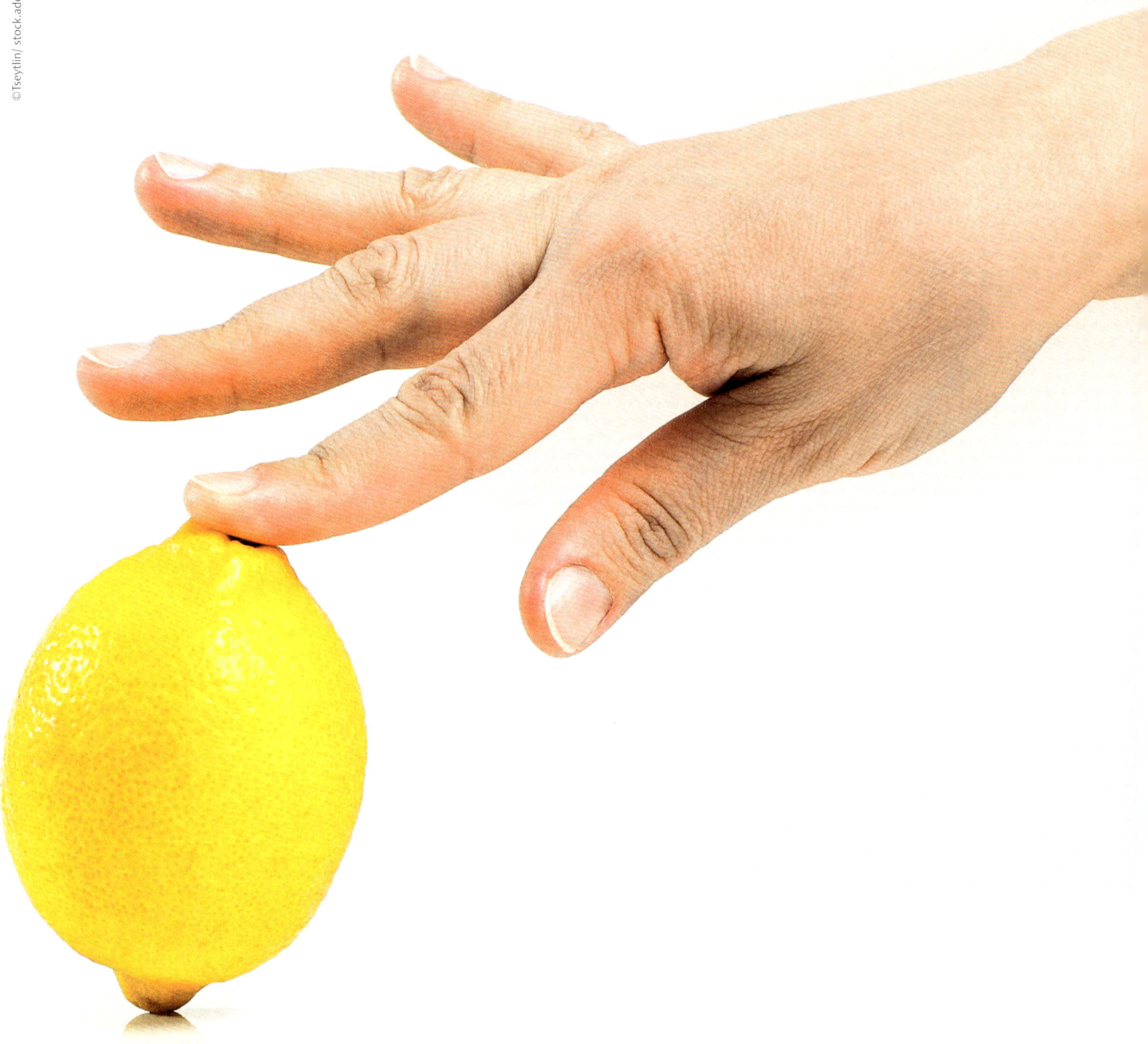

Das tut auch noch gut

Im Rahmen der Selbstfürsorge gibt es noch weitere Strategien zur Verbesserung des eigenen Wohlbefindens.

Gezielte Übungen für Körper und Seele

Sich selbst Gutes tun, Stress abbauen und Körper und Seele stärken – das ist z. B. mit Yoga, Beckenboden-, Atem- oder Meditationsübungen gut möglich. Manchen hilft auch Sport oder schlicht eine mentale Selbstfürsorge.

Die Selbstbehandlung deiner Fußreflexzonen hat sich hoffentlich zu einer Routine etabliert. Du merkst, dass du selbst Einfluss nehmen kannst und sich etwas verändert. Vielleicht nutzt du auch die wohltuenden Eigenschaften von Pflanzen und ätherischen Ölen (siehe Kapitel »Hilfe aus der Pflanzenwelt«, Seite 41). Dein Bedürfnis nach Selbstfürsorge ist geweckt. Das Angebot an Möglichkeiten ist vielfältig. Wir führen hier einige Ideen an, um die Regeneration des Körpers zu unterstützen.

Die grundlegende Basis für die Regeneration ist ausreichender und erholsamer Schlaf. In dieser Zeit finden Reparaturprozesse im Körper statt und das »Durchspülen« des Gehirns durch vermehrte lymphatische Aktivität fördert unsere Denkleistung.[62] Schlaf ist das beste und dazu kostenlose Anti-Aging-Mittel. Wenn wir zu wenig schlafen, werden wir oft reizbar und unausgeglichen.

Resilienz Darüber hinaus spielen auch die eigenen Fähigkeiten, mit fordernden Situationen umzugehen, eine wesentliche Rolle für die Gesundheit. Es kann hilfreich sein, sich zunächst einmal selbst zu beobachten. Wie reagiert mein Körper in Momenten, die mich belasten? Beruhigt sich mein System nach einiger Zeit wieder? Oder bleibe ich lange in der Irritation? Dann könntest du dich mit Techniken beschäftigen, die zum Ziel haben, bessere Bewältigungsstrategien zu entwickeln. Atemübungen, Meditation, Yoga oder mehr Achtsamkeit mit dir selbst unterstützen diesen Weg. Zudem könntest du dir Gedanken machen, was dir in deinem Leben Freude und Erfüllung bringt. Einige Frauen erleben Sport aus gutem Grund als ihren Rettungsanker, um Stress abzubauen und sich auszupowern. Der Körper ist eigentlich für sehr viel Bewegung ausgelegt. Regelmäßige körperliche Aktivität unterstützt dein Herz-Kreislauf-System also ebenso wie Atemübungen.

Du willst mehr für deine innere Zufriedenheit tun? Wir haben dazu Vorschläge:

- Sorge für eine gute Gedankenhygiene. Höre deinem Denken zu.

Wie häufig jammerst du, bist im Selbstmitleid oder haderst mit Kleinigkeiten? All das sorgt für ein negatives Lebensgefühl.

- Übe dich in Dankbarkeit. Reflektiere abends deinen Tag und erinnere dich an die positiven Momente oder schreibe sie sogar auf. Diese Routine sorgt für eine bessere Ausschüttung der Neurotransmitter Dopamin und Serotonin, die unsere Stimmung positiv beeinflussen.
- Probier's mal mit Freundlichkeit. Dich selbst kannst du mit liebevollen Gedanken stärken. Und sei neugierig, wie Menschen deiner Umgebung auf ein Lächeln von dir reagieren.

Und was immer guttut ist ein Ausflug ins Grüne: Die Natur ist unser größter Heilraum. Kostenlos und jederzeit können wir Tageslicht genießen oder einen Spaziergang unternehmen.

Yoga, Beckenboden- und Atemübungen

Willst du für deinen Körper mehr Kraft, Flexibilität, Gleichgewicht, Geschmeidigkeit oder Ausgeglichenheit? Dann geh auf die Yogamatte und werde aktiv. Ganz nebenbei steigerst du deine Energie, erhöhst deine Vitalität und sorgst für einen klaren Geist.

Mittlerweile haben sich sehr viele Yoga-Richtungen hierzulande etabliert, da kann jede etwas Passendes für sich finden. Anfangs sollte man sich einer gut ausgebildeten Lehrerin oder einem Lehrer anvertrauen. So bekommst du Feedback und kannst die eigenen Grenzen besser ausloten.

Daneben könntest du etwas für deinen Zaubermuskel Beckenboden tun – er macht nicht nur eine gute Figur, sondern trägt auch deine weiblichen Organe, entlastet Rücken und Beine und befeuert deine Lust. Je selbstverständlicher es für uns ist, diese Muskelschichten, die unseren Oberkörper nach unten abschließen, zu nutzen, desto besser sind wir vor Blasenschwäche und Senkungsbeschwerden geschützt (siehe Kapitel »Blasenschwäche«, Seite 112, und »Beckenbodensenkung«, Seite 120).

Auch das Atmen ist Ausdruck von Vitalität und Lebendigkeit. Ohne frische Luft in unseren Lungen sind unsere Körperfunktionen schnell außer Gefecht gesetzt. So natürlich der Atem fließt, so sehr verändert er sich im Zusammenhang mit unseren Gefühlen. Uns stockt der Atem, wenn wir Sorgen oder Ängste haben – auch weil Stress und Schmerzen eine erhöhte Anspannung im Zwerchfell und in den Atemmuskeln von Hals und Nacken bewirken. Durchatmen bis tief in den Bauch lässt uns entspannen und neue Kraft schöpfen.

Auf der körperlichen Ebene trägt insbesondere die tiefe Bauchatmung zu einer optimalen Sauerstoffversorgung der Zellen bei. Atmen wir über die Nase ein und über den Mund aus, erhält der Körper mehr Energie, als er abgibt.[63] Wir fühlen uns frisch und ausgeruht.

Es mag unglaublich klingen, aber 70 Prozent aller Abfallstoffe werden über den Atem ausgeschieden. Der Rest verlässt den Körper über die Haut oder den Verdauungstrakt.[64] Wenn das kein Grund ist, ihn immer wieder bewusst in deine Tagesroutine zu integrieren! Zumal die Atemwelle den gesamten Körper durchdringt und bewegt. Die Wirbelsäule richtet sich auf. Die inneren Organe werden in dieser Wellenbewegung weich geschaukelt. Der Beckenboden schwingt mit. Zwerchfellverkrampfungen können sich lösen. Das vegetative Nervensystem beruhigt sich und lässt mehr Verbundenheit mit uns selbst zu.

Alle im Folgenden erklärten Übungen lassen sich gut in den Alltag integrieren.

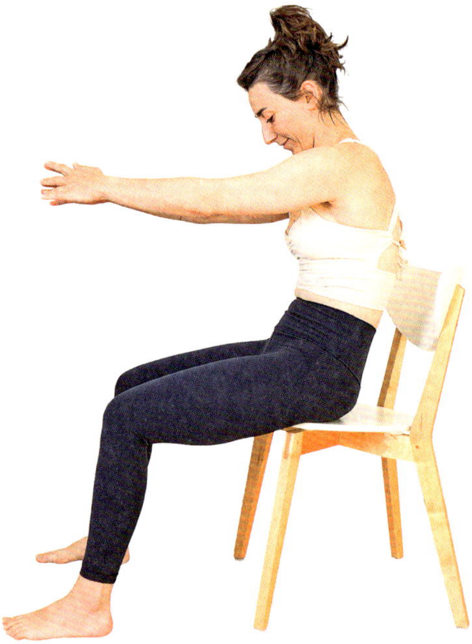

1

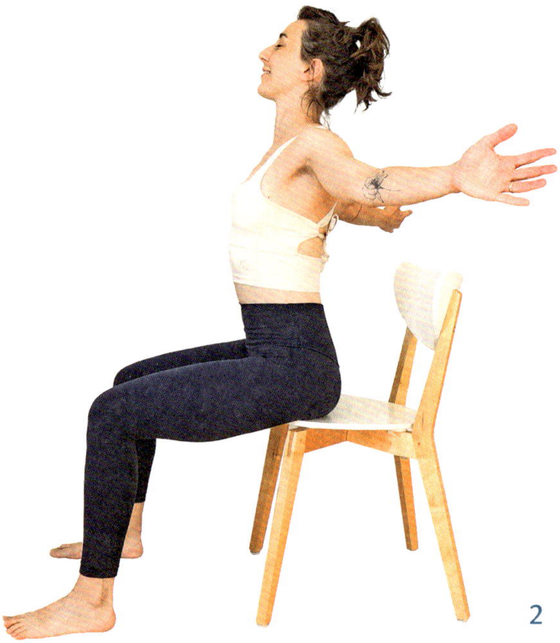

2

Katze-Kuh im Sitzen

- Setze dich für diese Yoga-Übung aufrecht auf das vordere Drittel eines Stuhls. Atme ein.

- Atme dann aus und führe beide Arme ausgestreckt auf Schulterhöhe nach vorne, bis sich deine Hände berühren. Dein Rücken rundet sich, indem du dein Becken nach hinten sinken lässt. ❶

- Richte dich beim nächsten Einatmen wieder auf. Strecke die Wirbelsäule, schiebe dein Brustbein weit nach vorne und öffne die Arme auf Schulterhöhe so weit wie möglich. Der Blick geht schräg nach oben. ❷

- **Wiederhole diesen Ablauf 4–6 ×.**

Diese Übung macht deine Wirbelsäule beweglicher, aktiviert dein Becken und vertieft deine Atmung. Dein vegetatives Nervensystem wird ausgeglichen.

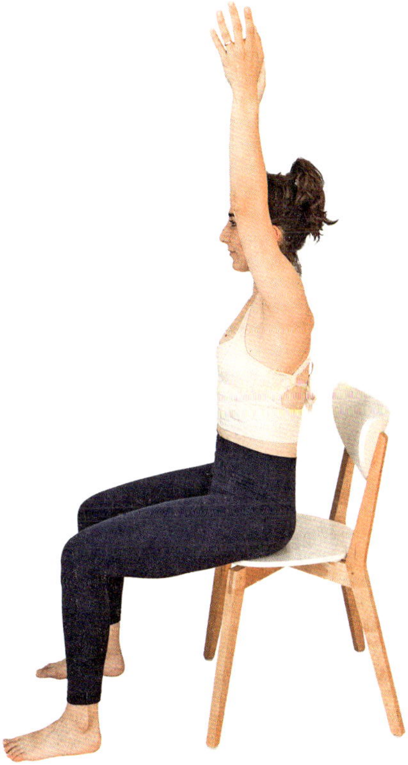

1

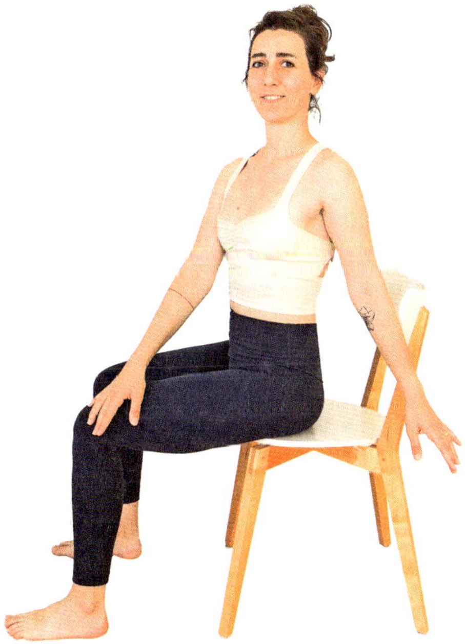

2

Rotation im Sitzen

- Setze dich für diese Yoga-Übung aufrecht auf das vordere Drittel eines Stuhls. Atme aus.

- Atme dann ein und führe beide Arme gestreckt nach oben Richtung Decke. Sie bleiben dabei etwa schulterbreit auseinander. ❶

- Drehe dich bei der nächsten Ausatmung zu einer Seite, der Oberkörper bleibt aufrecht. Eine Hand geht an die Außenseite des Knies, die andere zieht weiter nach hinten an der Stuhllehne vorbei. Der Blick folgt der hinteren Hand. ❷

- Drehe dich mit der nächsten Einatmung wieder zur Mitte und führe die Arme erneut Richtung Decke.

- Drehe dich mit der nächsten Ausatmung zur anderen Seite.

- **Wiederhole diesen Ablauf 4–6 × pro Seite.**

Bei dieser Übung geht es um die Beweglichkeit deiner Wirbelsäule in die Drehung. Zudem werden die häufig verklebten Strukturen im Becken gedehnt und gelockert. Das führt zu einer besseren Durchblutung deiner Beckenorgane und zu einer vertieften Atmung.

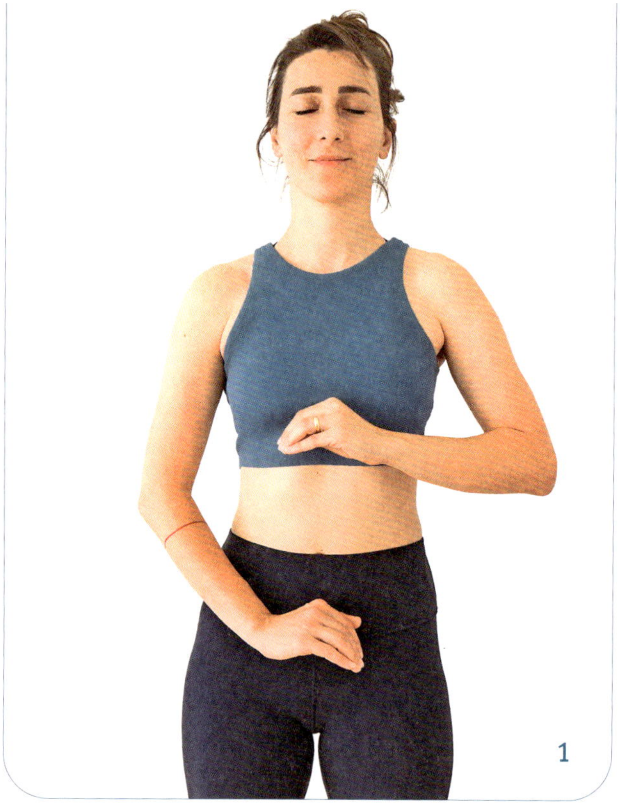

1

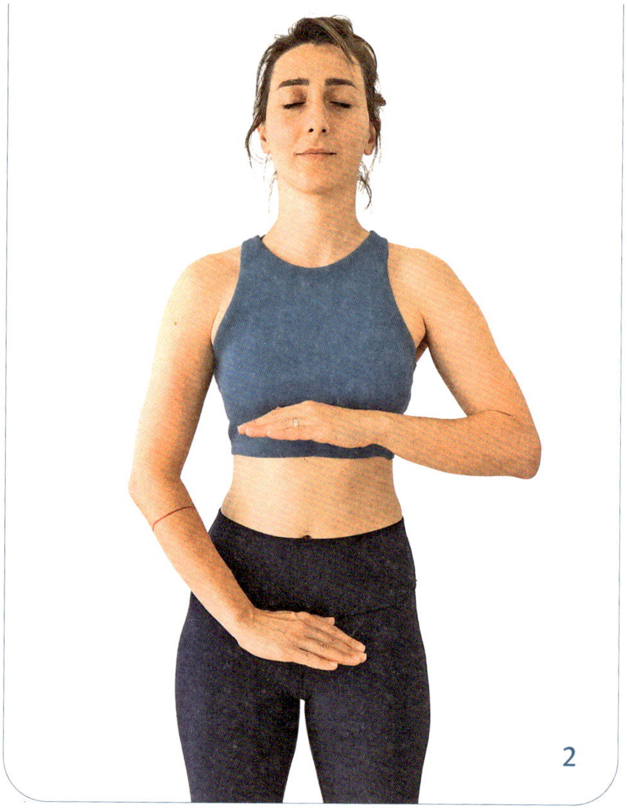

2

Beckenboden aktivieren beim Atmen

- Stelle dich aufrecht hin.
- Halte eine Hand leicht gewölbt auf Zwerchfellhöhe, die andere genau darunter in Höhe des Beckenbodens. ❶
- Stelle dir mit dem Einatmen vor, wie sich das Zwerchfell und der Beckenboden gleichzeitig wie eine Trampolinfläche aufspannen. Dabei werden beide Hände flach und die Finger gestreckt. ❷
- Beim Ausatmen gehen die Hände wieder in ihre gewölbte Ausgangsstellung zurück.

Wahlweise kannst du diese Übung auch im Sitzen oder Liegen durchführen.

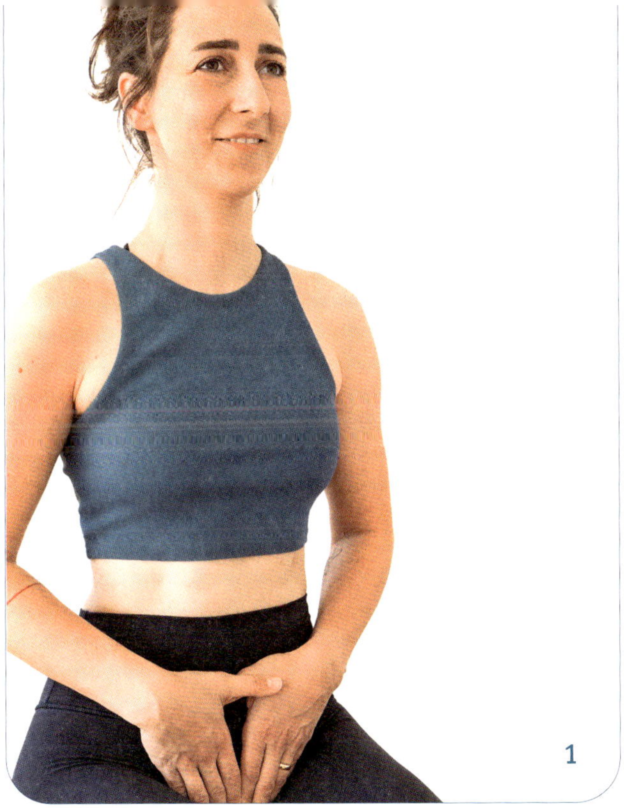
1

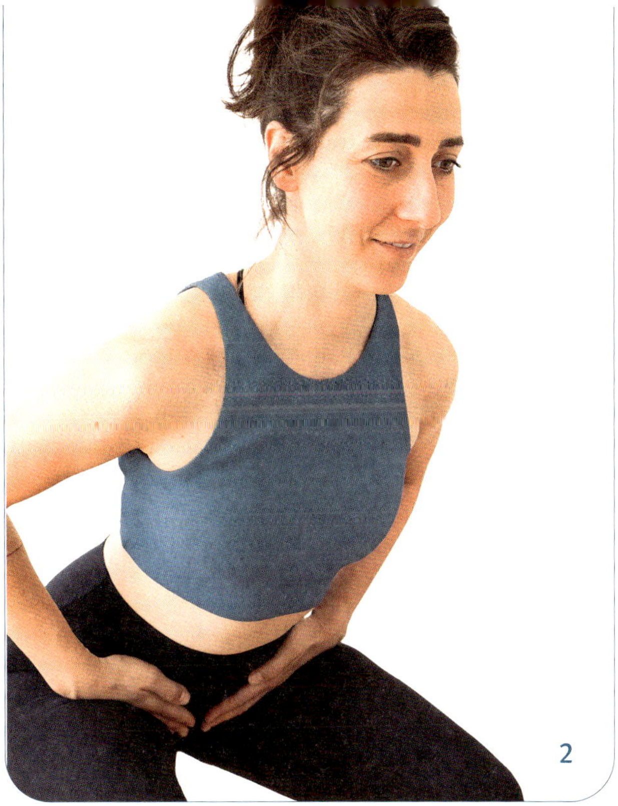
2

Beckenboden – Fächer

● Setze dich aufrecht auf das vordere Drittel eines Stuhls. Die Beine sind leicht geöffnet und die Füße stehen unter den Knien. Die Hände liegen mit den Fingerspitzen vorne am Schambein oder hinten am Steißbein und zeigen fächerförmig zueinander. So bilden sie ein Symbol für die Muskelschicht des inneren Beckenbodens. ❶

● Beuge dich mit geradem Rücken nach vorne. Dabei öffnen sich die Hände wie bei einem Fächer, die Fingerspitzen bleiben aneinander. Der Beckenboden spannt sich nach außen auf. ❷

● Richte den Rücken wieder in die Ausgangsstellung auf, dabei schließt sich der Fächer wieder.

Du kannst diese Übung auch im Stehen durchführen.

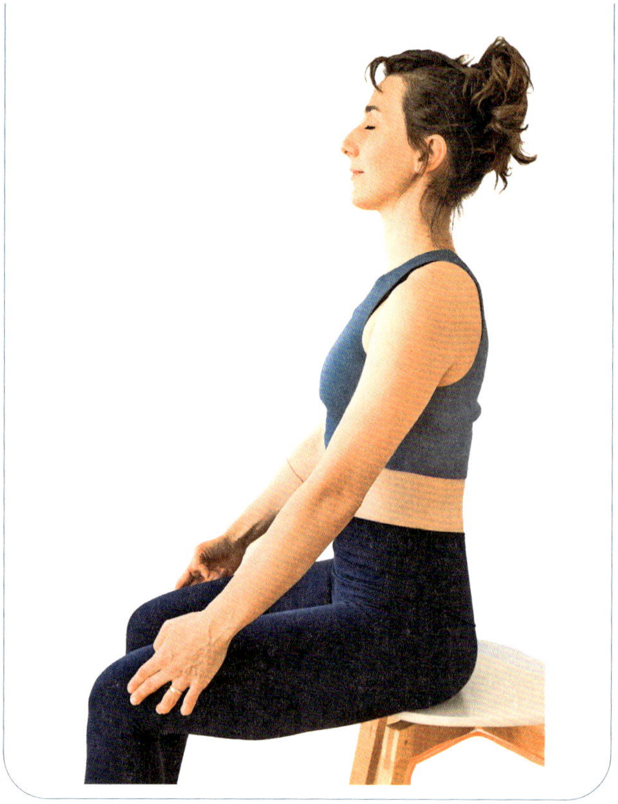

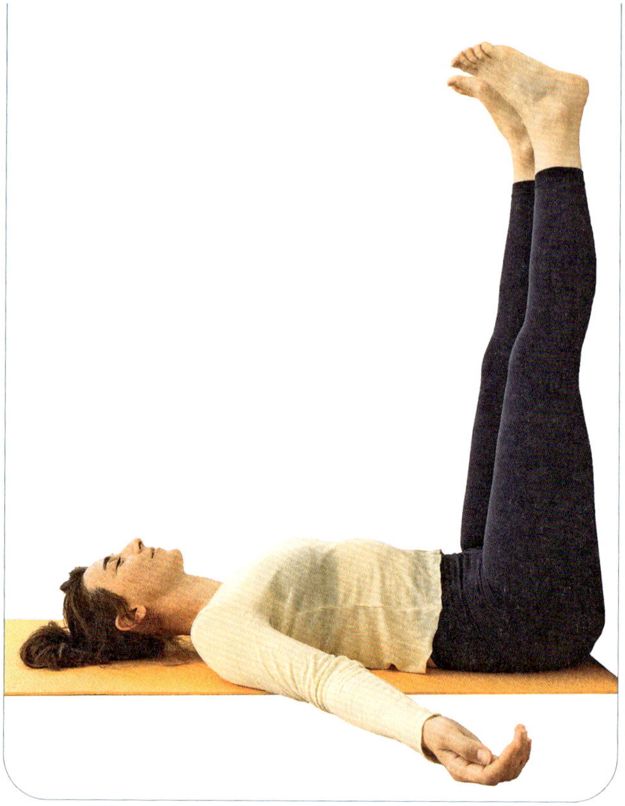

Beckenboden spüren

- Setze dich aufrecht auf das vordere Drittel eines Stuhls. Die Beine sind leicht geöffnet und die Füße stehen unter den Knien.

- Deine Hände liegen an den Außenseiten der Oberschenkel. Verankere deine Füße bewusst auf dem Boden und übe von den Fersen einen kleinen Druck nach unten aus. Gleichzeitig spannen deine Oberschenkel sanft gegen die Finger.

- Nimm wahr, wie sich dein Beckenboden beim Atmen dynamisch bewegt: Er spannt sich beim Einatmen auf und zieht sich beim Ausatmen wieder zusammen.

Entspannung

- Lege dich für die Entspannungsübung auf den Rücken und lehne die Beine gestreckt gegen eine Wand.

- Bleibe so einige Minuten liegen. Dabei werden die Beine entlastet, das Becken aktiviert und das vegetative Nervensystem positiv beeinflusst.

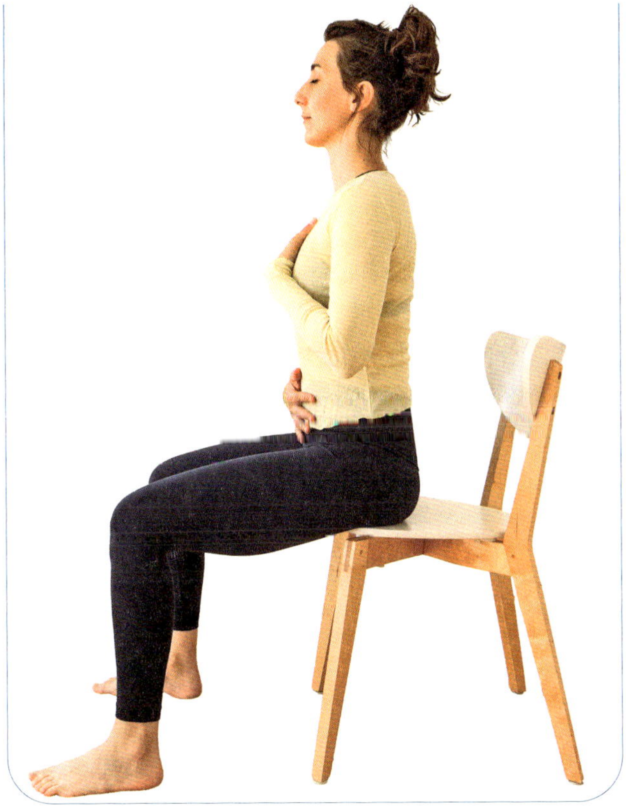

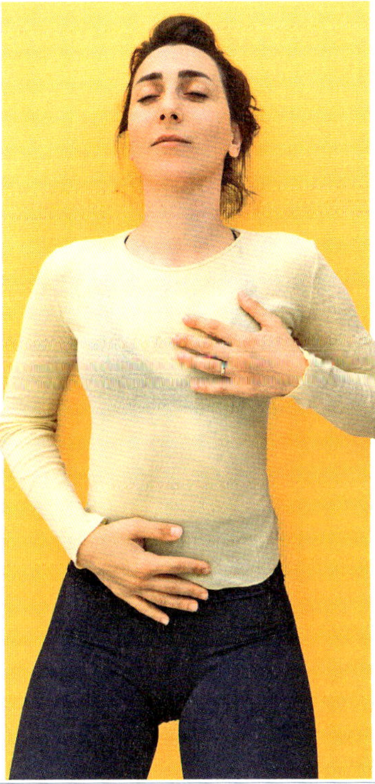

Schnell entspannen

- Atme 2 × kurz hintereinander durch die Nase ein und dann lange aus (wahlweise durch die Nase oder den Mund).

- 1–3 × genügen meist, um in jedweder Situation und unabhängig von der Körperposition innerlich ruhiger zu werden.

Diese schnellste Art der Entspannung wird »Physiologisches Seufzen«[65] genannt.

Innere Ausgeglichenheit

- Lege dich auf den Boden und stelle die Beine auf oder setze dich aufrecht auf einen Stuhl. Lege die rechte Hand auf den Bauch und die linke auf die Brust.

- Der Atem fließt ruhig durch die Nase. Spüre nach, wie sich beim Einatmen die Bauchdecke leicht wölbt und sich die Brust hebt und wie beim Ausatmen beides zurücksinkt.

- Lass es einfach geschehen und gib dich ein paar Minuten ganz deinem Atem hin.

Meditation für die Stärkung der weiblichen Kraft

Meditationen können dir helfen, dass du deine Weiblichkeit wieder intensiver spürst. Beginne mit folgenden Fragen:

- Wann fühle ich mich als Frau gut?
- Was mag mein Frauenkörper an Bewegung, Aktivitäten, Zuwendung, Ruhe, Ausgeglichenheit, Düften, Kleidung, Gedanken?
- Welche Aktivität in der Natur hilft mir, mich mit meiner Frauenkraft zu verbinden?
- Welche Aktivitäten mit anderen Frauen stärken mein Frau-Sein?

Gestalte dir für die Meditation eine ruhige, angenehme, vor allem ungestörte Umgebung. Beziehe dabei die 4 Elemente ein:

- Wasser (z. B. Wasserschale oder Muschel)
- Feuer (z. B. Kerze oder eine Sonnenblume als Sonnensymbol)
- Erde (z. B. Stein, Blume oder eine Frucht)
- Luft (z. B. offenes Fenster, damit die Luftbewegung zu spüren ist, oder eine Feder)

Setze oder lege dich bequem hin und lege deine Hände locker auf deinen Unterleib. Atme zu deinen Händen, tief in deinen Bauch hinein – lass dir Zeit. Stell dir vor, dass dein Atem zu deiner Gebärmutter fließt – und diese damit umhüllt! Bleib mit deiner Aufmerksamkeit dort, an diesem heiligen Ort der Frauenkraft, dem Ort, in dem neues Leben heranwachsen kann. Spüre nacheinander allen Elementen nach und danke dafür, zum Beispiel so:

- Ich verbinde mich gedanklich mit sauberem Wasser, das in jeder meiner Zellen fließt und meinen Durst stillen kann, und ich danke dem Wasser für die Entstehung von Leben. – Lass dieses Gefühl mit dem Atem in deine Gebärmutter fließen.
- Ich verbinde mich gedanklich mit dem Feuer, seiner Kraft, seinem Licht und danke dem Feuer für die Wärme. – Lass dieses Gefühl mit dem Atem in deine Gebärmutter fließen.
- Ich verbinde mich mit der Erde, die alles wachsen lässt, die Ursprung ist und mich trägt, ich danke der Erde für all ihre Schönheit und für ihre Früchte, die mich nähren. – Lass dieses Gefühl mit dem Atem in deine Gebärmutter fließen.
- Ich verbinde mich mit dem Himmel, dem großen Raum, der mich mein Menschsein begreifen

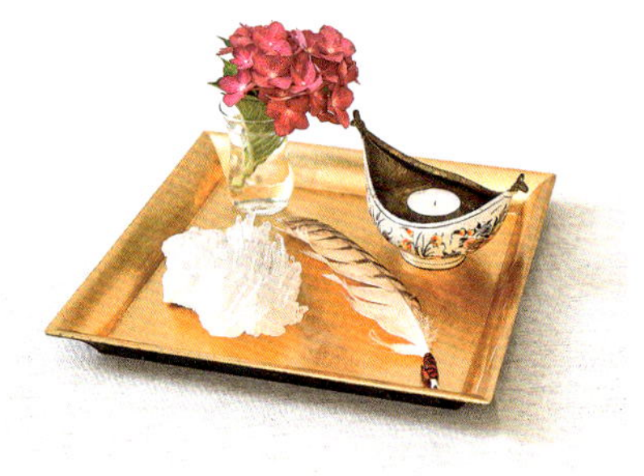

lässt und danke für die Luft, die mir zum Atmen geschenkt wird. – Lass dieses Gefühl mit dem Atem in deine Gebärmutter fließen.
- Ich verbinde mich mit der Liebe und dem Leben, der Verbindung mit meinen Liebsten, spüre das Wunder der Begegnung und danke für diese Liebe und den gemeinsamen Weg. – Lass dieses Gefühl mit dem Atem in deine Gebärmutter fließen.

Verweile noch einige Zeit in dieser tiefen Erfahrung, bitte die Schöpferkraft um Stärkung und Segen. Atme tief in Verbundenheit mit all den wundervollen Lebenselementen in dir und um dich herum.

Wiederhole diese kraftvolle Meditation mehrfach!

Gesund essen und die Organe stärken

Dass eine gesunde Ernährung in vielerlei Hinsicht wichtig ist, dürfte sich in unseren Zeiten mittlerweile herumgesprochen haben. Im Hinblick auf die weibliche Gesundheit sollte man darüber hinaus insbesondere seiner Leber Aufmerksamkeit schenken.

Ernährungsratgeber gibt es zuhauf, ebenso schön aufbereitete Kochbücher. Dazu eine nahezu unübersehbare Schwemme an entsprechenden Blogs im Internet. Aber dennoch ernähren sich viele nicht gesund. Woran liegt das? Häufig wird Zeitmangel angeführt, zudem locken so manchen die schnelle Pizza oder der Döner auf die Hand. Abends ist man zudem erschöpft und hat keine Energie mehr zu kochen (und vorher noch einzukaufen). Auch ältere Menschen ernähren sich häufig nicht optimal. Oft liegt es an einer zunehmenden Appetitlosigkeit, die sich breitmacht, zuweilen aber auch am fehlenden Antrieb. Dabei sind ausreichend Nährstoffe in jeder Altersphase wichtig, gerade für Frauen!

Gesunde Ernährung

»Deine Nahrung soll deine Medizin sein«, so kurz und doch so präzise hebt Naturheilmedizinerin Heide Fischer die Bedeutung einer guten Ernährung hervor.

Ausgeglichener Säure-Basen-Haushalt Ein ausgeglichener Säure-Basen-Haushalt wirkt sich auch positiv auf die Schlafqualität aus. Dabei handelt es sich um einen körpereigenen Regelkreis, der im Blut eine Qualität schafft und diese möglichst konstant hält, durch die die Zellen arbeiten können. Idealerweise sollte der pH-Wert mit etwas über 7 möglichst im basischen Bereich liegen. Alles, was unter 7 liegt, gilt als sauer. Ein Urin-Teststreifen aus der Apotheke gibt Aufschluss darüber. Die Ausscheidung der Säuren geschieht über die Nieren und die Lunge.

Zu wenig Bewegung oder Stress sind ebenso typische Säurebildner wie eine Fehlernährung. Dazu zählen Produkte aus Massentierhaltung, verarbeitetes Getreide, industriell aufbereitete Fertigprodukte, Alkohol oder zu viel Zucker. Sind wir übersäuert, dann könnten sich Symptome wie chronische Entzündungen, Gelenkschmerzen, Erschöpfung, Konzentrationsstörungen bis hin zu hormonellen Irritationen zeigen.

Wenn wir diese Beschwerden vermeiden wollen, dann steht eine

Kü-Ka-Lei-Wa-Kur

Dieses bewährte Hausmittel zur Entsäuerung kann man sich ganz schnell und einfach mit folgendem Rezept zubereiten:
1–2 TL Kümmel
1 große Kartoffel, klein geschnitten
Alle Zutaten in 1 l Wasser 20 Minuten leicht köcheln. Nach 15 Minuten 1–2 EL Leinsamen hinzufügen, abseihen und die Flüssigkeit über den Tag verteilt trinken. Die Kur sollte 4–6 Wochen durchgeführt werden.

vorwiegend pflanzliche und ausgewogene Ernährung an erster Stelle. Unabdingbar ist die Bedeutung einer ausreichenden Trinkmenge. Wasser, gerne mit Zitrone, oder leichte Kräutertees sind ideal. Kaffee, grüner und schwarzer Tee gelten zwar als Getränke. Das in ihnen enthaltene Koffein und Teein schiebt den Cortisol-Spiegel nach oben, was uns nicht nur zusätzlich übersäuern kann, sondern auch die Hormonregulation durcheinanderbringt. Ein köstlicher Espresso oder eine feine Schokolade dürfen ab und zu natürlich sein, sollten nur nicht zur Regel werden.

Gesunde Fette Eine ausgewogene Ernährung mit viel Gemüse, Eiweiß und gesunden Ölen ist immer empfehlenswert. Hier seien kaltgepresstes Oliven-, Raps-, Walnuss- und Leinöl genannt, da sie über viele Nährstoffe und einen hohen Anteil an Omega-3-Fettsäuren verfügen. Letztere verbessern die Fließeigenschaften des Blutes, senken den Blutdruck und wirken entzündungshemmend. Bei uns Frauen haben sich die Fettsäuren als wirksames Mittel zur Vorbeugung und Linderung von Menstruationsbeschwerden erwiesen.[66] Auch die Steigerung der Fruchtbarkeit wird mit diesen Ölen in Verbindung gebracht, ebenso die Vorbeugung von Kalziummangel im Knochengewebe und damit von Osteoporose.[67] Optimalerweise decken wir den Bedarf durch 2 Mahlzeiten mit frischem Fisch pro Woche. Alternativ eignet sich hochwertiges und rückstandsgeprüftes Fischöl als Nahrungsergänzung.

Auch der heimische Leinsamen ist eine gute Quelle, er unterstützt auch die Verdauung. Zudem ist er reich an Phytoöstrogenen, eine pflanzliche Verbindung, die die Wirkung von Östrogen nachahmt. Mehrere Studien konnten die positive Wirkung auf Hitzewallungen und Wechseljahresbeschwerden bestätigen. Bei einer Aufnahme von täglich 25 g soll sogar das Tumorwachstum bei einer Brustkrebserkrankung reduziert werden.[68]

Derart gut versorgt haben wir einen optimalen Ausgleich zu Omega-6-Ölen. Sie sind unter anderem in Brot, Butter, Eiern oder Sonnenblumenöl enthalten. Auch diese sind für uns wichtig. Aber mit unserer westlichen Ernährung ist deren Anteil zu groß. Damit entsteht ein schädliches Ungleichgewicht. In der Folge kann es zu vermehrten Entzündungen sowie hohen Cholesterinwerten kommen. Das erhöht das Risiko für Herz-Kreislauf-Erkrankungen. Wirklich zu meiden sind Transfette wie Palmöl oder frittierte Lebensmittel mit ihrem ebenfalls negativen Einfluss auf die Blutfette.

Vorsicht vor Zucker und Convenience Food Unabdingbar ist außerdem ein Blick auf unseren Zuckerkonsum. Nehmen wir zu viel davon zu uns, steigt der Insulinspiegel. Das wiederum begünstigt die Entwicklung von Diabetes. Zudem kann die Menge an überschüssiger Energie nicht abgebaut werden und wird als Fett eingelagert. Insbesondere das Fett um Darm, Leber und innere Organe, einfach ausgedrückt, das »Bauchfett«, ist bedenklich. In zu großem Maße reagiert es wie eine Hormondrüse und der Körper wird mit Hormonen überschwemmt. Die bringen dann andere Regelkreisläufe durcheinander, was zu chro-

Porrigde – ein gesundes Frühstück

1 EL Hafer, je 1 TL Leinsamen, Sesam, Amaranth und Chia-Samen mit heißem Wasser übergießen, einige Minuten quellen lassen und mit frischem Obst, Joghurt, Nüssen oder Hanfsamen verfeinern. Mit gedünstetem Gemüse und frischen Kräutern eignet sich das Müsli als Mittagessen.

nischen Entzündungen und Bluthochdruck führen sowie Leber und Stoffwechsel belasten kann. Ein gutes Gewichtsmanagement schafft Abhilfe.

In dem Zusammenhang wollen wir ausdrücklich auf einen achtsamen Umgang mit industriell gefertigten Produkten hinweisen. Sie enthalten neben verstecktem Zucker und schädlichen Fettsäuren viele Zusatzstoffe. Produkte wie Softdrinks, süße und salzige Snacks, Schokoriegel, Margarine, Wurst oder vegane Alternativen für tierische Produkte begünstigen eine Übersäuerung.

Superfood Gemüse Für den Alltag ist der Verzehr von viel Gemüse unabdingbar. Die sekundären Pflanzenstoffe in Brokkoli, Meerrettich, Spinat oder Blaubeeren bringen einen entzündungshemmenden Push in dein System. Insbesondere grünes Gemüse liefert Basen-, Ballast- und Mikronährstoffe, Mineralien sowie wertvolle B-Vitamine. All das wirkt sich positiv auf die Darmflora aus. Eine sinnvolle Ergänzung und wohltuend für unsere Darmflora sind fermentierte probiotische Lebensmittel wie Kimchi, Kefir und Sauerkraut.

Heilende Kraft von Gewürzen Eine Vielzahl von Gewürzen runden die Mahlzeit nicht nur ab, sondern sind auch lecker, gesund und wirken oftmals antientzündlich:

- Zimt (entzündungshemmend, antibakteriell/antiviral, positiver Einfluss auf Blutzucker und Neurotransmitter)
- Kurkuma (Bitterstoff, entzündungshemmend)
- Ingwer (viel Vitamin C, antibakteriell, entzündungshemmend, unterstützt Verdauung und Libido)
- Kardamom (leberstärkend, verdauungsfördernd, stimmungsaufhellend)
- Fenchel (lindert Menstruationskrämpfe, verdauungsfördernd)
- Basilikum (fruchtbarkeitsfördernd)
- Knoblauch (antibakteriell, stärkt die Herzgesundheit)
- Chili (stimmungsaufhellend, durchblutungsfördernd, entzündungshemmend, natürliches Schmerzmittel, stärkt die Libido)

Leberwickel

Bei Themen rund um die weibliche Gesundheit spielt die Leber eine prominente Rolle. Sie ist etwa 1,5–2 kg schwer und für unsere

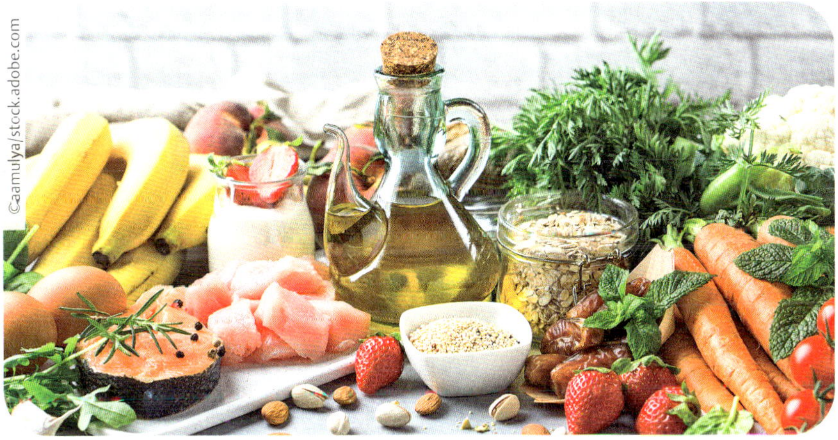
©aamulya/stock.adobe.com

Wichtiger Hinweis

Während der Menstruation kann der Wickel die Blutung verstärken, deshalb sieh in dieser Zeit davon ab. Wenn du unter einer Herz-Kreislauf-Erkrankung oder einer anderen chronischen Erkrankung leidest, hole dir vorher ärztlichen Rat.

Entgiftung ebenso wichtig wie für fast alle Stoffwechselvorgänge. Ihr Gewebe ist ausgesprochen erholungsfähig – solange wir es nicht zu sehr mit Zucker, Fastfood, Alkohol, Medikamenten und tierischen Fetten sowie Stress belasten.

Insbesondere die Fähigkeit, überflüssige Sexualhormone, beispielsweise in den Wechseljahren oder durch die Einnahme der Antibabypille, in den fruchtbaren Jahren abzubauen, ist für uns Frauen von Bedeutung. Ein Zuviel an Östrogen kann zu verstärkten Beschwerden vor der Regelblutung, zu Stimmungsschwankungen, Wassereinlagerungen, Gewichtszunahme oder Brustschmerzen führen (siehe auch die Informationen im Kapitel »Zyklusschwankungen«, Seite 93). Auch Gliederschmerzen, Müdigkeit und Blähungen können Anzeichen dafür sein, dass die Leber überlastet ist.

Neben einer Ernährung mit viel Gemüse, einem guten Gewichtsmanagement und ausreichend Bewegung kannst du die Arbeit der Leber mit einem Leberwickel unterstützen, am besten abends, da du danach bestimmt gut schläfst. Für eine Entgiftungskur kannst du den Wickel täglich machen. Ansonsten empfiehlt sich eine wöchentliche Routine.

Dafür brauchst du eine Wärmflasche, ein kleines und ein großes Handtuch, eine Decke und Wasser.

So geht's: Das große Handtuch quer auf dem Sofa oder Bett ausbreiten. Wasser aufkochen und etwa 10 Minuten abkühlen lassen. Das kleine Handtuch damit befeuchten und gut auswringen, das restliche Wasser in die Wärmflasche gießen.

Alternativ das kleine Handtuch mit einem zuvor angesetzten Löwenzahn- oder Schafgarbentee oder mit einer Schüßler-Salz-Lösung befeuchten. Schüßler-Salz Nummer 10 (Natrium sulfuricum, D6) gilt als das Lebersalz. Das wirkt zusätzlich krampflösend und entspannend. Ergänzend könntest du Zendocrine, eine DoTerra-Ölmischung aus Mandarine, Rosmarin, Geranie, Wacholderbeere und Korianderkraut, vermischt mit einem Trägeröl, auf den Leberbereich auftragen.

Lege dich auf den Rücken auf das große Handtuch und platziere das kleine auf den rechten Oberbauch am unteren Rippenrand. Lege die Wärmflasche darauf und decke sie mit dem großen Handtuch ab. Am besten deckst du dich mit einer warmen Decke zu und bleibst so 20–60 Minuten liegen. Ruhe dich danach noch mindestens 10 Minuten aus.

Leberwickel

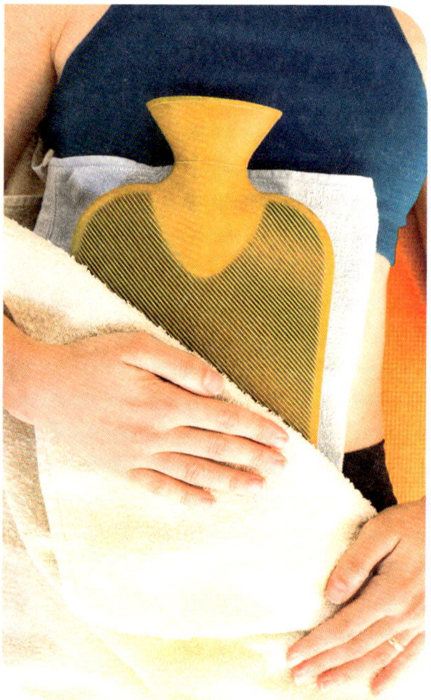

Danke

Dieses Buch wäre ohne die Pionierarbeit von Hanne Marquardt nicht möglich gewesen. Ihr gilt unser Dank, dass sie all ihr Wissen mit uns geteilt hat. Durch sie wurden wir ermächtigt, die Gesundheit unserer Patientinnen und Patienten zu stärken. Unser Dank gilt auch unseren Lehrerinnen und Lehrern, insbesondere Dr. Heidrun Schmidt und Reinhard von Neipperg sowie der gesamten Fußreflexzonen-Familie des internationalen Lehrerverbandes.

Danke an Frauen wie Dr. Christine Northrup, Heide Fischer oder Margret Madejsky, die uns inspiriert haben, die weibliche Gesundheit in den Mittelpunkt unserer Tuns zu stellen. Mit ihrer Frauensymbolik hat die Künstlerin Gerlinde Hofmann unser Verständnis für die Phasen des Frauseins noch einmal erweitert. Lucie Richters Fähigkeit, sich als Fotografin auf das Thema einzulassen, hat uns wunderbar stimmungsvolle Fotos beschert.

Zu den Frauen, denen unser Dank gehört, zählen auch Frau Filbrandt und ihr Team sowie Frau Alvarado und Frau Dr. Korch. Sie haben nicht nur Mut bewiesen, solch ein innovatives Buch umzusetzen. Sie haben uns mit Geduld und Empathie auch wohltuend durch die Entwicklungszeit getragen.

Für dieses Buchprojekt gilt unser besonderer Dank aber vor allem den Männern an unserer Seite: Wolfgang Schäffer und Frank Sirocko. Sie haben uns den Rücken freigehalten und uns in jedweder Form unterstützt, die solch ein Projekt benötigt.

Quellenangaben

1 Christiane Northrup: Lustvoll durch die Wechseljahre, München 2011, S. 16.

2 Christiane Northrup: Frauenkörper Frauenweisheit, München 2023, S. 143.

3 Northrup, Frauenkörper, S. 145.

4 Louann Brizendine: Gehirn-Power Wechseljahre. München 2023, S. 19.

5 Brizendine, Gehirn-Power, S. 19.

6 Brizendine, Gehirn-Power, S. 13.

7 Hanne Marquardt: Praktisches Lehrbuch der Reflexzonentherapie am Fuß, 7. Aufl., Stuttgart 2012, S. 2.

8 I. Sudmeier [u. a.]: Änderung der Nierendurchblutung durch organassoziierte Reflexzonentherapie am Fuß gemessen mit farbkodierter Doppler-Sonographie. In: Forschende Komplementärmedizin 1999, 6:129–134; Catherina Güttner: Wirksamkeit der Fußreflexzonentherapie auf den Schmerz und die Bewegungsfunktion bei Patienten mit Gonarthrose. Diss. Jena, 2008, S. 35.

9 Roger Kalbermatten, Hildegard Kalbermatten: Pflanzliche Urtinkturen, 7. Aufl. Baden 2014, S. 7.

10 S. Geethanjali [u. a.]: Effect of clary sage oil as an aromatherapy on cardiac autonomic function among patients with premenstrual syndrome – A randomized controlled study. Abrufbar unter: www.sciencedirect.com/science/article/abs/pii/S2451847620300130 (aufgerufen am 25.11.2024).

11 Mariza Snyder: Aromatherapie für die Hormonbalance. München 4. Aufl. 2023, S. 33.

12 Roger Kalbermatten: Wesen und Signatur der Heilpflanzen, 4. Aufl. Aarau 2005, S. 111.

13 Heide Fischer: Frauenheilbuch. Stuttgart 2020, S. 40.

14 Northrup: Frauenkörper, S. 204.

15 Kalbermatten: Wesen und Signatur der Heilpflanzen, S. 74.

16 www.aerzteblatt.de/nachrichten/72278/Biologische-Ursache-der-praemenstruellen-dysphorischen-Stoerung-gefunden (aufgerufen am 25.11.2024).

17 Hartmut Göbel: Kopfschmerzen und Migräne: Schwerpunkt Frauen, Schwangerschaft und Kinder. www.schmerzklinik.de/wp-content/uploads/2009/02/kopfschmerzen_und_migrane_-_schwerpunkt_frauen__schwangerschaft__kinder_-_schmerzklinik_kiel.pdf (aufgerufen am 05.03.2024).

18 Claudia Pedain: Sexualentwicklung und Reproduktionsphysiologie. In: Physiologie. Hrsg. von Jan Behrends [u. a.]. Stuttgart, 2017, S. 417–462, hier S. 422.

19 John F. Cryan, Timothy G. Dinan: Mind-altering microorganisms: the impact of the gut microbiota on brain and behaviour. In: Nature Reviews Neuroscience. Vol. 13, 2012, S. 701–712. Abrufbar unter: www.nature.com/nrn/journal/v13/n10/full/nrn3346.html (aufgerufen am 18.11.2024).

20 Mahsa Arzani, Soodeh Razeghi, Fahimeh Vahabizad: Gut-brain Axis and migraine headache: A comprehensive review. In: The Journal of Headache and Pain 21(1)2020. Abrufbar unter: doi:10.1186/s10194-020-1078-9 (aufgerufen am 18.11.2024).

21 Zitiert nach: Volker Schmiedel: »Die Mikrobe ist nichts, das Milieu ist alles!« Abrufbar unter: www.thieme-connect.com/products/ejournals/abstract/-10.1055/a-1158-4256 (aufgerufen am 25.11.2024).

22 A. Baerheim E. Laerum E: Symptomatic lower urinary tract infection induced by cooling of the feet. A controlled experimental trial. Scand J Prim Health Care 1992; 10: 157–160.

23 www.walaarzneimittel.de/de/magazin/im-gespraech-mit-einem-anthroposophischen-frauenarzt-ueber-das-geheimnis-der-schwangerschaft.htm (aufgerufen am 25.11.2024).

24 www.swissmom.ch/de/kinderwunsch/vorbereitungen-auf-ein-baby/gewicht-und-fruchtbarkeit-20258 (aufgerufen am 17.11.2024).

25 Christoph Theuer: Wann und wie oft Sex bei Kinderwunsch? Abrufbar unter www.elevit.de/kinderwunsch/befruchtung-unterstuetzen#Haufigkeit (aufgerufen am 18.11.2024).

26 Margret Madejsky: Das alternative Kinderwunschbuch. München 2015, S. 23.

27 www.schwanger.at/artikel/uebelkeit.html (aufgerufen am 17.11.2024).

28 Hormone fluctuation in pregnancy. In: Course Hero, Pregnancy, Female reproductive system, abrufbar unter www.coursehero.com/sg/anatomy-and-physiology/pregnancy/(aufgerufen am 17.11.2024).

29 Mirjam Schnedl, Christine Rungg, Susanne Perkhofer: Schwangerschaft – Auswirkungen von Stress. In: Hebamme 2014; 27(04): S. 258–262; doi:10.1055/s-0034-1384481 (aufgerufen am 25.11.2024).

30 Fischer: Frauenheilbuch, S. 193–195.

31 www.msdmanuals.com/de-de/heim/kurzinformationen-gesundheitsprobleme-von-frauen/schwangerschaftskomplikationen/fehlgeburt?query=fehlgeburt#Wie-wird-eine-Fehlgeburt-behandelt?_v28293115_de (aufgerufen am 17.11.2024).

32 Ebd.

33 Northrup: Lustvoll durch die Wechseljahre, S. 7, 26.

34 Brizendine: Gehirn-Power Wechseljahre, S. 9.

35 Northrup: Frauenkörper Frauenweisheit, S. 646.

36 Heide Fischer: Mein Kompass durch die Wechseljahre. Stuttgart 2022, S. 100 ff.

37 Fischer, Mein Kompass, S. 105, 107.

38 Rebecca C. Thurston [u. a.]: Vasomotor Symptoms and Insulin Resistance in the Study of Women's Health Across the Nation. In: The Journal of Clinical Endocrinology & Metabolism. Published online

October 2012:3487–3494. doi:10.1210/jc.2012–1410 (aufgerufen am 25.11.2024).

39 Thorsten Mikoteit, Edith Holsboer-Trachsler: Schlaf in der (Post-)Menopause. In: Gynäkologie 2 (2011), S. 5–9. www.rosenfluh.ch/media/gynaekologie/2011/02/schlaf.neu.pdf (aufgerufen am 18.11.2024).

40 Snyder: Aromatherapie für die Hormonbalance, S. 156.

41 Nkechinyere Chidi-Ogbolu, Keith Baar: Effect of Estrogen on Musculoskeletal Performance and Injury Risk. In: Frontiers in Physiology 2019, doi:10.3389/fphys.2018.01834 (aufgerufen am 25.11.2024).

42 Jason Gandhi [u. a.]: Genitourinary syndrome of menopause: an overview of clinical manifestations, pathophysiology, etiology, evaluation, and management. In: American Journal of Obstetricts & Gynecology, 215(6), S. 704–711.

43 Fischer: Mein Kompass, S. 192.

44 Petra Stute: Die Rolle von vaginalem DHEA bei der Behandlung des genitourinären Syndroms der Menopause. In: Journal für Gynäkologische Endokrinologie/Schweiz, 2/2022, abrufbar unter: www.springermedizin.at/content/pdfId/23119686/10.1007/s41975–022–00247-x (aufgerufen am 25.11.2024).

45 Mariza Snyder: Aromatherapie für entspannte Wechseljahre. München 2022, S. 190.

46 www.age.mpg.de/wie-altern-wir (aufgerufen am 17.11.2024).

47 Greta Silver: Wie Brausepulver auf der Zunge. München 2018, S. 11.

48 Robert Waldinger, Marc Schulz: The Good Life … und wie es gelingen kann. München 2023, S. 37.

49 Levy, Becca [u. a.]: Longevity increased by positive self-perceptions of aging. In: Journal of Personality and Social Psychology, 83(2), 261–270.

50 Rainer Bartl: Osteoporose? Was Sie wissen sollten. Abrufbar unter: www.osd-ev.org/osteoporose/osteoporose-wissen (aufgerufen am 18.11.2024).

51 Bartl, Osteoporose?

52 Bess Dawson-Hughes, Ghada El-Hajj Fuleihan, Patricia Clark: Frauen nach der Menopause. Abrufbar unter: www.osteoporosis.foundation/sites/iofbonehealth/files/2019–04/2013_BoneCarePostmenopause_ThematicReport_German.pdf (aufgerufen am 18.11.2024).

53 Fischer: Mein Kompass, S. 133.

54 www.knorpel.at/degenerativer-knorpelschaden-arthrose/ (aufgerufen am 17.11.2024).

55 Jupil Ko, Young-Min Park: Menopause and the loss of skeletal muscle mass in women. Iranian Journal of public health. February 2021, S. 413–414.

56 Barbara Springer [u. a.]: Normative Values for the Unipedal Stance Test with Eyes Open and Closed. In: Journal of Geriatric Physical Therapy 30(1) 2007, S. 8–15.

57 Martin Grunwald: Homo hapticus. Der Mensch als Kontaktwesen. haptiklabor.medizin.uni-leipzig.de/fileadmin/user_upload/FOLeh_Grunwald_august2019.pdf (aufgerufen am 18.11.2024).

58 »Between stimulus and response, there is a space. In that space lies our freedom and our power to choose our response. In our response lies our growth and our happiness.« Nach: www.viktorfrankl.org/assets/pdf/Covey_Intro_to_Pattakos_Prisoners.pdf, S. VI (aufgerufen am 25.11.2024).

59 Chun Siong Soon [u. a.]: Unconscious determinants of free decisions in the human brain. In: Nature Neuroscience 11(5) 2008, S. 543–545.

60 Francis Picabia: Unser Kopf ist rund, damit das Denken die Richtung wechseln kann. Hamburg 2011.

61 kultivierer.ch/dankbarkeit-veraendert-unser-gehirn (aufgerufen am 25.11.2024).

62 Brizendine: Gehirn-Power, S. 141.

63 Markus Schirner: Atemtechniken. Darmstadt 2020, S. 11.

64 Ebd.

65 Melis Yilmaz Balban [u. a.]: Brief structured respiration practices enhance mood and reduce physiological arousal. In: Cell Reports Medicine 4(2023), abrufbar unter: pubmed.ncbi.nlm.nih.gov/36630953, doi:10.1016/j.xcrm.2022.100895 (aufgerufen am 18.11.2024).

66 Bente Deutch, Eva Bonefeld Jørgensen, Jens C Hansen: Menstrual discomfort in Danish women reduced by dietary supplements of omega-3 PUFA and B12 (fish oil or seal oil capsules). In: Nutrition Researcharch, 20(2000), S. 621–631, doi:10.1016/S0271–5317(00)00152–4 (aufgerufen am 25.11.2024).

67 Marlena D. Kruger, David F. Horrobin: Calcium metabolism, osteoporosis and essential fatty acids: a review. In: Progress in lipid research 36(2–3) 1997, S. 131–151.

68 Ebd.

Stichwortverzeichnis

Empfehlungen der Autorinnen

Fachliteratur

Louann Brizendine: Gehirn-Power Wechseljahre. München 2023.

Heide Fischer: Frauenheilbuch. Stuttgart 2020.

Margret Madejsky: Alchemilla. München 2000.

Hanne Marquardt: Praktisches Lehrbuch der Reflexzonentherapie am Fuß. 7. Aufl. Stuttgart 2012.

Christiane Northrup: Frauenkörper, Körperweisheit. München 2023.

Christiane Northrup: Lustvoll durch die Wechseljahre. München 2011.

Mariza Snyder: Aromatherapie für die Hormonbalance. München 2023.

Mariza Snyder: Aromatherapie für entspannte Wechseljahre. München 2022.

Informationen über Medikamente und Heilpflanzen für Schwangere und Stillende

www.embryotox.de

Bezugsquellen

Heilpflanzen: Kräuterparadies Lindig, München www.seit1887.de

Öle: Unsere Empfehlungen in diesem Buch beziehen sich alle auf die hochwertigen Öle von DoTerra, wie wir sie auf unserer Webseite www.fussreflex-frauenkraft.de empfehlen. Primavera, Neumond, Taoasis, Farfalla, Feeling, Jophiel oder Maienfelser zählen ebenfalls zu den renommierten Anbietern naturreiner Öle.

Naturheilmittel nach Heide Fischer:
Engel-Apotheke Freiburg www.engel-apotheke-freiburg.de
Limes-Apotheke Pohlheim www.limes-apotheke.net

Naturheilmittel nach Margret Madejsky:
www.marienapotheke.at

Frauensymbolik auf Anfrage

Gerlinde Hofmann, www.gerlindehofmann.de

Kursangebote allgemein

Fußreflex Frauenkraft – der Workshop zum Buch und zur Intensivierung der Themen

www.fussreflex-frauenkraft.de

Kursangebote für Therapeuten

Hanne-Marquardt-Fussreflex®

Sigrid Sirocko, Lehrzentrum Rhein-Main

www.fussreflex-rhein-main.de

Alle Lehrzentren im Überblick

www.fussreflex.de

Therapeutensuche

www.fussreflex.de/fussreflex-therapeuten/

Bibliografische Information der Deutschen Nationalbibliothek
Die Deutsche Nationalbibliothek verzeichnet diese Publikation in der Deutschen Nationalbibliografie; detaillierte bibliografische Daten sind im Internet über dnb.d-nb.de abrufbar.

Programmplanung: Celestina Filbrandt
Redaktion: Dr. Katrin Korch, Baden-Baden
Bildredaktion: Marie Crämer
Umschlaggestaltung: © Thieme
Layout: CYCLUS · Visuelle Kommunikation, Stuttgart

Bildnachweis:
Fotos im Innenteil: © designrichter.de;
S. 6, 8 © Ann Patchanan/stock.adobe.com,
S. 12 © designrichter.de (Foto); Gerlinde Hofmann (Figuren)
S. 23 Oliver Lieber, Renningen
S. 42 © Gerisch/stock.adobe.com
S. 44 © PixelShot/adobe.stock.com
S. 140 © Tseytlin/stock.adobe.com
S. 153 © aamulya/stock.adobe.com
Covermotiv und Bild S. 3: © Thieme/designrichter.de
Autorinnenfotos: © designrichter.de (Sirocko); © Felix Küster (Neumann)
Zeichnungen: WeYou GmbH, Stuttgart
Die abgebildeten Personen haben in keiner Weise etwas mit dem Thema zu tun.

1. Auflage 2025

TRIAS Verlag in Georg Thieme Verlag KG
Oswald-Hesse-Straße 50, 70469 Stuttgart

Satz: Fotosatz Buck, Kumhausen
Repro: LUDWIG:media GmbH, Zell am See (Österreich)
Druck: Druck: AZ Druck und Datentechnik GmbH, Kempten

Gedruckt auf chlorfrei gebleichtem Papier
Printed in Germany

ISBN 978-3-432-11939-7
eISBN (ePub) 978-3-432-11940-3

1 2 3 4 5 6

MIX
Papier | Fördert gute Waldnutzung
FSC® C008457

Unsere Umwelt ist uns wichtig!
Papier aus nachhaltigen und kontrollierten Quellen
Druck in Deutschland mit kurzen Lieferwegen
Druckereien mit hohen Ansprüchen an Ökologie

TRIAS, einer der führenden Ratgeberverlage im Bereich Gesundheit, gehört zur Thieme Gruppe, marktführender Anbieter medizinischer Fachinformationen und Services. Anspruch der Thieme Gruppe ist es, den im Gesundheitswesen tätigen Berufsgruppen sowie allen an Gesundheit Interessierten genau die Informationen und Angebote bereitzustellen, die sie in einer bestimmten Arbeitssituation oder Lebensphase benötigen. Durch die hohe Qualität und zielgruppenspezifische Relevanz der angebotenen Leistungen bereitet Thieme den Weg für eine bessere Medizin und mehr Gesundheit im Leben.

Thieme